Catharina Walzberg

VOCÊ PODE TER SAÚDE
- BASTA QUERER -

A fascinante naturopatia europeia ao seu alcance

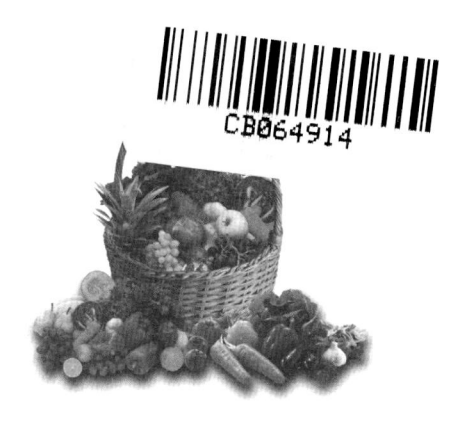

Copyright © 2013 Catharina Walzberg
Todos os direitos reservados. Nenhuma parte deste livro poder ser reproduzida ou transmitida em qualquer forma ou por qualquer meio, eletrônico ou mecânico, incluindo fotocópia, gravação ou qualquer armazenamento de informação, e sistema de cópia, sem permissão escrita do editor.

Direção editorial: Júlia Bárány
Edição, preparação e revisão: Barany Editora
Capa e ilustrações internas: Rodrigo Kassa
Projeto gráfico e diagramação: Emília Albano

W198v   Walzberg, Catharina,
    Você pode ter saúde, basta querer: a fascinante naturopatia europeia ao seu alcance / Catharina Walzberg.-- São Paulo: Barany, 2013.
    336p. :il. ;14x21 cm.

ISBN: 978-85-61080-37-2

1. Naturopatia. 2. Hidroterapia. 3. Fitoterapia. 4. Massagem terapêutica. 5. Dieta. 6. Saúde natural. I. Título.
CDD - 615.853

Indice Para Catálogo Sistemático

Naturopatia : Saúde	615.535
Hidroterapia : Saúde	615.853
Fitoterapia : Terapia	615.535
Massagem terapêutica	615.822
Massagens : bandagem	615.822
Dietas	615.854
Saúde natural	615.53

Todos os direitos desta edição reservados
à Barany Editora © 2013
São Paulo - SP - Brasil
contato@baranyeditora.com.br

www.baranyeditora.com.br
Livro para Ser Livre

Catharina Walzberg

VOCÊ PODE TER SAÚDE
- BASTA QUERER -

A fascinante naturopatia europeia ao seu alcance

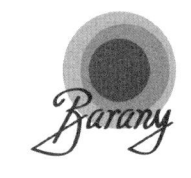

Barany

São Paulo - 2013

DEDICATÓRIA

Dedico este livro à memória de meu filho Gert Wolter, médico, amigo e companheiro no ideal de restabelecer a saúde dos doentes pela Naturopatia. Seu conhecimento renovou a esperança de muitos. Seu exemplo tornou-se inspiração aos colegas. Sua dedicação nos tornou mais responsáveis pela restauração da saúde dos que podemos alcançar.

AGRADECIMENTOS

Em primeiro lugar, meus agradecimentos pertencem a Deus, que me permitiu realizar o sonho de escrever este livro, abrindo-me portas, presenteando-me com o dom do tempo e com a ajuda de pessoas muito especiais. Algumas destas pessoas são:

• Meu filho Dirk Wolter, que digitou e corrigiu os originais com dedos incrivelmente ágeis e incansável dedicação. Suas contribuições foram preciosas, e seu entusiasmo me estimulou a concluir a obra, apesar da escassez de tempo disponível. Obrigada, filho!

• Minha amiga Alzira Cohen, cujo encorajamento foi decisivo para mim, muito além do que ela imagina. Suas revisões de texto deram a forma afável às minhas descrições de técnicas para reconquistar a saúde. Minha sincera gratidão, amiga!

• Meus hóspedes amigos, que durante mais de 30 anos contribuíram, com sua presença e participação, para a minha experiência com a Naturopatia. Sua confiança, sua entrega aos tratamentos naturais, suas perguntas e sua atenção às minhas palestras me fizeram conceber esta obra que agora está nascendo.

• Meus amigos, os Diretores Médicos das Clínicas, que durante os nossos longos diálogos sobre os nossos pacientes, me ensinaram muito daquilo que escrevi.

- Meus queridos auxiliares, as competentes e dedicadas equipes das duas Clínicas, cujo apoio tornou possível que eu me dedicasse a escrever.

A todos vocês, amigos, meus agradecimentos sinceros! Só Deus poderá recompensá-los, quando um dia, na eternidade, aparecerem os frutos de seu nobre trabalho.

SUMÁRIO

Prefácio 12

Introdução 15
Minha experiência pessoal com a naturopatia:
40 anos à frente de uma clínica naturista

Esclarecimentos:
1- O que é naturopatia e quem a inventou?..................19
2- Clínica naturista é o mesmo que spa?......................23

Parte I: mantendo a saúde naturalmente....................29
1- Por que adoecemos?..30
    - Doenças congênitas 30
    - Doenças degenerativas 31
    - Doenças psicossomáticas 33
2- Leis da saúde:...36
    - Respirando corretamente 36
    - Luz solar - irradiando saúde............................ 39
    - Exercitar-se vale a pena? 42
    - Sono, repouso, relaxamento............................ 45
    - O uso inteligente da água 48
    - Alimentando a vida.. 52
    - Moderação - a regra áurea da vida saudável.... 54
    - Atitude mental positiva 56
3- Um grama de prevenção vale mais
que um quilo de tratamento..59
    - Prevenção de outras doenças comuns............. 66

4- Prevenindo-se das doenças psicossomáticas **69**
5- Prepare-se para a 3ª idade: desenvelheça agora! **77**

PARTE II: RECONQUISTANDO A SAÚDE **87**
1- Reconquistando a saúde através da naturopatia **88**
2- Saúde e nova vitalidade pela desintoxicação
orgânica **96**
   – Resultados da presença de materiais
   tóxicos no organismo humano 97
   – Como funciona o tratamento 99
   – Origem do jejum terapêutico 101
   – Doenças que respondem bem
   à desintoxicação orgânica 102
   – Condições para fazer a desintoxicação
   orgânica em casa 105
3- **Revitalização celular** **109**
4- **"Des-helmint" – limpando seu corpo
dos hóspedes indesejáveis** **114**
5- **Hidroterapia – o tratamento pela água** **119**
6- **Talassoterapia – algas e sais marinhos** **125**
7- **Geoterapia – argilas curativas** **128**
8- **Fitoterapia – o poder das plantas medicinais** **131**
9- **Massoterapia e quiropraxia:
tirando a dor com as mãos** **135**
10- **Oxigenoterapia – h$_2$o para as células** **140**
11- **A arte de relaxar** **143**
12- **Equilíbrio ácido básico do sangue** **149**
13- **Os remédios do pomar e da horta** **153**
14- **Dietas terapêuticas** **158**
   – Dieta líquida 158
   – Dieta de frutas 162

- Monodieta 163
- Dieta crudívora 163
- Dieta crudívora amena... 165
- Minidesintoxicação.. 165
- Dieta alcalinizante 167
- Dieta relativamente alcalinizante 168
- Dieta para cistite crônica:
"dieta do balanço"... 170
- Dieta especial para câncer e leucemia..................... 173
- Dieta para afecções hepáticas 175
- Dieta para anemia.. 179
- Dieta para artritismo
ou reumatismo crônico 180
- Dieta para redução de colesterol
e triglicerídeos 182
- Dieta para redução do ácido úrico 184
- Dieta para colite 184
- Dieta para gastrite e úlcera gástrica
ou duodenal... 187
- Dieta para diabetes 191
- Dieta para emagrecimento natural 201
- Regime de saúde básico 205

Parte III: prática no dia a dia 209
1- Alimento - fonte de saúde 210
2- Peso ideal sem drogas e sem fome 221
- A solução... 224
- Plano de dieta até chegar ao seu peso ideal............. 228
3- A prática da hidroterapia 231
- Compressas frias 231
- Compressas quentes.. 233

- Fomentações 233
- Compressas aquecedoras 234
- Clister (enema/endoclean/lavagem intestinal) 238
- Banho de ar, massagem de escova
e fricção com luva molhada 241
- Cataplasmas de argila e de dolomita 242
- Escalda-pés alternado 244
- Pedilúvio crescente 244
- Banho de braços frio 245
- Banho de braços e crescente 245
- Vaporização 246
- Jato de vapor 247
- Gargarejos 247
- Banho de assento frio 248
- Banho de assento quente 248
- Banho de assento alternado 249
- Banho de assento crescente 250
- Semicúpio ou banho vitalizante 250
- Ducha contínua 252
- Sauna finlandesa (seca)
e banho turco (vapor) 255
- Ducha escocesa 256
- Hidroginástica 256
- Hidromassagem 257
- Tratamento de zonas reflexas 257

4- Pronto socorro natural caseiro 259
- Crises de dor 260
- Pequenos acidentes 264
- Moléstias de pele, cabelos e unhas 265
- Moléstias inflamatórias, alérgicas e febris 270
- Problemas digestivos 277

- Moléstias do aparelho genito-urinário................ 283
- Sangue e sistema circulatório........................ 291
- Sistema nervoso..................................... 294

5- Medicamentos naturais e farmácia caseira............ 301

**6- Material básico necessário
para tratamentos naturais caseiros**...................... 313

CONCLUSÃO: VOCÊ PODE TER SAÚDE, ACREDITE!............ 316

OBRAS NATURISTAS PARA CONSULTA ADICIONAL............ 325

ENDEREÇOS ÚTEIS PARA FACILITAR AS NOVAS PRÁTICAS...... 327

ÍNDICE ALFABÉTICO DAS MOLÉSTIAS...................... 329

IMPORTANTE: As orientações contidas neste livro têm o objetivo de ajudar o leitor a conquistar uma saúde mais plena e resistente, através da reprogramação de seu estilo de vida. Mostram o valor da desintoxicação do organismo e dos tratamentos naturais na superação de moléstias. Não substituem nem dispensam a consulta médica pessoal. Em caso de doença, busque orientação do seu médico!

PREFÁCIO

Conheci – e passei a frequentar – o Retiro de Recuperação da Saúde em Jarinu (SP) em 1991, quando ocupava o cargo de Secretário da Saúde do Estado de Minas Gerais. Durante 10 dias, atraído pelas informações acerca dos tratamentos naturais ali oferecidos, procurei fugir do estresse, na verdade a ponta de um iceberg que escondia um estilo de vida autoagressivo, curtido com dedicação profissional insana, sedentarismo, cigarro, bebida e outros fatores de destruição da vida, socialmente não apenas aceitos, mas até enaltecidos no meio de cultura consumista, egoísta e alienante em que vivemos.

A constatação da necessidade de parar e a busca de refúgios momentâneos já são itens da agenda de consumo da elite econômica e cultural do país. Não me deixa mentir a proliferação de clínicas e spas. A novidade foi eu ter tido a oportunidade de encontrar o lugar, o método e as pessoas certas, de tal forma que aqueles dez dias não fossem apenas uma pequena ilha de sossego em meio ao oceano turbulento da minha vida. No Retiro, deparei-me, como médico e professor universitário, oriundo de uma formação alopática tradicional, com os métodos naturistas de prevenção e recuperação da saúde.

Entregando-me aos tratamentos naturais apresentados e explicados nas páginas deste livro, pude rever, como paciente e médico, os equívocos da nossa lógica curativa, baseada na fragmentação do corpo e do ser humano e na pressa por resultados, por isso mesmo mais eficaz em tratar dos sintomas do que em erradicar as causas dos nossos males. Submeti-me, eu, acostumado a comer por compulsão e gula, a uma dieta líquida que, além da eliminação de peso, ensinou-me a leveza da desintoxicação, quando apenas contribuo com condições propícias para que o organismo use todos os seus instrumentos para limpar o meu corpo das toxinas e radicais livres, gerados pelo processo de envelhecimento celular natural, e maus hábitos, recuperando o equilíbrio orgânico e a saúde. Acrescente-se a hidroterapia, a talassoterapia, a geoterapia, a fitoterapia, a oxigenoterapia, exercícios físicos na água e ao ar livre, caminhadas... você terá saúde e vitalidade, não tenha dúvida! Pode até desenvelhecer...

Estas (re)descobertas representam na verdade um acúmulo de conhecimento de milênios de observação, experimentos e práticas médicas, que foi compilado e desenvolvido por médicos naturistas, principalmente na Europa do século XIX.

Procurei, até aqui, sem pretender contar o "fim do filme", que está no livro, dar a minha impressão como médico e beneficiário dos tratamentos do Retiro. Entro agora numa questão diferencial e crucial: o êxito do tratamento é potencializado exponencialmente porque nele está a mão e a devoção da Senhora Catarina Walzberg, a dona Cathi, com a sua capacidade organizadora, a sua liderança, o seu conhecimento aprofundado num esforço permanente de aliar observação e prática do dia a dia na clínica a um estudo sistematizado e ansioso por novidades cientificamente embasadas. E sobre tudo isso, e mais que isso tudo, pelo seu acendrado amor a Deus. Que se traduz em amor ao próximo, senso de missão, acatamento dos altos desígnios do Criador por mais humanamente dolorosos que sejam. São um prazer e fazem parte da vida do Retiro os momentos de reflexão religiosa que se tem pela manhã e ao cair da tarde, antes das palestras explicativas sobre o embasamento e a utilidade dos tratamentos recebidos.

Lembro-me aqui, e presto uma homenagem, do Dr. Gert Ingo Wolter, filho da Dona Cathi, colega e amigo com quem muito aprendi, ele próprio um exemplo de como se pode tirar proveito de cada sistema médico, sem nenhuma exclusão preconceituosa ou interesseira, a sua contribuição para enriquecer o arsenal de conhecimentos e práticas capazes de promover e recuperar a saúde das pessoas. Infelizmente o Dr. Gert, que deveria prefaciar este livro, nos deixou precocemente, legando-nos a luminosidade de sua competência e o vigor com que se desdobrou pela amplitude da abordagem à Saúde trabalhada no Retiro. A responsabilidade de substituir o insubstituível denota o carinho e a amizade recíprocas que me ligam à sua mãe.

Para encerrar, fica a constatação de que a medicina natural e a integralidade da sua prática desenvolvida no Retiro de Jarinu induziram-me a acatar novos parâmetros pessoais, capazes de alterar e enriquecer a minha vida, fazendo-me um ser humano que se crê melhor. Não tenho, portanto, receio em admitir que, além de conhecimentos tão simples quanto revolucionários, este livro é ele próprio um ato de amor: amor à vida, à saúde, a Deus.

José Saraiva Felipe
Médico, Professor da Faculdade de Medicina da UFMG
Ex-Secretário de Saúde de Minas Gerais
Ex-Secretário de Serviços Médicos do MPAS
Deputado Federal por Minas Gerais
Ex-Ministro da Saúde

INTRODUÇÃO

Minha experiência pessoal com a naturopatia:
40 anos de clínica naturista

Sou neta de um médico naturopata alemão. Seus ensinos pautaram o estilo de vida de minha família durante minha infância, a ponto de nunca necessitarmos de medicamentos. Aos 12 anos de idade, tinha prazer em preparar chás medicinais, aplicar compressas em entorses ou fazer massagens na coluna dolorida de minha mãe. Já adulta, continuei a estudar, buscar e aplicar os tratamentos naturais. Fui adquirindo os livros dos grandes médicos naturistas europeus e experimentando em mim mesma as reações aos tratamentos estudados.

Até que em dezembro de 1968 pude realizar meu sonho de estabelecer uma Clínica de Medicina Natural. Com a ajuda de um grande amigo, que compreendeu e abraçou meu ideal, e que, alguns anos mais tarde, viria a ser meu marido, consegui adquirir uma chácara lindamente arborizada e rodeada de campos e matas, perto da cidadezinha de Itapecerica da Serra, Estado de São Paulo. Um jovem médico, de mente aberta para a nossa proposta, examinava os pacientes e supervisionava os tratamentos.

Havia somente três quartos para acomodação dos pacientes, e muitas reformas e construções a fazer. O pequeno capital inicial esgotou-se rapidamente, muito antes de construirmos o prédio para os banhos medicinais. O único local de que dispúnhamos para aplicá--los era um banheiro amplo, que era também usado pelos hóspedes.

Eu mesma aplicava os tratamentos e o fazia com muito entusiasmo, apesar de um detalhe técnico que dificultava bastante o meu trabalho: não havia energia elétrica na região. A água para os banhos era aquecida no fogão, a sauna a vapor funcionava com pedras aquecidas sobre chapas de ferro, que eu carregava até o banheiro e mergulhava em tachos com água quente. O jato de vapor de camomila, para tratamento de dores localizadas, era produzido por um fogareiro a gás. E os lençóis e toalhas eram lavados a mão e passados com ferro a brasa. Mas nada disto, e nem mesmo a inicial incompreensão de nossa proposta terapêutica por parte dos potenciais clientes, conseguia nos desanimar.

Estávamos conscientes de que a Naturopatia era praticamente desconhecida no Brasil e sabíamos que pioneiros precisam ser pessoas fortes, movidas pela fé em sua missão. Era o que mais tínhamos. E após alguns anos de luta, nossa pequena clínica teve de ser ampliada, pelo afluxo de pessoas doentes que vinham de todas as partes do País. É que os resultados do tratamento natural eram tão evidentes que a notícia se espalhou, de boca a boca, entre os parentes e amigos dos nossos ex-pacientes, que haviam ido à Clínica doentes e voltaram sãos. Não existe testemunho mais convincente do que a mudança no aspecto de uma pessoa que reconquistou a saúde pela Naturopatia.

Neste ponto, várias pessoas nos ofereceram, sem que lhes houvéssemos solicitado, importantes quantias em dinheiro, para a construção da seção de hidroterapia e massagens e para a ampliação das acomodações e áreas sociais. Houve também doações de móveis, banheiras, caldeiras e inúmeros outros objetos úteis ao nosso trabalho. Sentimos a mão de Deus atuando por nós e aceitamos o desafio de crescer. Dos modestos três quartos que possuíamos, ampliamos as instalações para 20 apartamentos, 7 quartos para estagiários, salas, salões e terraços, parque e piscina.

Formamos uma equipe multidisciplinar de 40 pessoas, motivada e unida no propósito de restituir a saúde plena aos pacientes.

Médicos e outros profissionais da saúde passaram a solicitar estágios, empolgados com os resultados que viam em seus clientes após o tratamento natural. Através de seu testemunho, houve muitos convites para ministrar cursos e palestras em escolas, igrejas, empresas, agências de eventos e emissoras de rádio e televisão. Nem sempre foi fácil atender a estes pedidos, ao lado do meu trabalho na clínica. Mas sendo praticante das leis de saúde que ensino, percebo que minha vitalidade é renovada a cada dia.

Em 1990 estabelecemos uma segunda Clínica, em Jarinu, na região de Atibaia, também Estado de São Paulo. Meu filho, que se havia formado em Medicina há algum tempo, assumiu a direção clínica desta nova unidade, e pudemos ver os mesmos surpreendentes resultados, tanto nos pacientes que se hospedavam na Clínica, como nos que recebiam orientações para tratamento caseiro.

Enquanto prossigo com o trabalho, cresce a cada dia minha convicção de que é possível reverter a doença, seja ela aguda ou crônica, e reconquistar a saúde, desde que aprendamos a entender as mensagens do nosso corpo. O organismo humano nasce capacitado para manter-se com saúde, e possui uma vontade indomável de restabelecer-se quando adoece. Nossa parte é apoiá-lo neste esforço.

Já são algumas dezenas de milhares de pacientes os que passaram pelo nosso tratamento. Todos eles receberam, durante sua estada, esclarecimentos sobre a causa das doenças, orientações para a reprogramação de seu estilo de vida, e motivação para conseguirem manter-se saudáveis. As palestras que lhes apresentei estão sendo compartilhadas com você através deste livro. Selecionei também alguns casos interessantes de pessoas que reconquistaram sua saúde e deram testemunho espontâneo disto, e os espalhei pelos capítulos deste livro.

Meu desejo é que a leitura destes casos possa levar você, leitor amigo, a uma identificação profunda com a lógica dos conceitos da Naturopatia, e a uma vivência pessoal de saúde plena.

A autora.

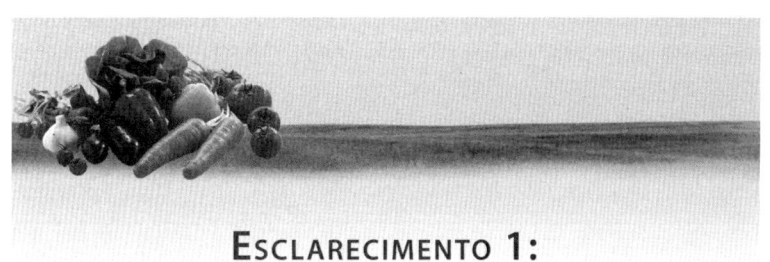

ESCLARECIMENTO 1:
O QUE É NATUROPATIA E QUEM A INVENTOU?

Naturopatia significa medicina natural, integral. É a arte de reconstruir no organismo doente, através de estímulos suaves, as reações curativas e regeneradoras adormecidas que poderão vencer a enfermidade.

A Naturopatia é uma ciência médica antiga e ao mesmo tempo moderníssima, pois alia os métodos naturais ancestrais, consagrados em milênios, a técnicas terapêuticas avançadas, resultantes de pesquisas recentes.

Ao contrário do que muitas pessoas pensam, a Naturopatia clássica não se baseia em experiências místicas nem na troca dos medicamentos químicos por chás e cápsulas de ervas. Ela não se contenta em eliminar os sintomas, mas vai à raiz do problema que os causou. Reconhece que a principal causa das doenças modernas reside na intoxicação crônica do corpo humano e em sua desvitalização pela nutrição inadequada. Por este motivo, empenha-se em desintoxicar e revitalizar o paciente, o que possibilita a regeneração de todos os seus sistemas orgânicos.

Através do uso de estímulos naturais, tais como sucos de frutas, raízes e ervas, banhos medicinais e massagens terapêuticas, a Naturopatia procura corrigir a disfunção de certos órgãos e glândulas, reeducando-os para que voltem a trabalhar eficientemente.

Em seus primórdios, toda medicina era empírica, isto é, baseada em observações e deduções. Os médicos do antigo Egito, por exemplo, já conheciam os benefícios da exposição dos doentes à luz solar, sem, no entanto, saberem que isto se devia à sua ação bactericida. Eles usavam o alho, a cebola e o brócolis como medicamentos eficazes. Os chineses já usavam ervas medicinais, em diversas formas de aplicação, há milhares de anos antes de nós. E os índios brasileiros são respeitados no mundo todo como exímios conhecedores da rica flora medicinal do nosso País.

Diversos estudos científicos foram realizados no Brasil sobre as verdadeiras propriedades medicinais de um bom número destas plantas, pela CEME, (Central de Medicamentos do Governo Brasileiro), hoje extinta, e em diversas Universidades. Uma vez comprovada a eficácia das ervas e compreendido o seu modo de atuar, elas são incluídas na fitoterapia brasileira como medicamentos naturais.

No entanto, a fitoterapia constitui apenas um dos muitos recursos da Naturopatia. Há muito mais a ser feito por um doente crônico do que ministrar-lhe um chá ou um emplastro de ervas.

O primeiro passo nesta direção foi dado por Hipócrates, considerado o Pai da Medicina. Sendo um profundo estudioso do ser humano, ele compreendeu suas necessidades físicas, emocionais e espirituais, e também a íntima ligação existente entre estas três áreas. Hipócrates percebeu o valor do viver saudável como meio de prevenção da doença e descobriu que a aplicação do jejum terapêutico atua na cura das moléstias agudas e crônicas. Seus ensinos inspiraram centenas de médicos a tratarem dos seus pacientes pelos métodos naturais. O entusiasmo por este tipo de medicina tão racional e eficaz propagou-se especialmente pela Alemanha e Suíça. Alguns leigos estudiosos, tais como os terapeutas Just, Kuhne, Kneipp, Priessnitz, Felker e outros, atraíam multidões de doentes. A fama de curar graves doenças através de meios tão simples como dieta, água, argila e uso de ervas medicinais lhes rendia o respeito de muitos médicos idealistas, que se propuseram aprender esta nova forma de tratamento.

No início do século XX, alguns médicos europeus consolidaram os conhecimentos destes leigos, após exaustivas pesquisas em si próprios e em grupos de voluntários. Este método foi denominado de "Naturheilkunde" ou Naturopatia. Os pioneiros da Naturopatia foram o Dr. Max Bircher Benner, na Suíça, e o Dr. Otto Buchinger e o Dr. Alfred Brauchle, na Alemanha. Eles estabeleceram clínicas naturistas de grande porte, que permitem uma confortável internação dos seus pacientes.

Desde então, diversos médicos de renome internacional, tais como o Dr. W. A. Lutzner (Alemanha), o Dr. Paavo O. Airola (México), o Dr. Carlos Lenti (Peru), o Dr. Max Warmbrand (E.U.A.) e dezenas de outros médicos em todo o mundo, têm-se dedicado à Naturopatia. Muitos de seus pacientes cardíacos, portadores de disfunções glandulares e digestivas, de doenças autoimunes, distúrbios circulatórios, câncer, alergias e obesidade têm recebido um estímulo decisivo em direção à cura. Os resultados são surpreendentes, especialmente em casos de moléstias rebeldes a outros tratamentos, e no processo de revitalização de pacientes desenganados. Estes médicos publicaram suas experiências em livros e revistas, em jornais médicos e congressos internacionais. Inúmeros estudos sobre o assunto comprovam cientificamente a eficácia da Naturopatia na prevenção e no tratamento da maior parte das moléstias.

A experiência brasileira com a Naturopatia teve seu início em meados do século XX, época em que surgiram no País, estabelecidos em São Paulo, vários Institutos de Tratamentos Naturais, que atendiam seus pacientes em regime de ambulatório. Lembramos o Instituto Kuhne, a Clínica Bom Samaritano e, talvez o mais famoso entre eles, o Instituto do Dr. Kanyo, um pioneiro possuidor de grande experiência e convicção. A primeira clínica naturista que oferecia a possibilidade de internação, nos moldes europeus, foi fundada em 1968, em Itapecerica da Serra, Estado de São Paulo, e recebeu o nome de "Retiro de Recuperação da Saúde". Os seus fundadores – a autora deste livro e seu esposo – haviam percebido que muitas pessoas doentes precisam de um retiro para poder afastar-se por algum tempo das tensões que as faziam adoecer, para tornar possível a recuperação da sua saúde. Os resultados lhes deram razão. Relato esta experiência com mais detalhes no capítulo "Minha Experiência Pessoal com a Naturopatia".

A partir desta época, diversas clínicas naturistas se estabeleceram em nosso País. Elas foram estabelecidas geralmente longe das grandes cidades, para proporcionar aos seus clientes uma estada tranquila em meio à natureza. Mas ainda existe espaço para que muitas outras se estabeleçam neste imenso Brasil. Nosso povo necessita adquirir mais consciência acerca da necessidade de prevenção das doenças e da promissora alternativa de tratamento através da Naturopatia.

Hoje sabemos que as drogas convencionais são insuficientes para resolver a causa das doenças degenerativas, e que os custos com a saúde da população se tornam intoleráveis para o Estado, porque o número de doentes crônicos aumenta a cada dia.

A Naturopatia poderá ser a solução para este problema... Uma solução ecológica, sensata, econômica e realmente eficaz!

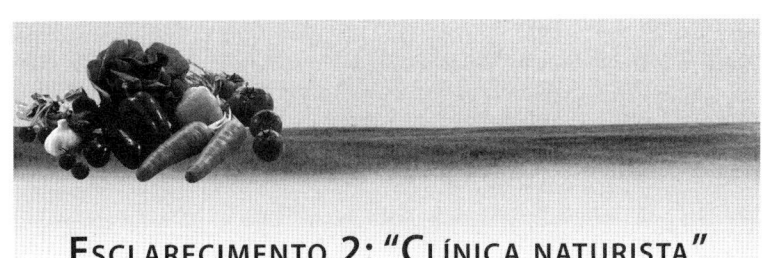

ESCLARECIMENTO 2: "CLÍNICA NATURISTA" É O MESMO QUE "SPA"?

Que tal passar 15 dias tomando somente sucos de frutas, de folhas e de raízes, água de coco e chá, sem a menor sensação de fome ou fraqueza; fazer caminhadas extensas, saunas e banhos com ervas, massagens relaxantes e hidroginástica; e emergir desta experiência visivelmente rejuvenescido, reenergizado, em alto astral e com muitos quilos a menos? Não parece um sonho? Pois esta experiência pode se tornar real para quem escolhe uma clínica naturista para desintoxicar-se, recuperar sua saúde ou eliminar o excesso de peso!

Quem ouve uma descrição como esta, pode sentir vontade de conhecer mais a respeito de uma clínica naturista. Aí pega no telefone, decidido a saber do que se trata, e inicia o diálogo com a telefonista, perguntando logo:

– Escuta, aí é um spa?

– Tem algo de spa, mas é mais do que um spa. Trata-se de uma clínica naturista.

– Ah, é uma clínica! É para doentes nervosos, tipo clínica psiquiátrica?

– Não, senhor! Apesar de recebermos também alguns pacientes estressados ou depressivos, não é psiquiatria. Nossa especialidade é a Desintoxicação Orgânica.

- Então é para recuperação de alcoólatras? Ou de usuários de drogas?

- Também não é esta a nossa especialização. A desintoxicação orgânica é para pessoas intoxicadas por uma alimentação inadequada e pela poluição geral, e se aplica a qualquer pessoa, em qualquer idade.

- De idade? Ah, agora entendi! É uma casa de repouso para idosos, não é?

- Veja bem, senhor: alguns dos nossos pacientes são idosos, mas não se trata de modo algum de uma clínica geriátrica. Nós trabalhamos com tratamentos naturais. É uma Clínica Naturista.

- Naturalista? (risadinha) Agora entendi! É um clube de nudismo?[1]

A estas alturas, a recepcionista oferece os folhetos da clínica e dá o endereço do site, para que a pessoa interessada possa informar-se mais exatamente sobre a origem da Naturopatia e sobre os métodos aplicados em uma clínica que é naturista, no verdadeiro sentido da palavra.

A ideia de estabelecer clínicas naturistas nasceu da necessidade de facilitar ao paciente a cura pelos meios naturais, que lhe poderiam ser aplicados, teoricamente, em sua própria casa, sob a orientação de um médico que possua experiência neste método. Acontece, porém, que a pessoa doente quer abandonar-se, entregar a responsabilidade a profissionais de confiança, quer ser tratada, não esforçar-se. E é este o objetivo da clínica naturista: hospedar a pessoa em um ambiente agradável e tranquilo, onde ela possa relaxar das tensões de sua rotina diária; aceitar o paciente, cansado, estressado e com a saúde abalada, e compreendê-lo, amá-lo, assumi-lo integralmente, não só com seu estado físico, mas também com suas emoções.

---

1. Estas perguntas foram extraídas de telefonemas reais, ocorridos no Retiro de Recuperação da Saúde.

A partir da primeira consulta médica, que é extensa e abrangente – e às vezes complementada por exames de laboratório – o paciente sente que ele é importante como ser humano. A prescrição de sua dieta e de seus tratamentos é personalizada. A equipe de terapeutas, experiente, integrada e convicta da eficácia dos tratamentos naturais, transmite-lhe segurança e o faz relaxar. Durante toda sua estada, existe o cuidado de estimular sua motivação para o tratamento, através de palestras, audiovisuais e "workshops" que lhe transmitam todos os esclarecimentos sobre as suas próprias necessidades e sobre o poder curativo dos meios naturais. Além disso, uma clínica naturista promove uma série de vivências agradáveis e de lazer, tais como: caminhadas e excursões a lugares interessantes, serões com música, vídeos alegres e relaxantes, esportes e contato com a natureza. Esta programação lhe preenche o dia inteiro, permitindo que o sono da noite chegue cedo. O paciente se motiva assim, a reprogramar seu estilo de vida em casa, de acordo com as orientações personalizadas que recebeu para conduzi-lo de volta à saúde plena.

Algumas clínicas naturistas na Europa trabalham com estes métodos há quase cem anos, adaptando-os constantemente às novas descobertas no campo da Naturopatia. Na Alemanha destacamos as clínicas do Dr. Buchinger em Ueberlingen e a do Dr. Luetzner em Meersburg, e na Suíça a do Dr. Bircher Benner em Zurique, entre outras. A Buchinger-Klinik, por exemplo, conta com 250 leitos, que estão normalmente lotados durante o ano inteiro. Além destas, existem hoje na Europa dezenas, senão centenas de clínicas naturistas. Muitas pessoas frequentam a sua clínica preferida todos os anos, ou para tratar de algum problema de saúde, ou, simplesmente, como medida de prevenção.

Em vários países daquele continente é comum haver cobertura dos gastos de uma estada de 21 dias por ano em clínicas naturistas, pelos convênios de saúde ou até mesmo pelo sistema previdenciário do governo. Esta postura resulta da experiência de que um único tratamento anual através da Naturopatia previne gastos bem superiores com possíveis internações hospitalares, cirurgias ou aposentadoria por invalidez.

No Brasil já temos perspectiva de que algo semelhante aconteça a médio prazo, uma vez que o interesse pela Medicina Natural vem crescendo ano a ano. A divulgação é de um paciente para outro e várias novas clínicas naturistas foram inauguradas.

O nome "*Spa*", por sua vez é originário da cidade de Spa Francochamps, na Bélgica, onde foi estabelecido o primeiro instituto especializado em perda de peso, em conjunto com tratamentos de estética facial e corporal. O regime de baixas calorias, aliado a exercícios físicos como caminhadas, musculação, dança aeróbica e esportes, resultava na eliminação das gorduras indesejáveis. As sessões de estética ajudavam a recuperar as formas do corpo e a beleza da pele. Para muitas pessoas, cujo objetivo era principalmente a estética, o resultado era tão satisfatório que em breve vários novos estabelecimentos do gênero foram inaugurados naquela mesma cidade. Aos poucos todas estas clínicas de estética acabaram recebendo o nome da sua cidade de origem: "Spa", apesar de existirem, hoje em dia, "spas" em muitas cidades do mundo.

De alguns anos para cá, estabeleceram-se "Day-Spas", que oferecem salas de "fitness" e de estética, e servem refeições hipocalóricas. Ali o paciente permanece somente durante algumas horas por dia, para em seguida atender os seus compromissos profissionais. Esta modalidade tem sido bem recebida por profissionais superocupados, que querem entrar em forma, mas não conseguem achar tempo para uma pausa maior.

Os "spas" e as clínicas naturistas possuem alguns aspectos em comum, como a localização em lugares tranquilos, a oferta de saunas, massagens, piscina e equipamentos para exercícios físicos. Mas também possuem algumas diferenças básicas no que diz respeito aos objetivos, aos métodos e aos resultados. O cliente do "spa" em geral busca entretenimento, perda de peso e a melhoria de sua aparência. De outro lado, quem procura uma clínica naturista o faz porque compreendeu a necessidade de desintoxicar-se para recuperar a saúde abalada, ou para se prevenir de doenças futuras. Neste caso, a perda de peso - sempre que for necessária - ocorrerá naturalmente, como consequência da desintoxicação orgânica.

É importante compreender as diferenças, decidir sobre as prioridades e procurar o lugar adequado para conseguir o resultado ideal em seu caso.

Uma coisa é certa: Todo aquele que busca saúde sentirá imenso prazer ao entregar-se às terapias de uma clínica naturista. E o lucro final será sempre uma vivência de energias renovadas.

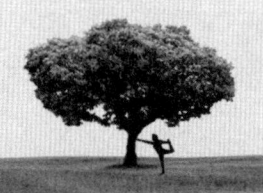

Parte I

Mantendo a saúde naturalmente

1. POR QUE ADOECEMOS?

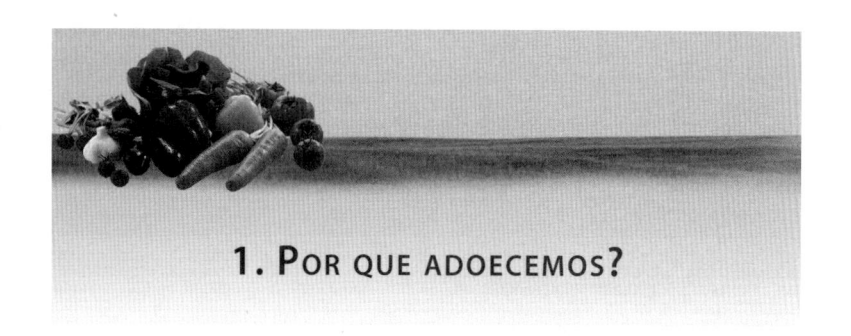

Saúde não é tudo. Mas sem saúde, tudo é nada. Nem o trabalho, nem a recreação tem graça quando estamos doentes. Não é assim? E o que é saúde? A Organização Mundial de Saúde a define como o perfeito bem estar físico, mental, social e espiritual.

Definindo ainda melhor, eu acrescentaria que saúde é o perfeito funcionamento de todas as partes do nosso ser – corpo, mente e espírito – num entrosamento comparável ao desempenho de uma máquina de precisão, ou a uma orquestra sinfônica de harmonia perfeita, regida por um maestro talentoso, no caso do ser humano, o sistema nervoso central. Este mantém arquivado um modelo de como seria o nosso organismo com saúde perfeita, e se empenha constantemente em realizar este ideal. Fomos programados para viver com saúde. Nós a desejamos e nosso Criador também a deseja para nós.

Então por que adoecemos? Classificando as doenças em três grupos distintos, podemos estudar melhor as suas causas:

DOENÇAS CONGÊNITAS

A causa destas doenças é, muitas vezes, desconhecida. Às vezes são consequências de acidentes de parto, de doenças venéreas dos pais, ou do uso de fumo, álcool, drogas ou medicamentos inadequados pela mãe durante a gravidez. Podem também ser herdadas, especialmente quando os pais são parentes chegados. Os esforços da medicina serão no sentido de compensar o estado do doente e levá-lo às melhores condições de vida possíveis.

Mesmo assim, o amor dos pais pode fazer verdadeiros milagres pelo desenvolvimento do filho doente, pois o amor estimula os genes e melhora a função das células. Isto é comprovado por uma famosa experiência com uma ninhada de ratinhos recém-nascidos. Três foram deixados com a mãe e três foram separados dela; puseram-nos em um ninho macio e aquecido e alimentaram-nos à vontade com leite tirado de sua própria mãe. Mas após duas semanas estavam magrinhos e bem menores do que os filhotes que haviam ficado com a mãe. Então os levaram de volta à mãe, e dentro de mais duas semanas eles estavam iguais em peso aos seus irmãozinhos. O amor da mamãe ratazana estimulou os seus genes de crescimento.

Nos seres humanos acontece o mesmo. Inúmeras histórias comoventes de crianças nascidas deficientes e que se desenvolveram muito além da perspectiva médica o comprovam.

É importante que os jovens se preparem conscienciosamente para o casamento e a paternidade, prevenindo assim, até onde for possível, algum mal congênito em seus filhinhos.

DOENÇAS DEGENERATIVAS

A grande maioria das doenças deste grupo é causada por um estilo de vida inadequado às necessidades do organismo. Se a pessoa nasceu saudável, com o seu corpo funcionando perfeitamente, e depois aparecem doenças, é porque suas "instruções de uso" foram desrespeitadas. Nossa filmadora, nossa máquina de lavar e nosso automóvel têm regras que precisam ser estudadas e seguidas. E como somos cuidadosos ao pôr em funcionamento nosso eletrodoméstico recém-adquirido! Tememos, com razão, que qualquer desvio das instruções de uso poderia estragá-lo.

Ao contrário das máquinas construídas pelo homem, no entanto, nosso corpo é uma máquina viva, que consegue compensar e corrigir os erros de manutenção, pelo menos por algum tempo. Então pensamos que podemos continuar a violar suas leis, uma vez que não sentimos imediatamente os efeitos dos maus tratos que lhe infligimos.

Você abastece o seu carro com combustível de boa qualidade, mas nunca pergunta se sua comida é adequada para manter sua saúde e sua vida. Você põe na sua máquina de lavar a quantidade exata de roupa e sabão, mas você não se importa em sobrecarregar seu estômago com comida, nem sua mente com ansiedade e trabalho em excesso. Você mantém seu cortador de grama em uso constante para não deixá-lo enferrujar, mas você tem preguiça de exercitar-se, até que suas articulações endureçam.

Você percebe a incoerência?

Seu corpo vai pacientemente compensando tudo isto, até que um dia ele faz soar um alarme: – "Assim não dá mais! Cuide melhor de mim!" Ele pode se expressar através de uma febre, de uma diarreia ou de uma erupção na pele, e chamamos a esta crise de doença aguda. Bem compreendida, toda doença aguda é um esforço do nosso organismo para se libertar das matérias tóxicas que nele se acumulam, às vezes durante dezenas de anos, por causa da falta de cuidado com as suas leis.

Se você não atende as advertências, mas apenas engole um comprimido para ficar livre dos sintomas incômodos e continua abusando das suas reservas de energia por muito tempo, seu organismo finalmente acabará desistindo de lutar e a doença tomará conta dele. O sistema imunológico, responsável pelas autodefesas, se enfraquece a tal ponto que não consegue mais combater as bactérias, nem os vírus, nem as células malignas, e a pessoa se torna vítima de toda sorte de infecções, alergias e outras doenças decorrentes da deficiência imunológica.

Em seu estado normal de saúde, nosso organismo consegue defender-se perfeitamente contra estes ataques. Os germes estão por toda parte, mas nem todas as pessoas pegam uma gripe ou uma pneumonia. As células malignas estão presentes em todos os indivíduos que vivem em nosso século, mas nem todos desenvolvem câncer. A diferença está no sistema imunológico de cada um. Quando este falha, não há defesas, e qualquer doença se pode instalar. Às vezes ela leva à morte; outras vezes decorre de maneira mais crônica, como na artrite, nas alergias de pele ou nas moléstias do aparelho digestivo. A cura destas moléstias se apresenta difícil, e a qualidade de vida deixa muito a desejar.

Se bem que a medicina natural, em muitos casos, consegue reverter o processo, reativando as defesas orgânicas, ainda permanece muito válida a frase: -"Um grama de prevenção vale mais do que um quilo de tratamento".

DOENÇAS PSICOSSOMÁTICAS

As causas estão na mente, na alma, nas emoções, e refletem-se sobre o nosso corpo através do sistema nervoso. O termo "psicossomáticas" é muitas vezes mal compreendido: pensamos tratar-se de doenças imaginárias ou provenientes do mau humor ou da vontade do doente de chamar a atenção para sua pessoa.

Mas a verdade é que estas doenças são muito reais, tão reais como se fossem provenientes da má formação de algum órgão. Elas resultam da incapacidade da mente de lidar com certo tipo de problemas como estresse excessivo, emoções negativas ou sofrimento prolongado. Quando estas situações não são solucionadas, elas podem transtornar o sistema nervoso central a tal ponto que ele passa a emitir mensagens incoerentes ou exageradas para os diversos sistemas do organismo. Na repetição contínua destas mensagens, a doença acaba se tornando bem real.

Um exemplo bem conhecido deste processo é a famosa "úlcera de fundo nervoso". Mas existem muitas outras doenças produzidas ou desencadeadas por falhas do sistema nervoso central, como a bronquite asmática, a hipertensão arterial, o diabetes, a enxaqueca, as doenças de pele, alguns problemas cardíacos e até o câncer. As pesquisas revelam que entre 70 e 90% de todas as doenças de hoje são de fundo emocional. Imagine o que significaria eliminá-las completamente de nossa vida!

Sem dúvida, a vida agitada que muitas pessoas são obrigadas a levar hoje, as predispõe a uma quase insuportável sobrecarga da mente. Mesmo assim, também para este tipo de doenças, a prevenção é possível, se buscarmos a conscientização sobre as leis de nossa mente e de sua interação com o corpo.

Doença, o que é? Castigo? Ou uma bala perdida que nos atinge, ninguém sabe por quê? É destino, do qual não há como escapar? Estes e outros conceitos eram correntes em séculos passados. Hoje a ciência descobre mais e mais evidências de que a maioria de nossas moléstias é consequência de nosso estilo de vida.

Se nosso organismo é semelhante a uma máquina de precisão, certamente ele é regido por leis bem precisas de manutenção: movimento, combustível, refrigeração, lubrificação... A sabedoria consiste em compreender estas leis e pô-las em prática no dia a dia; a ouvir as mensagens de seu corpo e atendê-las; a viver do modo mais natural possível dentro de um mundo que ameaça sua saúde. Conheça as necessidades básicas do seu organismo:

SAÚDE E QUALIDADE DE VIDA

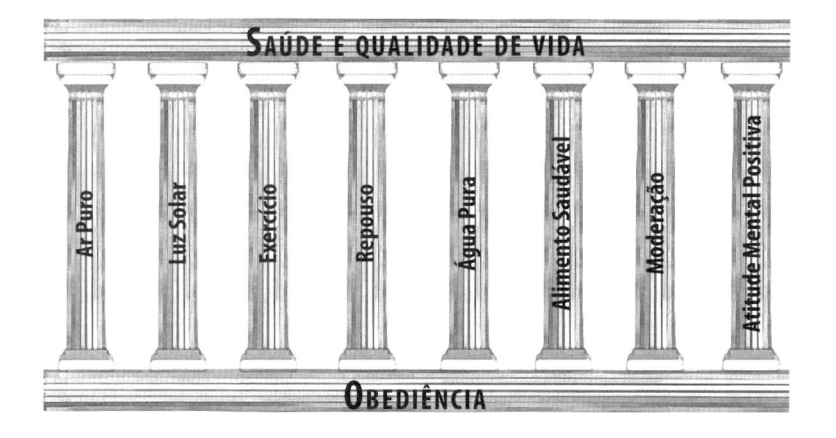

Ar Puro | Luz Solar | Exercício | Repouso | Água Pura | Alimento Saudável | Moderação | Atitude Mental Positiva

OBEDIÊNCIA

Obedecendo com equilíbrio e perseverança às leis naturais, você estará sustentando sua saúde e ganhando a qualidade de vida que sempre desejou.

A prática destas oito regrinhas não é difícil, como você verá a seguir.

2. LEIS DA SAÚDE

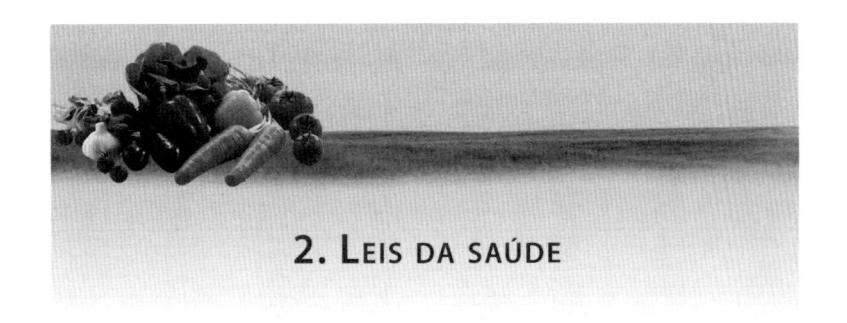

RESPIRANDO CORRETAMENTE

Você pode viver muitos dias sem alimento, poucos dias sem água, mas somente um minuto sem oxigênio. É muito importante, portanto, respirar corretamente, e poucas pessoas fazem isto. A respiração que você pratica automaticamente é insuficiente para levar aos seus pulmões o oxigênio necessário para a purificação das células e do sangue.

A capacidade dos pulmões de um adulto é de aproximadamente 3 litros, e normalmente inspiramos não mais do que ½ litro, isto é, a 6ª parte da sua capacidade. É muito menos do que os nossos pulmões necessitam para purificar o sangue venoso. Imagine uma dona de casa com muita louça para lavar, e apenas uma pequena jarra de água à disposição. Dá vontade de desistir, não dá? Este é o desafio que os nossos pulmões enfrentam todos os dias. Ainda bem que eles não desistem, senão morreríamos asfixiados.

Podemos facilitar grandemente o trabalho de nossos pulmões, garantir uma completa purificação do sangue e uma boa oxigenação de nossas células, se praticarmos exercícios respiratórios regularmente. Normalmente, arejamos apenas os lóbulos superiores dos pulmões, e com isto limitamos a sua capacidade de se expandir.

Mesmo naqueles exercícios que aprendemos na escola, quando encolhemos o ventre e inflamos o peito, estamos usando somente os lóbulos superiores, o que é insuficiente para o trabalho e para a saúde dos pulmões.

O melhor exercício é a respiração diafragmática, que se inicia nos lóbulos inferiores, podendo depois crescer para a porção torácica e incluir finalmente os lóbulos superiores, abrangendo assim a totalidade dos pulmões.

Tente acompanhar-me neste exercício: Ponha-se em pé, coluna ereta, ombros para trás, pés ligeiramente separados, mãos espalmadas sobre o abdômen. Agora inspire lentamente pelo nariz, sem levantar os ombros, fazendo seu abdômen crescer com a inspiração. Segure o ar... expire devagar pela boca, apertando o ventre com as mãos e curvando o tórax para a frente, como que espremendo para fora todo o gás carbônico que estava nos seus pulmões. Endireite o corpo e inspire novamente como antes. Segure o ar... expire completamente...

Agora, vamos acrescentar a respiração torácica e superior. Comece como antes: inspire para o abdômen, depois procure inflar a parte mediana, a região das costelas e por fim a parte superior do peito, levantando os ombros. Segure o ar... solte-o, comprimindo os pulmões.

Você terá de treinar um pouco para acertar sempre. Comece hoje. E amanhã cedo, inicie o dia praticando pelo menos 5 vezes este exercício respiratório. Antes de almoçar, repita-o mais 5 vezes. Antes do jantar, novamente. Isto gastará apenas alguns minutos de seu dia. Por mais que seu tempo seja precioso, a qualidade do seu sangue e a oxigenação das suas células o são mais ainda, não é mesmo?

Há mais algumas regrinhas para ajudá-lo a respirar corretamente: Durma com as vidraças do seu quarto sempre abertas, mesmo no inverno. As venezianas podem estar fechadas, desde que tenham frestas para a entrada do ar. Talvez você tenha que fazer algumas mudanças nas suas janelas para que isto seja possível, e talvez precise vencer o medo do ar frio no inverno. É uma questão de decisão, e ela virá quando se lembrar de que você e os que com você dormem expiram gases tóxicos durante a noite, e que estes gases estarão voltando para os seus pulmões se não houver uma contínua renovação de ar puro em seu quarto.

Caso você more em um local com má qualidade de ar, planeje mudar-se o quanto antes. Até a mudança, procure todos os dias a proximidade de árvores para respirar profundamente, e ponha plantas em sua casa, seu terraço, seu jardim... Elas liberam oxigênio durante o dia: Uma árvore de tronco bem desenvolvido produz oxigênio suficiente para uma família de quatro pessoas. Planeje passeios para locais de ar puro aos finais de semana e "lave" seus pulmões ali.

Colabore para a manutenção da pureza do ar, não queimando lixo, mantendo bem regulado o motor do seu carro, não usando aerossóis ou inseticidas e não fumando. O oxigênio é um dom precioso e gratuito; aproveite-o e desfrute dos resultados. Você logo sentirá a diferença em sua capacidade mental, em sua memória, sua concentração e também em sua aparência. Se ainda lhe falta motivação, ouça esta história que assisti em um audiovisual sobre estilo de vida:

A Bolha de Ar – "Paulo e Márcia eram namorados. Paulo lavava seu carro, estacionado à beira de um lago, enquanto Márcia estava sentada dentro do automóvel, observando seu trabalho através das vidraças. De repente, o veículo começou a descer a rampa e mergulhou nas águas profundas do lago. Os vidros estavam fechados, mas a água começou a penetrar pelas frestas, subindo rapidamente até os joelhos, a cintura, o pescoço de Márcia. Ela procurou conservar-se calma, orando para que desse tempo de seu namorado vir salvá-la. Lembrou-se então de uma aula que tivera na Cruz Vermelha, sobre a bolha de ar que se acumula logo abaixo do teto do carro, quando este se enche de água. Subiu ao banco, levantou a cabeça e foi respirando o oxigênio ali retido. Enquanto isto, seu namorado mergulhou diversas vezes até conseguir achar o carro e abrir uma das portas. Puxou Márcia pela perna e impulsionou-a para a superfície, onde ela nadou até a margem, sem ter sofrido dano algum. Se não fosse a bolha de ar..."

Depois disto, passei a valorizar mais a respiração correta. Ao praticar esta primeira regra de saúde, você se surpreenderá com a sua disposição de começar a praticar também todas as demais.

Comece hoje mesmo a buscar mais oxigênio, o mais importante ingrediente de sua vida!

LUZ SOLAR – IRRADIANDO SAÚDE

Sol é vida. As plantas precisam do sol, os animais e os seres humanos também. Uma planta que é colocada num canto escuro da sala perde a cor, deixa de produzir flores e fica cheia de pragas. Também nós, os seres humanos, ficamos pálidos, desanimados e mais vulneráveis a doenças quando não recebemos sol.

A luz solar controla nossas funções orgânicas e dilata os vasos sanguíneos, estimulado assim a circulação. Purifica o sangue, ativa as funções hormonais, a atividade cerebral e o crescimento. Além disso, ao banhar nossa pele, usa o excesso de colesterol para produzir vitamina D, que fixa o cálcio nos ossos, prevenindo assim o raquitismo em crianças e a osteoporose em idosos.

Há quem prefira tomar cápsulas de óleo de fígado de bacalhau para suprir sua necessidade de vitamina D. Bem, a verdade é que o sol irradia a superfície das águas e com isto produz vitamina D nas algas. O bacalhau se alimenta das algas e armazena a vitamina D em seu fígado. O pescador mata o bacalhau, e o Laboratório extrai-lhe o óleo do fígado e o embala em cápsulas. Mas se tomarmos o nosso banho de sol diário, obteremos o mesmo benefício, sem gastos, de maneira muito mais natural e agradável.

Os raios ultravioletas do sol matam os germes, tanto em nosso corpo, quanto em nossa casa. Quando penetra em nossos olhos, através das pálpebras, a luz solar estimula a produção de serotonina, o hormônio da serenidade que nos deixa calmos durante o dia e se transforma, quando escurece, em melatonina, imprescindível para termos um bom sono. O sol é também um excelente agente terapêutico. Já no antigo Egito os médicos aplicavam os banhos de sol em casos de doenças crônicas, e ainda hoje aproveitamos os seus benefícios, por exemplo, para o tratamento da artrite, do reumatismo, de certas doenças de pele e diversas infecções.

É surpreendente a capacidade bactericida dos raios solares. Vi casos de infecções crônicas da bexiga, resistentes ao tratamento com antibióticos, serem completamente curados em uma semana, com apenas uma hora diária de exposição ao sol. Pessoas debilitadas se beneficiam grandemente com banhos de sol, pois através dos terminais nervosos na pele o corpo todo absorve sua energia.

Infelizmente algumas pessoas que têm pressa de "pegar um bronze" exageram no banho de sol e se prejudicam com isto. Talvez creiam que estão perfeitamente protegidas pelo seu filtro solar, e assim se sentem livres para expor-se ao sol durante horas seguidas, muitas vezes nos horários mais impróprios. É preciso ter cuidado, pois os famosos "buracos de ozônio" na atmosfera impedem a devida filtragem dos raios ultravioletas A e B durante a sua incidência vertical no meio do dia. Este excesso de irradiação pode envelhecer precocemente a pele, produzir manchas, rugas e até câncer de pele pelo efeito cumulativo. Os horários mais apropriados são até as 9h00 e após as 16h00, no final da primavera e no verão; no outono, inverno e início da primavera, até 10h00 e após as 15h00. Esta orientação é imperativa principalmente para as pessoas de pele e olhos claros, mas quem tem pele morena também não deve distanciar-se muito dela.

Caso você tenha abusado do sol e esteja experimentando os desagradáveis sintomas da queimadura, o melhor a fazer é usar muita água fria para se reidratar, em chuveiros, banhos e compressas. Em seguida, use uma boa loção hidratante de aveia, ou um gel de babosa (aloe vera). E não se esqueça de tomar muitos copos de água.

Faça planos para expor-se ao sol, se possível, diariamente logo de manhã, por pelo menos 30 minutos. Se você não estiver acostumado e tiver pele clara, comece com 15 minutos e vá aumentando gradativamente. O melhor é movimentar-se durante o banho de sol. A fim de garantir a produção de Vitamina D, não use filtro solar nessa exposição, pois ele a impede. Procure passar o máximo de tempo possível ao ar livre durante o dia. Mesmo em dias nublados ou à sombra de árvores, você pode tirar proveito da luz solar.

Alguns testes revelam que a produção de vitamina D na pele cai quando se toma um banho com sabonete antes do banho de sol, porque este removeria o manto de gordura necessário ao processo. Do mesmo modo, é melhor não banhar-se logo após o banho de sol, pois o corpo precisa de algum tempo para absorver a vitamina D que o sol produziu na pele. Se for inevitável, tome uma ducha fria rápida, sem sabonete e sem esfregar a pele.

Para reduzir o risco de contrair catarata, use óculos de sol de boa qualidade. Consulte seu oftalmologista. Se os óculos forem impróprios para seu caso, não somente deixam de ter valor, mas podem até tornar-se prejudiciais à sua visão. De qualquer forma, use-os somente quando houver excesso de claridade, e não simplesmente por hábito. Nossos olhos se adaptam muito melhor do que imaginamos à luminosidade que nos cerca.

A luz solar em dosagem correta mantém a pele saudável e é um valioso amigo que ajuda na prevenção e na cura. Combate a depressão, restaura a energia, produz bem-estar, conforto e vivacidade mental.

EXERCITAR-SE VALE A PENA?

Nossos 602 músculos foram projetados para serem usados constantemente. Quando não o são, enfraquecem, atrofiam... e daí resultam muitos mal-estares. Por exemplo: a nossa coluna vertebral é sustentada pelos grandes feixes de músculos das costas. A pessoa de vida sedentária logo terá desvios e desajustes das vértebras e poderá sofrer dores, não somente na coluna, mas na cabeça, nos ombros, nas costelas, nas pernas e pés, além de correr o risco de contrair deficiências como surdez, má digestão e intestino preso. A prática de atividade física é simplesmente natural ao ser humano.

O homem foi criado para cultivar um jardim e para produzir seu alimento a partir do solo lavrado. Quando inventou aparelhos, máquinas, veículos e elevadores, deixou de usar sua energia física, acomodou-se numa poltrona ou no banco de seu automóvel e começou a ficar doente, sem saber porquê. As pesquisas nos países industrializados indicam que os problemas cardíacos aumentaram na mesma proporção que o conforto e a consequente vida sedentária.

A maioria de nós não depende mais da atividade física para ganhar seu sustento. Mesmo as donas de casa, que antes lavavam a roupa no tanque, lustravam o chão com o escovão e batiam os tapetes para livrá-los do pó, agora apenas apertam o botão da lavadora, da enceradeira e do aspirador por alguns minutos, e se assentam novamente em sua poltrona.

    Veja agora o que o exercício físico pode fazer para renovar você: sua musculatura, antes flácida e tensa, adquire um novo vigor. Seu porte fica mais ereto, seus movimentos mais ágeis, você se sente mais jovem e mais capaz. A circulação do sangue se torna mais rápida e eficiente, arrastando para fora dos vasos sanguíneos os detritos que se estavam depositando. Sua pele, seu cérebro e suas extremidades ficarão melhor irrigados, sua respiração se tornará mais profunda. Ao ocorrer a transpiração, você eliminará grandes quantidades de matérias tóxicas, principalmente metais pesados como chumbo, ferro sérico e outros, que poderiam produzir doenças sérias. Não tema a transpiração provocada pelo exercício: os sais minerais essenciais como cálcio, magnésio e potássio, praticamente não são eliminados no suor de uma pessoa em atividade física. Basta tomar bastante água para repor o líquido das células.

    Todos sabemos que a atividade física faz perder peso porque gasta calorias e estimula o metabolismo a queimar gorduras acumuladas. Mas nem todos sabem que ela também auxilia a cura da diabete, porque incentiva o metabolismo da insulina, o hormônio que introduz a glicose nas células. Durante a atividade física, as células dos músculos exigem mais glicose, para terem a energia necessária. Com isto estimulam a produção de insulina e estendem seus receptores para assimilar a glicose do sangue, o que reduz a glicemia do diabético. O mesmo princípio funciona na prevenção da osteoporose: músculos atuantes e vigorosos estimulam a formação de ossos fortes. Há acentuados benefícios da atividade física também em pessoas hipertensas e cardíacas, desde que orientadas por um médico de sua confiança. Se a sua vida sedentária produziu um desequilíbrio emocional pelo excesso de atividade mental e falta de exercício físico, o exercício diário restabelece este equilíbrio, e faz de você uma pessoa eficiente e serena. Quer mais? Então veja o melhor: Ao exercitar-se vigorosamente, você produz um precioso hormônio, a endorfina. Esta, além de amenizar e até eliminar dores, estabelece uma sensação de grande bem-estar e otimismo, a ponto de reduzir a fome compulsória em pessoas obesas e a ansiedade em pessoas tensas.

Escolha, de acordo com sua idade e estado geral, o tipo de atividade física que melhor lhe convém: jardinagem, natação, ciclismo, jogos de bola ou peteca, ginástica, musculação ou caminhadas. Evite envolver-se em jogos muito competitivos, pois a tensão que eles produzem em algumas pessoas pode propiciar o estresse excessivo. Se tiver mais de 40 anos de idade e não estiver acostumado a nenhum tipo de exercício, consulte seu médico ou um profissional de educação física sobre a melhor maneira de começar.

O exercício ideal é a caminhada, e a grande maioria das pessoas pode praticá-la sem dificuldades. Para isto, siga algumas regras: antes de começar, e com o corpo aquecido, faça exercícios de alongamento das pernas, braços e tronco. Use roupas e calçado confortáveis: roupas de algodão, folgadas; tênis com sola acolchoada, próprio para caminhadas. Mantenha a coluna ereta, os ombros para trás, os braços soltos, o abdômen e os glúteos contraídos. Sinta os seus passos partirem do abdômen, e não da coluna lombar. Pise corretamente: primeiro o calcanhar, depois o resto do pé. Endireite o joelho posterior a cada passo, o que dará elasticidade ao seu andar. Movimente a cabeça como se estivesse seguindo com os olhos o voo dos pássaros ou o trajeto das nuvens. Caminhe devagar no início, acelere o passo quando puder, eventualmente corra por algumas dezenas de metros se sentir vontade (jogging). Quando sentir cansaço, volte a um ritmo mais lento, e aproveite para respirar profundamente. Assim você estará treinando todos os músculos do corpo.

O ideal é uma caminhada diária de 40 a 60 minutos de duração. Se você achar uma pessoa amiga para ser sua companheira de caminhada, será mais fácil perseverar. E é perseverando que você conseguirá todos os preciosos benefícios da atividade física.

SONO, REPOUSO, RELAXAMENTO

Tudo na natureza tem o seu ciclo: os dias e as noites, as estações do ano, as marés que sobem e descem. Todos os seres vivos têm seu ritmo diário de atividades e repouso. Os animais descansam. Até algumas flores fecham as pétalas à noite e as reabrem pela manhã.

O ritmo de alternação entre atividade e repouso chama-se ciclo circadiano, e difere de espécie para espécie. Alguns animais, os chamados noctívagos, foram criados para caçar à noite e repousar de dia, como as corujas, os leões e as panteras. Outros acordam cedo de manhã e procuram seu lugar de repouso logo ao pôr do sol, como as galinhas, as vacas e as ovelhas. O ser humano faz parte do grupo diurno, pois seu biorritmo sofre uma descida acentuada entre 18h00 e 24h00, para depois retomar a curva ascendente, até de manhã.

Acontece que devido aos hábitos da sociedade moderna e à ambição incontrolada, muitas pessoas desrespeitam este ritmo, o que lhes prejudica o sistema nervoso e lhes rouba a vitalidade. Quando vão dormir tarde, seu sono é irregular e superficial, às vezes povoado de pesadelos, fazendo-os acordar com a cabeça pesada e preguiçosa. Somente o sono profundo, que ocorre nas horas que antecedem a meia-noite, restaura realmente as energias gastas durante o dia.

Nesta fase, os batimentos cardíacos, a pressão arterial, as funções digestivas e a atividade do cérebro diminuem bastante. Enquanto isto, aumenta a produção de lecitina, de serotonina, do hormônio de crescimento, e dos linfócitos que protegem o organismo contra vírus e células malignas. A multiplicação saudável das células do corpo em geral e da pele em particular também cresce consideravelmente durante o sono que antecede a meia-noite, chegando a dobrar seu ritmo normal. Portanto o sono profundo não é somente uma recarga de baterias, mas também um banho de beleza, e medicina preventiva de alta qualidade.

Um médico alemão, pesquisador do sono, sugere o seguinte programa para a cura das mais diversas doenças crônicas: a começar por um período de férias, onde você é dono do seu tempo, planeje recolher-se tão cedo quanto possível após o pôr do sol, portanto entre as 19h00 e 20h00 aproximadamente. Você estranhará nos primeiros dias, mas logo se acostumará ao novo ritmo e acordará bem disposto às 2h00 ou 3h00 da madrugada. Levante-se, faça ginástica e exercícios respiratórios, tome um rápido banho frio e vista-se de roupas confortáveis. Agora se dedique a escrever aquele trabalho, a resolver aquele problema, a estudar aquela matéria em que você nunca conseguia concentrar-se corretamente. Observe sua facilidade de captação e de memorização, que o levará a perseverar em sua tarefa, sem se cansar, durante várias horas. Lá pelas 5h00 talvez você sinta um pouco de sono. Volte então à cama por mais 1 hora, e levante cedo. Você se surpreenderá com a disposição que você sente para enfrentar aquele dia. Procure preservar este ritmo em sua rotina diária. Se houver alguma exceção, não há problema. E se você não conseguir dormir às 20h00, pelo menos adote como regra não exercer nenhuma atividade produtiva após acender a luz elétrica. Antes da invenção da luz elétrica ninguém trabalhava à noite, e isto era natural e muito benéfico. Alguns cientistas chegam a afirmar que as horas que você dorme antes da meia noite valem em dobro. Lute para conseguir ir para a cama até às 22h00.

Mas não é somente o horário que garante a qualidade do sono. Precisamos aprender a relaxar para descansar bem. Neste ponto posso ouvir alguns dizendo: Aí é que está, não consigo relaxar! Há pessoas que devido à sua personalidade hiperativa, à sua impaciência e ao seu estilo de vida repleto de tensões, correm para o quarto logo após o jantar, "desmaiam" na cama e levam consigo todo o estresse do dia acumulado em seu subconsciente. Ao mergulharem no sono, exaustos mas tensos, seu cérebro continua a sua hiperatividade, produzindo sonhos que não permitem o relaxamento dos músculos. Falam, se debatem, rangem os dentes e acordam mais cansados do que estavam à noite.

Se você faz parte deste grupo, planeje um relaxamento antes de dormir: Tenha um período de lazer entre as atividades do dia e o sono da noite. Faça uma caminhada, leia um bom livro, brinque com seus filhos, cultive um hobby. Depois prepare-se conscientemente para o sono. Um banho morno, uma massagem nos ombros e nuca feita por alguém de sua família, uma oração sincera em que você entrega seus cuidados, ansiedades e culpas ao seu Deus, uma música suave... Ao deitar-se, procure a posição mais confortável no leito e pratique o relaxamento muscular, enquanto seus pensamentos se elevam ao céu azul, às nuvens e por sobre as nuvens, até você adormecer em oração.

Seu quarto de dormir precisa ser bem ventilado, seu colchão e travesseiro adequados ao seu peso, seu cobertor leve. A melhor posição é deitado sobre o lado direito, com as pernas encolhidas e um travesseiro entre os joelhos, a chamada "posição de feto". Deitar-se de costas é mais agradável para algumas pessoas e também é correto. Neste caso, o travesseiro deve ser baixo. Para acomodar sua coluna lombar, ponha um travesseiro firme ou um rolo debaixo de seus joelhos. Como você vê, é preciso planejar o seu sono para que ele lhe traga todos os benefícios que você necessita. Você verá que o esforço é válido.

No entanto, é útil lembrar que repousar não é só dormir. Significa também ter períodos regulares de descanso em meio às atividades. Por exemplo: durante um trabalho que sobrecarrega sua vista, faça uma pausa para fechar os olhos por 1 minuto, cobri-los com os dedos, depois abri-los e olhar para locais distantes, de preferência matas ou colinas verdes. Repousar pode ser levantar-se da posição sentada e espreguiçar-se, respirar, bocejar. Significa sair da rotina do trabalho semanal para um descanso consciente e completo no sétimo dia, se possível em algum local afastado da cidade e de suas tensões. A comunhão com Deus na Natureza é um precioso meio de restabelecimento da energia vital. Aproveitar realmente o tempo de repouso requer também um bom planejamento de suas férias, para lhe proporcionar ocupação oposta à que você exerce durante sua vida profissional. Só assim elas lhe propiciarão relaxamento e nova energia.

Repouso não é desperdício de tempo. É uma pausa preciosa que você merece, e que o habilita a enfrentar a luta novamente.

O USO INTELIGENTE DA ÁGUA

Aproximadamente dois terços do nosso corpo são formados de água. Dentro das células e nos tecidos que as rodeiam, há abundância de água. É através dela que se processa a absorção dos nutrientes pelas células, é ela que refrigera o nosso organismo e ajuda os rins a expulsarem as matérias tóxicas do sangue. Sem água não há vida. As plantas, os animais e os seres humanos dependem dela para viver. Um bebê tem mais de 90% de seu peso formado por água.

Por isso ele é tão liso e fofinho. Isto nos mostra que poderíamos prolongar a aparência jovem se cuidássemos sempre da nossa hidratação interna.

Geralmente temos fartura de água à disposição. Talvez seja este o motivo de não darmos suficiente valor a ela. Uma parte da água que necessitamos nos é fornecida pelos alimentos: frutas, verduras, sopas, etc. Mas além desta quantidade relativamente pequena precisamos de mais 6 a 8 copos de água por dia. Em épocas de muito calor ou durante exercícios vigorosos, a necessidade de água aumenta ainda mais. Se você não toma água porque não sente sede, pense no cuidado que você tem com o reservatório de água do seu carro, antes de viajar. Você não deixaria de verificar o nível da água, achando que poderá tomar providências no momento em que aparecer a luz vermelha no painel. Pois a sede é a nossa luz vermelha, indicando que já estamos com relativa desidratação do organismo.

Experiências realizadas com atletas demonstraram que os que tomavam pouca ou nenhuma água se cansavam facilmente e sua temperatura subia a 38°C após um curto período de treinamento. Os que bebiam somente de acordo com a sua sede, aguentavam o esforço por mais tempo e a sua temperatura corporal subia mais lentamente. Mas os que bebiam sistematicamente a quantidade calculada como necessária para o seu caso, quantidade esta que ultrapassava bastante a quantidade pedida pela sede, suportavam o treinamento por horas e horas a fio, sem que a temperatura aumentasse e sem sinais de cansaço. Referiam que, se necessário, poderiam continuar o esforço indefinidamente.

Os refrigerantes, café, chás e outras bebidas não podem substituir a água. Também o leite não a substitui, pois é alimento, composto de proteínas e gorduras. Procure tomar água de fonte ou de poço, filtrada, ou adquira uma água mineral de boa qualidade, com pH acima de 7.

Aqui está um plano prático para tomar os seus 6 a 8 copos diários de água: Logo ao levantar, tome 1 a 2 copos de água fresca ou morna ou quente, mas não fervida, nem gelada. Planeje seu desjejum para no mínimo ½ hora depois, para que a água tenha tempo de passar pelo seu estômago. Após a refeição, deixe passar pelo menos 2 horas, enquanto a digestão se processa no estômago. Depois disto, tome de 2 a 3 copos de água com espaços intercalados, até ½ hora antes do almoço. À tarde repita a operação, e à noite tome mais 1 copo antes de dormir. Para facilitar-lhe a aquisição deste hábito, pingue algumas gotas de limão em cada copo de água.

O ideal seria imantar a sua água antes de bebê-la. A exposição da água a campos magnéticos promove uma reorganização das moléculas e do pH (potencial de Hidrogênio) tanto da água como do organismo que a recebe[2]. Esta nova condição físico-química favorece a eliminação de matérias tóxicas, assim como o fluxo de oxigênio para as células. Ao mesmo tempo, ela estimula a filtragem do sangue pelos rins, impedindo assim a formação de cálculos renais, e ajudando a dissolver os já existentes. Também revigora os movimentos peristálticos do intestino e normaliza a acidez excessiva no estômago e em todo o resto do corpo. Ingerindo água imantada, você poderá descobrir ainda muitas outras mudanças para melhor em sua saúde, tais como a regressão da tendência a micoses e infeções, e a sensação geral de uma nova energia física. A maneira mais prática de imantar a água é colocando água de poço ou fonte, filtrada, ou água mineral de boa qualidade em uma jarra especial, dotada de pequenos ímãs. Estes ímãs se atraem mutuamente, produzindo com isto um campo magnético que se transmite à água que você irá beber, fazendo dela uma verdadeira fonte de saúde.

---

2. Bibliografia: Souza, M.Matheus de, *Magnetoterapia*. Editora IBRAQUI, São Paulo, 2005.

A água é tão importante que ela precisa ser usada também por fora, diariamente. Pense no bem-estar e conforto que um banho produz a uma pessoa doente. Mas também pessoas saudáveis se sentem refrescadas, reconfortadas e aliviadas da tensão após um banho de chuveiro ou de banheira.

Uma vez por semana, lembre-se de esfregar a sua pele com uma esponja ou bucha ou pequena toalha felpuda, para conseguir a limpeza completa dos poros. Ali se acumulam o pó e a fuligem do ar, que se combinam com a secreção das glândulas sebáceas, e com o tempo formam pequenas rolhas que entopem os poros. Isto prejudica a respiração pela pele. Os banhos quentes não devem ser muito demorados, e o sabonete deve ser neutro (não alcalino), para que não seja destruído o manto de gordura e ácido que protege a pele. Quando ele é continuamente destruído, a pele envelhece rapidamente e fica vulnerável a micoses e infecções. Após o banho quente, tome sempre uma rápida ducha fria, para fechar os poros. Esta medida aumenta também as autodefesas do organismo. Pessoas que praticam a ducha fria diariamente, dificilmente pegam um resfriado, uma gripe ou outras infecções.

Além de suas qualidades refrescantes, purificadoras e revigorantes, a água tem inúmeras aplicações medicinais. Em compressas, fricções, banhos gerais e parciais, duchas e vaporizações, ela constitui um eficiente meio de tratamento e cura para muitos mal-estares, tanto agudos como crônicos.

As indicações são múltiplas e as técnicas muito simples. Aprendê-las pode demonstrar-se um grande benefício para você e sua família.[3]

Use água em abundância, com inteligência, por dentro e por fora!

---

3. Confira estas técnicas no Capítulo "A Prática da Hidroterapia"

ALIMENTANDO A VIDA

A maioria das pessoas crê estar alimentada quando encheu o estômago com a comida que gosta e usa habitualmente. Mas alimentar-se corretamente é muito mais do que isto; é enriquecer o sangue, é nutrir as células, é fortalecer os órgãos e as glândulas, é prevenir doenças e até curá-las quando já se instalaram. Tudo depende do alimento que você usa.

Você precisa conscientizar-se das necessidades nutricionais do seu organismo: as células de cada parte do seu corpo precisam de nutrientes diferentes. Cálcio para os ossos e dentes, ferro e vitamina B12 para o sangue, complexo B e lecitina para o sistema nervoso, vitaminas A e D para a pele...

Tem certeza que você recebe, através de sua comida, todos os nutrientes que seu organismo precisa para seu bom funcionamento, para a reconstrução das células, para a obtenção de energia e para as autodefesas que combatem as doenças? Em outras palavras: Você já parou para pensar se a sua comida lhe oferece nutrição ou apenas "combustível" para continuar andando? Seres vivos precisam de nutrição! Seu carro só precisa de combustível. Mas após 15 ou 20 anos de uso ele terá virado sucata. E sei que não é isto que você quer para seu corpo. Também seria uma pena, pois ele foi projetado para durar 120 anos com saúde.

Convém planejar as suas refeições, pois isto poderá se tornar uma questão de vida ou morte para você e sua família. Não é sábia a conduta de escolher a comida apenas pelo gosto e pelo hábito, tentando complementá-la com preparados de vitaminas sintéticas adquiridas na farmácia. Seu organismo é orgânico e natural, por isso precisa de nutrientes orgânicos e naturais.

Pensando nisto, procure evitar os alimentos industrializados, as conservas, os cereais "beneficiados", o açúcar e o sal refinados, e preferir produtos naturais. A natureza distribuiu a nutrição completa para você nos cereais integrais, nas verduras, raízes e frutos, nas nozes e castanhas, legumes e leguminosas. Prepare-os da maneira mais simples possível, com poucos condimentos, e sem usar frituras; procure adquirir vegetais de plantio orgânico; tome somente 3 refeições por dia, cada uma composta de 3 a 4 pratos, e varie bastante de uma refeição para outra. Inicie toda refeição com alimentos crus (frutas ou saladas) que devem perfazer no mínimo 50% do volume total de sua refeição. Mastigue bem e não beba líquidos durante as refeições. Esta maneira natural de alimentar-se purificará o seu sangue e lhe dará um vigor até hoje desconhecido. Você notará a diferença após poucas semanas.

Suas funções intestinais se recuperarão rapidamente. Sua digestão será leve, seu hálito puro, seu sono mais profundo. Logo você perceberá uma nova beleza em sua pele, que se tornará macia e rosada. Seus cabelos terão mais brilho e maciez, independentemente do shampoo que você usa. Sua silhueta se transformará gradativamente. Muitas dores e mal-estares desaparecerão, e junto com eles, desaparecerá também o mau humor.

Você notará que dificilmente vai contrair infecções como gripe, amigdalite ou resfriado. E pode estar certo de que, alimentando-se da maneira correta, você está ajudando a se prevenir contra mais de 60 enfermidades, algumas delas graves, como o câncer e as doenças cardíacas.

A causa desse poder preventivo e até regenerador do alimento natural, enriquecido com boa proporção de vegetais crus, está em sua riqueza de vitaminas, sais minerais, proteínas de fácil assimilação, gorduras insaturadas, clorofila, enzimas vivas e energia solar concentrada. Esta é aproveitada em nosso organismo para aumentar o potencial das células e intensificar os processos de desintoxicação. "A vivacidade do nosso alimento proporciona vivacidade ao nosso organismo" dizia o Dr. Bircher Benner.

Alimentar-se de maneira saudável é uma ciência e também uma arte. Ciência, porque é necessário aprender a escolher os alimentos saudáveis e as melhores combinações. Arte, porque é importante servi-los de maneira atraente, para satisfazer o nosso senso de estética, o olfato e o paladar. Exigirá planejamento e algumas mudanças. Mas o resultado será muito mais saúde para toda a sua família.

MODERAÇÃO - A REGRA ÁUREA DA VIDA SAUDÁVEL

Conheci certa vez uma senhora de meia idade, ultranaturista, que tinha o peso ideal, colesterol e ácido úrico perfeitos, era defensora ferrenha de um regime estritamente vegetariano, praticante do jogging diário - fizesse sol ou chuva - e que ainda assim temia estar intoxicada e por isso praticava jejuns terapêuticos de 7 a 10 dias todos os meses. Seu programa diário girava em torno das "medidas de saúde", suas refeições eram minuciosamente planejadas para serem perfeitas. Ela chegava ao ponto de nunca aceitar um convite para comer fora de casa. Era uma verdadeira neurótica do naturismo, e aos 60 anos morreu de câncer do estômago!

Parece que esta experiência contradiz tudo aquilo que você leu até aqui. Mas é importante compreender que a moderação em todas as coisas, mesmo nas coisas saudáveis, constitui uma das regras básicas de saúde. Por exemplo: O mel é um ótimo alimento, repleto de vitaminas e sais minerais; mas se você comer um pote de mel de uma vez, passará muito mal. Farelo de trigo é bom para o intestino e útil contra o colesterol; mas se comermos farelo demais, estaremos acelerando excessivamente o trânsito intestinal, e não daremos tempo à devida assimilação dos nutrientes. A luz solar pode ser um bom remédio para diversas doenças; mas se exagerarmos na exposição ao sol, correremos o perigo de ficar com queimaduras, insolação e até câncer de pele. O exercício físico é necessário; mas pessoas que malham 6 horas por dia na academia, acabam muitas vezes se prejudicando, nem que seja apenas quanto à sua postura mental. Talvez o maior abuso de coisas basicamente benéficas aconteça com os fanáticos por cápsulas de vitaminas e sais minerais. Conheci pessoas pseudonaturistas que tomavam até 30 cápsulas de suplementos naturais por dia, e estavam... intoxicadas.

Tenho certeza de que a maioria dos meus leitores jamais incorreu nesses erros, o que talvez os levará a congratular-se consigo mesmos ao ler estas advertências. Bem, antes de você chegar à conclusão de que já está fazendo tudo certo, reflita um instante sobre os erros no *seu* estilo de vida. Você pode estar com carências nutricionais e, neste caso, algum suplemento alimentar lhe faria bem. Você pode estar com os músculos atrofiados ou sentindo dor na coluna porque jamais pratica exercícios. E pode ser até que você esteja abusando do açúcar, em vez de abusar do mel.

A regra áurea sempre é a moderação, é manter o equilíbrio em todas as coisas. Eliminar completamente o uso de substâncias tóxicas, tais como o fumo, o álcool, as drogas, o café e todos os medicamentos que não sejam estritamente necessários e prescritos por seu médico. E usar moderadamente todas as coisas boas que a natureza nos coloca à disposição, sem abusos e sem fanatismos!

Todo aquele que resolve estudar as regras da alimentação saudável chegará logo à conclusão de que uma pizza, na maioria das vezes, não é um bom alimento. Mas seria realmente uma pena perder aquela reunião de família na pizzaria por causa do "tanto de queijo que vai nestas pizzas", não é mesmo? Se todos os familiares forem à pizzaria, e você ficar sozinho em casa, a frustração lhe fará mais mal do que a pizza faria. Não estou dizendo com isto que você deva jantar na pizzaria todos os dias, porque realmente o excesso de queijo acabaria lhe fazendo mal. Só estou afirmando que uma pequena saída das regras estritas de vida saudável será compensada pelo seu organismo sem grandes problemas, se for uma exceção, especialmente naquelas ocasiões que envolvem a família e os amigos, num ambiente de alegria e afetividade.

Todo radicalismo faz mal à saúde – e isto explica, em parte, a doença e a morte da senhora ultranaturista descrita no início, que tentava compensar com seu perfeccionismo um profundo ressentimento que nutria na alma há dezenas de anos. Por outro lado, a negligência das sábias leis de seu organismo também lhe pode ser perigosa!

Moderação significa nem 8, nem 80 ... É o constante equilíbrio em todo seu estilo de vida!

ATITUDE MENTAL POSITIVA

Para manter a saúde integral, é indispensável que sua mente colabore. Não permita que sentimentos negativos como o ódio, a inveja, a ganância, a frustração, o medo, a rejeição ou a culpa intoxiquem seu organismo e produzam tensões prejudiciais.

Evite sobrecarregar seu cérebro com filmes de suspense e relatos de tragédias. Mesmo que eles não o afetem conscientemente, permanecem no subconsciente, onde podem gerar traumas. Além disto, disparam os mecanismos de defesa de seu corpo, produzindo hormônios do estresse, que geram tensões e deprimem o sistema imunológico. E tudo isto desnecessariamente, sem haver perigo real para a sua vida.

Procure ocupar sua mente com pensamentos positivos de paz e de amor, com ideais nobres e elevados, com as coisas belas ao seu redor. Auxilie as pessoas menos favorecidas em suas necessidades, e tente renovar-lhes a esperança. Cultive a amizade com pessoas que já tenham adotado esta atitude, para mútua edificação.

Leia bons livros. Estude diariamente um trecho da Bíblia, tais como os Salmos e as cartas dos apóstolos, com oração. Medite na bondade de Deus e permita que Ele faça sua fé crescer. A confiança em Deus desaloja a ansiedade de sua mente. Há dezenas de estudos médicos provando a influência da fé sobre a saúde. Citaremos apenas um estudo, realizado na Faculdade de Medicina de Dartmouth. Ela revelou que a probabilidade de pacientes cardíacos sobreviverem após a cirurgia de peito aberto era 14 vezes maior entre aqueles que tinham fé em Deus e encontravam conforto na religião, em relação àqueles que não tinham fé. Pessoas que creem vivem mais e melhor.

Forme o hábito de cantar, seja sozinho, ou em família, ou com amigos. Sempre que possível, ouça boa música, melodias alegres e harmoniosas. Elas moldarão seu estado de ânimo, tornando-o mais feliz e calmo.

Aprenda a relaxar. Se você está entre aqueles que ainda não acharam o botão do interruptor para desligar as preocupações, continue procurando. Ele existe, toda pessoa o tem. Tente expulsar as preocupações de sua mente, enchendo-a com pensamentos construtivos, interessantes e positivos. Assim as preocupações perderão o espaço que era delas. Ou se imagine guardando todos os seus problemas em uma caixa, fechando-a e colocando-a no porão durante a noite, para que nada lhe perturbe o sono.

Use o exercício físico para desligar-se, ou um mergulho na piscina, ou um chuveiro morno. Aprenda técnicas de relaxamento muscular.

Assim será mais fácil desligar-se das ansiedades para gozar o seu lazer e superar o cansaço do dia.[4]

Quando você retornar às suas atividades, tudo terá um novo aspecto, porque você está com as forças mentais renovadas.

O melhor antídoto contra o estresse excessivo é o **amor**. Comece por amar-se a si mesmo. Conheça-se, corrija-se quando necessário, mas se aceite e elogie-se quando o merece. Descubra-se como indivíduo, como um universo de virtudes e defeitos, experiências e hábitos. Sinta-se especial, único, precioso. Quando você estiver em perfeita paz consigo mesmo, você terá energias liberadas para amar as pessoas ao seu redor.

Decida amá-las como a você mesmo, entendendo-as, aceitando-as como são e procurando ajudá-las a crescer. Não se exceda, amando-as mais do que a você mesmo, senão você ficará sobrecarregado. Também não as ame menos do que a você mesmo, senão você se tornará egoísta e infeliz. Procure amar a tudo e a todos: a natureza, as pessoas, os animais, o seu trabalho e o seu lazer. Pessoas que amam muito são mais felizes e serenas.

---

[4] Veja os exercícios de relaxamento no Capítulo "A Arte de Relaxar".

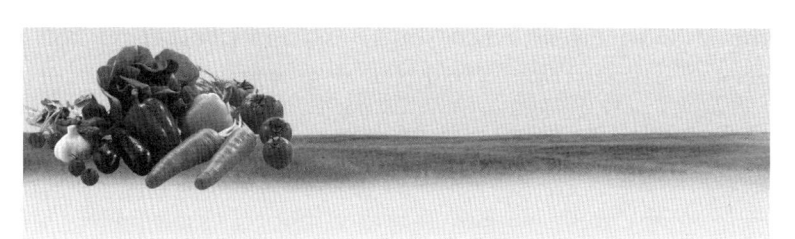

3. Um grama de prevenção vale mais do que um quilo de tratamento

Em fins de abril de 1998, um repórter da revista Veja foi enviado a Brasília para uma entrevista marcada com o Deputado Luiz Eduardo Magalhães, provável candidato à Presidência da República nas eleições de outubro daquele ano. Chegando ao aeroporto, o repórter ligou para a residência do deputado, e recebeu a seguinte resposta: "O deputado passou mal durante o jogging, foi levado ao hospital, e provavelmente não poderá comparecer à entrevista hoje. Por favor, ligue mais tarde". Uma hora depois, recebeu a notícia que chocou o Brasil inteiro: Luiz Eduardo Magalhães havia falecido de um infarto do coração. Um jovem político de 38 anos, prendado, bem relacionado, muito promissor, e certamente atendido pelos melhores médicos... Ele não havia cuidado de sua saúde enquanto havia tempo, e não teve mais tempo de se tratar quando a doença o surpreendeu. Mas, não estava ele praticando exercícios, inclusive na hora em que passou mal? E não nos dizem constantemente que o exercício faz bem ao coração?

O repórter da Veja voltou para São Paulo, e no dia seguinte embarcou para Washington, E.U.A., para entrevistar um famoso cardiologista, o Dr. Dean Ornish. Médico famoso por ser o cardiologista do então presidente dos E.U.A., Bill Clinton, e de sua esposa Hillary, era de interesse para a revista porque seria o principal convidado estrangeiro para o Congresso Internacional de Cardiologia que iria ocorrer em maio no Rio de Janeiro.

Ainda chocado com a morte de Luiz Eduardo, o repórter perguntou ao cardiologista:

– Dr. Ornish, por que ele teve de morrer? O que poderia ter sido feito para que isso não acontecesse?

– Uma corridinha somente no fim de semana não basta para que tudo se ajeite no organismo. Muito pelo contrário: os "atletas de fim de semana" têm grande chance de morrer no fim de semana. A maneira mais eficiente de evitar um ataque de coração é mudar totalmente o estilo de vida descuidado, desde já. Isto produz no organismo uma química mais eficaz do que qualquer remédio.

– E como seria este novo estilo de vida?

– Uma dieta saudável, exercício físico adequado, sono suficiente e controle do estresse, não fumar nem ingerir bebidas alcoólicas, meditação e oração, vida social e afetiva satisfatória.

No decorrer da entrevista, o cardiologista relatou o grande êxito que vem conseguindo na prevenção do infarto. Seu método se tornou tão famoso que dezenas de convênios médicos nos E.U.A. ressarcem seus conveniados das despesas de um tratamento preventivo na clínica do Dr. Ornish, que na época custava U$ 8.000. É que as Seguradoras estão interessadas em evitar as despesas com uma possível cirurgia de ponte safena, com seus riscos e eventuais sequelas, em um país onde as doenças cardíacas são a *causa mortis* número um.

– E mesmo quando ocorre um infarto, em casos de indivíduos que não fizeram prevenção –, continuou o cardiologista, – as estatísticas provam que há um índice de sobrevivência muito maior e uma recuperação mais rápida entre os infartados que se submetem ao meu tratamento, em relação àqueles que recebem a cirurgia de peito aberto.

Novamente, os Convênios de Saúde concordam a ponto de facultarem ao doente ou à sua família a escolha entre as duas opções de tratamento. O método do Dr. Ornish tem como base a adoção de uma dieta vegetariana estrita, contendo apenas 10% de gordura, exercícios físicos e respiratórios, acompanhamento por um guia espiritual, que pode ser padre, pastor, rabino ou monge budista, para reavivar a ligação do paciente com o seu Deus, e o incentivo a uma profunda amizade entre os pacientes. O método Ornish vem sendo aplicado em muitos hospitais norte-americanos, cujas equipes foram treinadas pelo seu autor, e que estão reproduzindo os mesmos resultados altamente positivos.

Ah! Se o Deputado Luiz Eduardo Magalhães tivesse conhecido e praticado as orientações do Dr. Ornish!

E o que faríamos para prevenir uma doença tão grave como o câncer? Poucos meses após aquela entrevista, em agosto de 1998, a Capital de São Paulo sediou um Congresso Internacional do Câncer. Centenas de especialistas do mundo inteiro discursaram, estudaram e reuniram-se em *workshops* durante quatro dias. No final do Congresso, o porta-voz da Organização Mundial de Saúde apresentou a conclusão a que haviam chegado, quanto à possibilidade de reduzir a incidência alarmante do câncer no mundo: "Se todos os fatores que favorecem o câncer permanecerem inalterados, mas a população pudesse ser levada a adotar um hábito extremamente simples - o de consumir 5 porções de vegetais crus diariamente - poderíamos reduzir em 50% o risco de contrair os 12 tipos mais comuns de câncer". E você sabe o que a OMS considera "uma porção" para efeito deste estudo? Pois veja: Seria uma xícara de cenoura ralada ou de verdura picada, ou uma maçã de tamanho médio, ou ainda um copo médio de suco natural de frutas. Os médicos do Congresso acharam que esta medida deveria ser possível para todos os habitantes do planeta, à exceção de uma pequena minoria da população mundial, como os esquimós ou os habitantes do deserto de Saara.

A proposta foi bem divulgada na época, mas parece que não conseguiu criar raízes, pelo menos no Brasil.

No entanto, existem muitos outros expedientes para prevenir o câncer. As estatísticas demonstram que 93% dos casos de câncer de pulmão, laringe, boca e lábios poderiam ser evitados se as pessoas simplesmente não fumassem. A exposição ao benzopireno, outro grande fator produtor de câncer, poderia ser reduzido em muito se existissem leis obrigando os motoristas a usar um catalisador e a fazer uma perfeita regulagem do motor em seus veículos, periodicamente. Mas não se esqueça de que o seu churrasco do domingo pode tornar-se tão perigoso quanto os gases de escapamento dos carros. O calor do fogo derrete a gordura escondida na carne que, ao cair na brasa, é queimada, volta a subir em forma de fumaça, e impregna o churrasco que você vai comer com o benzopireno que contém.

Cientistas de renome mundial estão constantemente realizando pesquisas acerca de possíveis causas do câncer. Uma destas pesquisadoras, a Dra. Hulda R. Clark, que trabalhou para o Governo dos EUA durante 22 anos, chegou a conclusões surpreendentes: Ela afirma que a presença de um parasita intestinal chamado "Fasciolopsis buskii" no fígado humano pode provocar o câncer. Ao furar a parede intestinal e se alojar no fígado, o parasita produz um fator multiplicador de células chamado "ortofosfotirosina", capaz de estimular as células de qualquer órgão com baixa imunidade a se multiplicarem desordenadamente. Em sua experiência clínica, a Dra. Hulda relata ter encontrado o parasita e a ortofosfotirosina em 100% de seus pacientes com câncer. Ela afirma também que todos os seus pacientes que seguiram as suas orientações se curaram do câncer, após conseguirem a eliminação do perigoso parasita e fazerem a desintoxicação por ela prescrita.[5]

---

5. Bibliografia: Clark, Hulda Regehr, *The Cure of All Cancers*. New Century Press, Califórnia, USA, 1995 (veja mais detalhes sobre este trabalho no Capítulo "Des-Helmint").

Existem, além disto, diversos alimentos que ajudam a prevenir o câncer: Suco de salsinha, se você já foi fumante; morangos, amoras e uvas para neutralizar as substâncias cancerígenas às quais você fica exposto no seu dia a dia; soja, brócolis e repolho para fortalecer suas defesas, e para até mesmo destruir células malignas. O betacaroteno da cenoura e da beterraba, assim como os sucos de nabo e de salsão, também ajuda muito. Adicione a isto uma atitude mental feliz e o hábito de exercitar-se diariamente. Assim seu cérebro produzirá mais endorfina, o precioso hormônio que capacita os linfócitos para sua tarefa de destruir as células cancerosas.

A terceira maior causa de morte é a hipertensão arterial, que pode produzir um acidente vascular cerebral, ou AVC. É o acidente que geralmente se chama de "derrame", e que pode levar à morte ou à invalidez por hemiplegia - a paralisia de um lado do corpo. Dependendo da área cerebral afetada, o doente pode também perder a fala, a visão ou a lucidez mental. A melhor prevenção é o controle da pressão arterial através de um estilo de vida saudável.

Se o doente for obeso, precisa perder peso urgentemente. Ao eliminar os primeiros 5 quilos de excesso, sua PA (pressão arterial) cai em média 2 pontos nos valores mínima e máxima. A inclusão de saladas de folhas verdes na dieta dá muito bom resultado, por causa de sua riqueza em potássio. O controle do estresse é imperativo, pois é quase sempre durante um momento de explosão emocional que a PA sobe, chegando ao ponto de produzir um derrame. Aqui emerge novamente a necessidade de procurar a calma confiança em Deus.

O fumo e o álcool precisam ser abandonados, assim como o café, as bebidas que contém cola, e o uso do guaraná em pó. O exercício físico moderado e perseverante reduz a PA já a partir dos primeiros dias. Controle e normalize seus níveis de colesterol e triglicérides. O uso do suco de alho possui efeito imediato para reduzir a PA, por conter adenosina, uma substância que relaxa as artérias tensas de modo a facilitar a passagem do sangue, com maior fluidez e menos pressão.

Consulte também o capítulo "Pronto Socorro Natural Caseiro" sobre o tratamento da hipertensão arterial através de chás de ervas, compressas e banhos. Não se descuide, porém, de medir sua PA pelo menos de manhã e à noite, e de usar os medicamentos prescritos por seu médico, sempre que ela estiver elevada.

O diabetes é outra doença que faz muitas vítimas. No Brasil vivem mais de 25 milhões de diabéticos e uma pesquisa de 2010 registrou 54 mil mortes naquele ano, em decorrência desta doença. Para colocá-lo de maneira mais exata, existem dois tipos de diabetes: O diabetes I, que ocorre em crianças e jovens, chamado de "diabetes juvenil"; e o diabetes II, que se inicia após os 40 anos de idade, chamado de "diabetes do adulto". O tipo I decorre de uma falência das células do pâncreas que produzem a insulina. Este hormônio é responsável pela introdução, nas células, da glicose recebida através do alimento. Na falta de insulina, a glicose não é assimilada pelas células, mas permanece no sangue (glicemia alta), o que pode gerar problemas graves. No caso do tipo II, ocorre uma diminuição gradativa da produção de insulina, por cansaço do pâncreas. Em outros casos, porém, nota-se uma incapacidade das células de abrirem seu receptor de glicose, mesmo quando há insulina suficiente no sangue.

Se quisermos prevenir os casos de diabetes I, o mais importante a fazer é evitar o casamento de dois diabéticos. É muito provável que os filhos deste casal nasçam com a propensão para essa enfermidade, porque a dupla herança genética nestes casos é muito forte. A segunda medida de prevenção é evitar o uso do leite de vaca. Em recente congresso pediátrico, os especialistas chegaram a uma conclusão surpreendente: Uma grande porcentagem das crianças é alérgica à proteína do leite animal. Em algumas destas crianças a alergia se manifesta em forma de rinite, bronquite asmática, erupções na pele, dores de ouvido frequentes ou cólicas abdominais. Já em outras crianças, também alérgicas, ela não se manifesta logo. O sistema imunológico fica lutando em silêncio contra as moléculas de proteína estranha que recebe na mamadeira 5 vezes ao dia, acaba confundindo estas "invasoras" com moléculas semelhantes, pertencentes ao organismo, e começa a destruí-las. Sabe quais são as mais semelhantes? São as Ilhotas de Langerhans, produtoras de insulina. Por isto, o conselho que muitos pediatras dão às mães hoje em dia é o de amamentar o bebê o máximo de tempo possível, e depois passar a alimentá-lo com leites vegetais, como o de soja. Outra precaução a ser tomada: Em caso de sarampo, o tratamento deve ser o mais natural possível, pois se for inadequado, a enfermidade pode resultar em diabetes juvenil.

Quanto à prevenção do diabetes II, não se trata somente de evitar o açúcar. Significa também usar uma alimentação saudável, capaz de manter a vitalidade e o bom funcionamento de todos os órgãos - inclusive do pâncreas - até a velhice. E essa dieta deve incluir cereais e açúcares, sim, pois eles são necessários para fornecer a glicose às células. Entretanto, devem ser usados somente cereais integrais e açúcares complexos, como os das frutas e do mel. Eles não agridem o pâncreas forçando-o a uma liberação imediata de grandes quantidades de insulina, como acontece com o açúcar e os cereais refinados. Outra medida de prevenção é a de evitar o excesso de gorduras. Explico: Em muitos portadores do diabetes II, apesar da taxa de glicose alta, há suficiente insulina no sangue. Isto quer dizer que o pâncreas está exercendo bastante bem a sua função. Por que será então que a glicose fica flutuando no sangue em lugar de entrar nas células? É que, nestes doentes, as células se tornaram incapazes de estender seus receptores de glicose, apesar dos sinais químicos enviados pela insulina para que o façam. Parece que os receptores estão "emperrados". Isto ocorre por causa do excesso de gordura saturada, consumida durante muitos anos e depositada na membrana que envolve as células. Como você vê, a prevenção para o diabetes II inclui também a moderação no uso de gorduras.

Outra dica que funciona muito bem: Pratique exercícios físicos vigorosos todos os dias! Quanto mais energia seus músculos precisarem, mais glicose suas células reclamarão, e assim permanecerão treinadas a abrir seus receptores na hora certa.

PREVENÇÃO DE OUTRAS DOENÇAS COMUNS

Para prevenir a osteoporose devemos consumir alimentos ricos em cálcio, magnésio, boro, e vitaminas B6, K e D, nutrientes quer você encontra em hortaliças, nozes e leguminosas. Os raios ultravioletas do sol colaboram na produção da vitamina D, que fixa o cálcio nos ossos. Para obter este benefício, precisamos fazer planos para expor-nos ao sol diariamente, de preferência nas primeiras horas da manhã ou após as 16 horas. Nestes horários, você pode dispensar o uso de filtros solares, pois eles impedem a penetração dos raios ultravioletas na pele, o que impossibilitaria a formação da Vitamina D. Nunca é demais frisar a necessidade de exercitar-se todos os dias. O exercício parece aumentar a densidade óssea em até 2%, ou pelo menos evita que ela diminua, enquanto o idoso se mantém em atividade física diária. A caminhada de 40 minutos é um bom início, mas diversos estudos indicam que a musculação dá ainda melhores resultados na prevenção da osteoporose.

O que mais conspira contra a conservação da massa óssea é a acidificação excessiva do sangue. Nesta condição, o organismo se empenha em restabelecer o pH correto, usando as substâncias alcalinas disponíveis, tais como o cálcio e o magnésio dos ossos.

Para impedir a acidificação excessiva do sangue, devemos evitar o consumo de carnes, de café e de açúcar.

Um estudo citado pela Drª Agatha Trash mostra que, se uma pessoa tiver 45 anos ou mais, e ingerir uma xícara pequena de café ao dia, mesmo que seja sem açúcar, ela está sujeita a perder 1,4% de sua massa óssea em um ano. Isto equivaleria a 14% em dez anos, e a 28% quando ela chegar aos 65 anos de idade. Imagine o que pode acontecer se ela tomar 5 ou 10 xícaras de café ao dia, e se ainda adoçá-lo com açúcar refinado!

Para prevenir pedras nos rins é imprescindível deixar de fumar, se houver o hábito. A cada tragada de nicotina, os glomérulos dos rins entram em espasmo, o que produz um acúmulo de sais e oxalatos no tecido renal. É também importante beber muita água, para facilitar aos rins a expulsão destes detritos pela urina, evitando assim que eles se compactem em forma de pedras. Se possível, passe a usar água imantada (Veja como fazê-lo, no Capítulo "O Uso Inteligente da Água").

Para evitar a formação de catarata, use óculos de sol de boa qualidade e coma bastante espinafre. Esta verdura contém uma substância capaz de destruir os radicais livres que favorecem a catarata. Para prevenir a miopia e a cegueira noturna, tome muito suco de cenoura, rico em betacaroteno, a Pró-Vitamina A que fortalece o nervo ótico.

Aqui estão dois conselhos para a prevenção de muitas enfermidades e também do envelhecimento precoce:

1. Use alho diariamente, para prevenir infecções e para manter as artérias limpas.

2. Componha suas refeições com pelo menos 50% de vegetais crus. Todas as frutas e verduras cruas contêm propriedades antioxidantes, capazes de neutralizar os radicais livres que provocam a degeneração das células. Quando as frutas e verduras não fazem parte

do cardápio diário, faltará oxigênio no trato intestinal, o que tende a provocar um desequilíbrio entre as bactérias de putrefação (que aumentam quando falta oxigênio, pois são anaeróbicas) e os lactobacilos necessários à boa digestão (que precisam de oxigênio e morrem quando não o recebem). Este desequilíbrio se chama "disbiose" e constitui a base para a putrefação intestinal, a má absorção do alimento e o aumento da temperatura no intestino. A febre intestinal, por sua vez, favorece o ressecamento das fezes e gera obstipação. Além disto, o aumento do calor nos intestinos promove uma multiplicação anormal de fungos e bactérias em todo o abdômen, o que propicia a candidíase, as infecções da bexiga, da próstata e dos ovários, além de diminuir a função dos ovários e das suprarrenais. Como consequência, ocorre uma baixa produção de cortisona natural, e uma maior tendência a contrair doenças autoimunes. É bom lembrar também que as fibras dos vegetais crus estimulam a função intestinal. Na falta deste estímulo, os movimentos intestinais se tornam preguiçosos e o trânsito do bolo alimentar é lento, gerando putrefações e aumentando o perigo de uma intoxicação geral do organismo. Todos estes riscos podem ser evitados incluindo abundância de frutas e verduras em sua alimentação.

Agora eu lhe pergunto: O que é mais eficaz: prevenção ou tratamento? E o que é mais fácil - prevenir um infarto do coração ou tratá-lo? Prevenir um câncer, um derrame cerebral, um diabete, ou tratá-los? Vou mais adiante: O que é que fica mais econômico - a prevenção ou o tratamento? Todos nós conhecemos a resposta. E o que é mais comum? Infelizmente, o mais comum é se deixar tudo como está até ficar doente, e depois começar a tratar... se der tempo.

UM GRAMA DE PREVENÇÃO VALE MAIS DO QUE UM QUILO DE TRATAMENTO. CONCORDA?

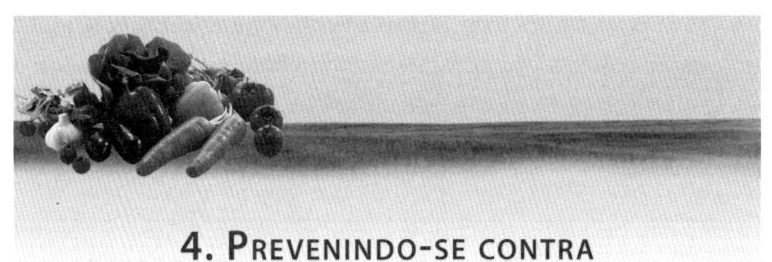

4. Prevenindo-se contra as doenças psicossomáticas

Você é um ser integrado - corpo, mente e espírito. É impossível compreender a saúde verdadeira se tentarmos separar o ser humano em partes. A mente influencia o corpo e o corpo influencia a mente. Tome como exemplo aquela gastrite de fundo nervoso que aparece cada vez que você fica ansioso ou com raiva. É a sua mente agindo sobre o seu corpo, através do sistema nervoso central. E como você se sente emocionalmente quando tem dor de estômago? Mal, não é mesmo? Deprimido, sem coragem, enquanto a dor não passa... É o seu corpo agindo sobre sua mente, através do mesmo sistema nervoso central.

Há uma interligação muito forte entre a mente e o corpo. Por isso, é impossível ter boa saúde física se não forem respeitadas as leis da saúde mental. Mesmo que cumpra todas as leis físicas do seu corpo, você não terá saúde se houver ódio, inveja, ciúmes, sentimentos de culpa, de rejeição, de inutilidade ou ansiedade contínua em sua mente.

A vida moderna, porém, propicia o desenvolvimento da ansiedade e de todas as emoções negativas. O cidadão do século XXI está exposto a muita tensão, muito ruído, problemas insolúveis, clima humano decepcionante, sobrecarga constante, conflitos e agressões, e à rotina do dia a dia, da qual não há como fugir. Muitos são tratados como números e acabam se sentindo como tais. A dignidade e a autoestima sofrem. A mente fica perturbada, irritada, explosiva... É o estresse excessivo, incontrolável, que prepara o terreno para doenças nervosas e uma grande variedade de moléstias físicas. Os especialistas da área calculam que 70% ou mais das doenças que hoje nos afligem são de fundo emocional – as chamadas doenças psicossomáticas.

Para preveni-las, são necessárias duas coisas:

1. Fortalecer o seu sistema nervoso, para que suporte o estresse inevitável sem se desequilibrar.

2. Aprender a administrar o estresse, controlando-o em vez de ser controlado por ele.

Seu sistema nervoso necessita de boa nutrição, repouso conveniente e revitalização pelo contato com a natureza. Os nutrientes necessários para o seu cérebro – principalmente complexo B, fósforo e lecitina – são encontrados na alimentação natural e balanceada. Procure evitar a ingestão de qualquer substância química que possa afetar seu sistema nervoso: café, chá preto e mate, álcool, fumo, drogas, chocolate, analgésicos, calmantes, antidepressivos, moderadores de apetite. O repouso que você necessita advém do sono bem planejado, do equilíbrio entre lazer e trabalho e do descanso encontrado na confiança em Deus.

É importante livrar-se da sobrecarga mental e emocional regularmente, verbalizando suas ansiedades. Os psicólogos chamam a isto de "catarse" (limpeza), e por vezes conseguem grandes resultados no tratamento de moléstias crônicas ao levarem seu paciente a "desabafar" todos os seus conflitos interiores. Mas lembre-se também de que não há ninguém mais disposto a ouvir-nos do que o nosso Pai Celestial. Podemos depor todas as nossas ansiedades a Seus pés e "achar descanso para a nossa alma". É ele mesmo que nos promete isto (Bíblia, Mateus 11:28-30).

Para canalizar novo vigor ao sistema nervoso, é muito útil andar descalço, por alguns minutos diariamente, sobre a terra, a areia ou a grama molhada de orvalho. Neste exercício, que pode ser acompanhado de respiração profunda e movimentos com os braços, o corpo descarrega para a terra a eletricidade excessiva que acumulou. Enquanto isto, os terminais nervosos das plantas dos pés são estimulados pela massagem da grama e pelo frio do orvalho, transmitindo esta vitalização ao cérebro por ação reflexa. Deitar-se sobre a relva ensolarada, encostar-se ao tronco de uma árvore, receber o estímulo do sol, da chuva, do vento sobre a pele nua, acompanhar com a vista o voo das aves ou o trabalho dos insetos, contemplar as nuvens ou as estrelas... tudo isto é revitalizante para os nervos cansados.

Uma vez fortalecido o sistema nervoso, fica mais fácil enfrentar o estresse. Você sabe, estresse não é doença. É o conjunto das tensões, negativas e positivas, a que todos estamos expostos. O estresse é inevitável, e pode até ser benéfico, desde que aprendamos a mantê-lo sob controle. O desafio é fazer com que ele fique em limites suportáveis. Porque não é o estresse em si, mas a nossa incapacidade de administrá-lo o que nos predispõe à doença.

Poderíamos classificar as tensões em mentais (excesso de trabalho intelectual) e emocionais (dor, perda, desapontamento, conflito). Ambos os tipos precisam ser, em primeiro lugar, reconhecidos como fatores estressantes, para podermos então começar a exercer controle sobre eles. Por isso, é preciso que você pare e se observe. Qual o tipo de tensão que mais o afeta? Se for o trabalho mental excessivo, você não acharia possível diminuí-lo se conseguisse reconhecer seus limites, reduzir sua competitividade, seu perfeccionismo? Talvez com isto você nunca chegue a ser o primeiro em tudo, mas certamente terá mais tempo para o lazer e mais paz de espírito. Aprenda a delegar poderes a pessoas de sua confiança, e a dividir as responsabilidades com seus colegas.

Interrompa suas atividades a períodos regulares, para fazer alguns exercícios ou uma rápida caminhada. Respire fundo, beba um copo de água, feche os olhos, solte os ombros, gire a cabeça, aplique alguns pontos de pressão na nuca e nos músculos dos ombros, espreguice-se... E recomece o trabalho com nova disposição. Procure organizar suas tarefas de modo a poder executá-las com calma e uma após a outra. Planeje soluções com antecedência, para não ter de enfrentar emergências a toda hora.

Valorize seu trabalho e o de seus colegas e assessores. Aprenda a amar o que você faz, a sentir-se útil para a sociedade. Crie um clima afetivo e descontraído em seu ambiente de trabalho, e se surpreenderá com a colaboração espontânea de seus colegas.

Valorize seu lazer. Repousar não é só espreguiçar-se: é também relaxar as tensões através de ocupação oposta. No caso de excesso de trabalho mental, o melhor lazer é um hobby em que você usa seus músculos ou sua habilidade manual para criar algo, enquanto sua mente pode divagar à vontade.

Se a sua tensão é originada por emoções negativas, será necessário adquirir certa disciplina mental para sujeitá-las. Os sentimentos e emoções têm sua sede no hemisfério direito do seu cérebro. O raciocínio, a razão, a memória exata e a força de vontade estão domiciliados no hemisfério esquerdo, e é este que precisa manter o controle da situação. Isto é importante especialmente quando os sentimentos negativos ameaçam o seu equilíbrio emocional, produzindo tensão insuportável. O treinamento deste controle lhe custará algum esforço no início, mas com o tempo o hemisfério da razão assumirá a gerência, sempre que necessário, de modo perfeitamente natural. E note bem: não se trata somente de controlar a manifestação externa dos seus sentimentos, e sim a formação de níveis prejudiciais destas emoções em sua alma. Se você "engolir" a sua raiva para não manifestá-la, você terá a mesma probabilidade de contrair uma gastrite nervosa como se você a "explodisse". O ideal é *superar* as emoções negativas.

Imagine as seguintes situações estressantes e o diálogo entre os seus hemisférios cranianos, após você ter aprendido a ativar a supremacia do hemisfério esquerdo sobre o direito em momentos de tensão:

Situação 1: Solidão em lugar escuro e potencialmente perigoso. Hemisfério direito: "Estou com muito medo". Hemisfério esquerdo: "Não preciso ficar com medo, porque sei que estou protegido. Deus está comigo e sabe cuidar de mim, mesmo nas situações mais perigosas".

Situação 2: Agressão verbal injusta e demorada. Hemisfério direito: "Este cidadão está me levando à raiva". Hemisfério esquerdo: "Mas não quero ficar com raiva, pois ela me rebaixaria e me faria mal. É provável que ele esteja me agredindo porque é infeliz. Não devo levá-lo tão a sério, mas manter-me calmo. Logo ele estará se arrependendo do que diz".

Situação 3: Solidão de pessoa idosa ou enferma. Hemisfério direito: "Parece que ninguém se importa mais comigo". Hemisfério esquerdo: "Isto não é verdade. Se pensar bem, me lembrarei de muitas pessoas que me amam. Que tal telefonar ou escrever para uma delas? E, além disto, tenho um Pai no Céu que me ama sempre".

Situação 4: Negócios que vão mal, excesso de responsabilidades, desajuste familiar ou profissional. Hemisfério direito: "Meus problemas são pesados demais, me esmagam, não têm solução! São centenas de dificuldades ao mesmo tempo! Fico angustiado, sufocado, não aguento mais!" Hemisfério esquerdo: "Pensando bem, não são tantos assim. Vou analisá-los um por um e anotar: o que já fiz para resolvê-los? O que posso fazer ainda? Qual será a pior consequência caso não encontre solução? Se pedir a Deus, Ele certamente me mostrará o que devo fazer. E se não conseguir resolver as coisas como eu desejo, Ele transformará tudo em benção, no final. É só prosseguir fazendo o meu melhor, e aguardar com calma."

Situação 5: Sentimento de culpa. Hemisfério direito: "Errei, e feio! Como pude fazer isto de novo?! Desta vez o peso da culpa me esmaga! Não há volta!" Hemisfério esquerdo: "Nunca é tarde para voltar atrás, arrepender-se e pedir perdão. Tenho tantas promessas de que Deus me perdoa e recebe de volta como Seu filho. Basta falar-Lhe sobre isto. Ele me devolverá a paz. Lembro-me da parábola do filho pródigo que retorna: O pai perdoou tudo e fez uma festa. Deus fará o mesmo comigo."

Situação 6: Sentimentos de inveja. Hemisfério direito: "Por que os outros sempre têm mais do que eu? Melhor posição, mais dinheiro, uma casa maior, um carro melhor?" Hemisfério esquerdo: "A inveja é mesquinha e só destrói. Comparar-me aos outros é tolice, principalmente quando me baseio em bens materiais. Quando olho para trás de mim, vejo quantas coisas maravilhosas possuo, mais do que muitos dos meus conhecidos. Na realidade, tenho motivos de sobra para estar contente!"

Situação 7: Mais uma tentativa não deu certo. Hemisfério direito: "Fracassei novamente! Outra vez não consegui o que eu tanto queria. Não tenho jeito, é inútil lutar! Nunca conseguirei vencer. Que desânimo!" Hemisfério esquerdo: "Acho que estou exagerando. Pensando bem, já consegui muita coisa. E se fracassei agora, apenas perdi uma batalha. Não é por isto que vou abandonar a luta!"

Enfrentar desta maneira as emoções negativas é uma atitude realista e eficaz. Não confunda isto com autossugestão. Você está apenas procurando atualizar os seus conceitos, com a ajuda das promessas que seu Criador lhe fez. Elas podem ser encontradas na

Bíblia, em inúmeras passagens, e estão ali para ajudá-lo a viver com a atitude mental correta. Ela poderia resumir-se na célebre oração:

"Senhor, dá-me coragem para mudar as coisas que podem ser mudadas, serenidade para aceitar as que não posso mudar, e sabedoria para distinguir umas das outras".

Para aqueles que não creem em Deus fica mais difícil manter-se em equilíbrio emocional. A fé em um Ser transcendental que Se importa conosco nos proporciona muita paz mental.

A pessoa que sucumbe às pressões e mergulha em sentimentos sombrios, ou a que é constantemente agitada por suas ansiedades, frustrações e medos, leva seu sistema nervoso central a emitir mensagens a um grupo de glândulas que produzem os hormônios do estresse: adrenalina, noradrenalina, cortisona... Eles são necessários em emergências, a fim de preparar-nos para a fuga ou a defesa, mas tornam-se extremamente prejudiciais quando sua presença no corpo é constante. A pior das consequências é a depressão que produzem no sistema imunológico, enfraquecendo os linfócitos e outras células de defesa. É assim que as doenças se instalam. Em contrapartida, seu cérebro estimula a produção de serotonina, o hormônio da serenidade, quando você tem contato com a natureza, recebe bastante luz solar e pratica exercícios de relaxamento... A serotonina o habilita a tomar decisões ponderadas e favorece um sono tranquilo, sem perturbações.

Se, além disto, você cultivar uma atitude mental positiva, repleta de alegria, esperança, amor e louvor a Deus, você estará estimulando a produção de endorfina. Ela poderá aumentar ainda mais com a prática de exercício físico vigoroso, e o resultado será um novo estado de saúde e energia, uma surpreendente resistência a todas as doenças. É que a endorfina, um precioso hormônio produzido em nosso cérebro na presença de emoções felizes e radiantes, além de ser analgésica, neutraliza os hormônios do estresse, renova o vigor do sistema imunológico, e aumenta poderosamente a eficácia dos linfócitos T. Estes são responsáveis pela destruição de vírus e células malignas. Ao serem estimulados pela endorfina a cumprir suas funções com plena eficiência, os linfócitos podem não somente proteger seu corpo contra doenças, mas até mesmo restabelecer sua saúde após doenças crônicas e graves. Assim, nunca mais você será vítima de doenças psicossomáticas.

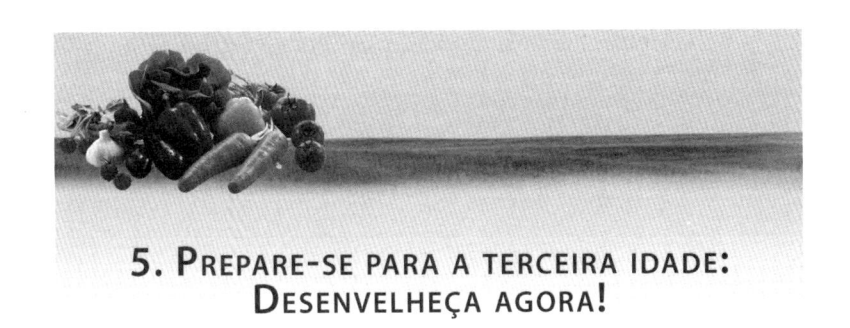

5. Prepare-se para a terceira idade: desenvelheça agora!

Ela era uma senhora lúcida e muito simpática, de 84 anos de idade. Estava consultando seu médico acerca de uma dor muito forte que vinha sentindo em seu joelho direito. O médico, com um sorriso paternal, lhe perguntou: Quantos anos a senhora tem? "Oitenta e quatro anos", foi sua resposta. "Pois aí está a explicação de sua dor", disse o médico. "O seu joelho também tem 84 anos." Indignada ela respondeu: "Não aceito esta explicação, porque o meu joelho esquerdo tem a mesma idade, e *não* está doendo!".

Esta senhora cultivava uma postura mental correta em relação à sua idade. Não estava disposta a aceitar passivamente uma dor que a incomodava muito, só porque era idosa. Esperamos que seu médico tenha sido capaz de livrá-la desta dor, pois uma anciã que tem este espírito merece viver com saúde. Por outro lado, ela talvez poderia ter evitado a artrose em seu joelho, se tivesse feito a necessária prevenção.

Certa vez, ao conversar com um geriatra, perguntei-lhe qual seria a idade ideal para começar a consultá-lo. Ele respondeu: "Trinta anos". Você acha esta resposta surpreendente? Pois a mim também surpreendeu, até ele me explicar que uma terceira idade com alta qualidade de vida precisa ser preparada a partir da idade em que você está no auge de seu vigor. A ideia é esta: Manter a vitalidade, a saúde e a vivacidade mental no nível mais alto possível durante *todos* os dias de sua vida.

Para conseguir esta proeza, precisamos buscar orientação profissional e propor-nos decididamente a segui-la. Os gerontologistas, apesar de expressarem diversas teorias sobre as causas do envelhecimento precoce, são unânimes em recomendar um estilo de vida saudável, com uma dieta nutritiva, sono, exercício e luz solar adequados, abolindo o uso de fumo e álcool, e respeitando sempre o equilíbrio entre atividade e repouso. A revista Veja de 01.11.2000 publicou o resumo de um estudo da Universidade de Stanford, EUA, sobre os fatores que levam uma pessoa a ultrapassar os 65 anos com boa saúde. Resultado: 20% do peso recaem sobre o meio ambiente em que as pessoas vivem; 17% dos fatores têm a ver com a herança genética; 10% são determinados pela assistência médica a que tiveram acesso; porém 53% dos fatores responsáveis pela longevidade das pessoas estudadas eram referentes ao seu estilo de vida!

Alguns exemplos poderão explicar esta afirmação: Em homens e mulheres com idade abaixo de 40 anos, o consumo de álcool está associado ao que se chama de "maior mortalidade por todas as causas". Em outras palavras, consumidores de bebida alcoólica, abaixo dos 40 anos, morrem de qualquer causa em maior número do que pessoas que não bebem. O tabaco é responsável pelo maior número de mortes no mundo; este índice de mortalidade supera o provocado por acidentes em geral, incêndios, Aids, uso de álcool e de outras drogas viciantes, somados. Os não fumantes vivem em média 18 anos a mais do que os fumantes crônicos.[6]

Uma vez eu citava alguns dados como estes em uma de minhas palestras, quando alguém no auditório se levantou e pediu a palavra: "Não concordo! Meu avô bebeu cachaça, fumou e comeu carne de porco durante toda a sua vida, e morreu aos 98 anos, só

---

6. Bibliografia: Revista Vida e Saúde, Edição especial nº 1 – Casa Publicadora Brasileira – Tatuí – SP, 2008.

porque foi atropelado enquanto ia a pé até a cidade...". Bem, a herança genética é *um* dos fatores que levam à longevidade, e sem dúvida existem indivíduos que foram privilegiados com uma constituição forte. Porém este quadro está se tornando cada vez mais raro, e creio que a maioria de nós não deveria apostar em ter tanta sorte.

Certamente você se recorda do que foi dito no capítulo que fala sobre prevenção, com ênfase em um estilo de vida natural que pode preservar a sua saúde. Pois bem, se você é jovem, o melhor é começar a seguir estas orientações agora, para ter uma velhice com qualidade de vida quando sua vez chegar. Anote a seguir alguns conselhos específicos, elaborados por geriatras famosos:

- Para manter a boa aparência e disposição, não se permita engordar, cuide bem da sua função intestinal, não fume e evite a ingestão de carne. Isto é importante, porque durante a digestão a carne libera amoníaco, um grande produtor de envelhecimento precoce, assim como a nicotina.
- Durma cedo, pois o hormônio do crescimento, fator que se mede para determinar a idade biológica de uma pessoa, atinge seu pico de produção durante as horas de sono que precedem a meia-noite.
- Pratique exercícios físicos diariamente, com orientação profissional. A prática da musculação é muito importante, porque, entre os 30 e 70 anos de idade, perdemos até 40% de nossa massa muscular, se não nos exercitarmos constantemente. No entanto, estudos médicos com idosos demonstram que, além da massa muscular, a densidade óssea aumenta entre 10 e 15% em 2 anos, quando é seguido um programa regular de musculação adequado à idade.
- Diminua a ingestão de proteínas e gorduras, dando preferência a carboidratos integrais, frutas e verduras. Estes alimentos contêm antioxidantes naturais que previnem doenças, rugas e flacidez. O Dr. Nicholas Perricone, Professor de Dermatologia da Yale

University School of Medicine, EUA, afirma: "A melhor dieta para ter uma boa saúde e uma pele maravilhosa é composta de frutas, verduras e legumes frescos, combinados a fontes de proteína com baixo teor de gordura, carboidratos complexos e água limpa. Sem seguir uma alimentação adequada, descansar o suficiente e praticar exercícios moderados, é impossível parecer jovem."[7]

• Procure a orientação de um médico ortomolecular para lhe prescrever os suplementos nutricionais e antioxidantes que possam beneficiá-lo. Considere também as orientações do Capítulo "Revitalização Celular".

Vimos até agora o enfoque *biológico* do preparo para a terceira idade. No entanto, uma vez que você não é um ser puramente biológico, precisamos levar em conta também o aspecto emocional ou psicológico do processo de envelhecimento.

Um estudo comparativo elaborado com mulheres americanas entre 45 e 65 anos de idade, com níveis hormonais baixos devido à menopausa, e com mulheres indígenas maia da mesma faixa etária, que apresentavam os mesmos níveis de hormônios, revelou que 97% das mulheres americanas sofriam de vários sintomas da menopausa, em graus variados de gravidade. Em comparação, somente 4% entre as mulheres indígenas apresentavam estes sintomas. Como explicar este fenômeno? Se as mulheres de ambos os grupos apresentavam taxas hormonais igualmente baixas, não deveriam também sentir os mesmos sintomas? Considerando que a cultura dos E.U.A. propicia a convicção de que a mulher só tem valor enquanto permanece jovem, bonita e sexy, compreenderemos que, quando a menopausa chega, a maioria das mulheres se encolhe, desiste de se cuidar e, muitas vezes, entra em depressão. Entre as índias mexicanas, ao contrário, o início da menopausa representa um alívio e uma festa. Um alívio porque, numa comunidade que não usa métodos anticoncepcionais,

---

7. Bibliografia: Perricone, Nicholas, M.D., *O Fim das Rugas*. Ed. Campus Rio de Janeiro – RJ, 2001.

a mulher finalmente se vê livre da obrigação de dar à luz um filho a cada ano. Uma festa, porque a partir deste momento ela passa a ser considerada uma pessoa sábia e respeitada, tornando-se conselheira das mulheres mais jovens. Será que isto nos ensina algo? Pensando bem, parece que precisamos desaprender alguns dos tradicionais preconceitos, tanto sobre a menopausa como sobre a velhice em geral...

Você não é apenas um laboratório produtor de hormônios! Mesmo após chegar à menopausa ou à andropausa, continua sendo uma pessoa especial, única e importante para o mundo. Você não deixa de ser bonita só por ter rugas no rosto. As esteticistas chamam as rugas de "sinais de expressão" e estão cobertas de razão: Estes sinais provam que você viveu, sofreu, se alegrou, e soube expressar seus sentimentos. Ninguém vai deixar de amá-lo porque seus cabelos agora estão brancos, seus movimentos são mais cuidadosos ou sua coluna está mais encurvada do que na juventude. Se você amou os idosos quando era jovem, você sabe muito bem disso. E se você ainda é jovem, aprenda agora a amar os idosos, para conseguir sentir-se amado pelos jovens, quando um dia a *sua* terceira idade chegar.

Resumindo, aqui estão alguns conselhos de ordem psicológica para esta nova fase de sua vida:

- Se você ainda estiver ativo na vida profissional, comece a fazer planos para após a sua aposentadoria agora, senão ela poderá causar-lhe um impacto emocional profundo quando chegar essa época.
- Aprenda um novo hobby. Minha mãe, que dirigiu seu Jardim de Infância até os 80 anos de idade, dedicou-se a partir de então a aprender um tipo de artesanato bastante raro naquela época: a colagem de flores e folhas desidratadas em cartões. Mandou construir uma pequena estufa, saía de casa para comprar cartolina de diversas cores, fazia longas caminhadas para achar diferentes espécies de flores e folhas, e organizava eventos para expor os seus trabalhos.

Estava sempre ocupada e realizada. Sentia-se feliz e transmitia alegria a muita gente através da sua arte, até falecer com 93 anos de idade, lúcida e sem apresentar doença alguma, sentindo-se apenas fisicamente cansada. Deixou um exemplo de qualidade de vida para muitos, jovens e idosos.

* Para conservar sua mente lúcida e alerta, mantenha sua ousadia para inovar e sua curiosidade intelectual: leia, viaje, participe dos acontecimentos em sua família e comunidade, participe nos interesses dos jovens; estude um idioma novo, e quanto mais difícil, melhor. Dizem que na terceira idade as melhores línguas a serem estudadas são o japonês e o russo: se você não chegar a falar o idioma, o tempo despendido valerá pelo esforço do estudo, que conservará sua mente jovem e seu cérebro bem irrigado.

* Tenha um cantinho bem aconchegante em seu lar, um cantinho só seu. Use-o para pensar sobre sua vida, sempre cultivando uma abordagem positiva; prepare seus bons conselhos para os mais jovens, e eventualmente escreva-os em um bonito cartão; trace um programa construtivo para o dia seguinte; ouça boa música; enquanto isso, pense no maior número possível de parentes, vizinhos e amigos seus, e imagine alguma coisa que você poderia fazer para dar-lhes um momento de alegria. Escolha pelo menos uma destas pessoas por dia, para colocar sua ideia em prática: Dê-lhe um telefonema ou faça-lhe uma visita, envie-lhe um cartão ou algumas flores, um pão integral ou um bolo feito por você, um convite para jantar em sua casa ou para um passeio no fim de semana.

* Não se permita entrar em depressão! Arrume-se, saia para uma caminhada ou para um passeio no shopping, compre um presentinho para alguém que você ama ou para você mesmo. Se a tendência à depressão continuar, fale sobre ela com um amigo. Talvez você esteja tendo pouca atividade. Matricule-se em cursos para a terceira idade, ou visite um orfanato, preparando antes uma história

para contar às crianças... Ninguém consegue ser feliz sem se sentir útil, e isto se aplica a qualquer idade, não somente aos idosos.

Acompanhe esta experiência, tirada do reino animal, que pode nos ensinar o valor da motivação constante: Uma equipe de zoólogos acompanhou, na África, o comportamento de um bando de leões. O grupo era composto por um macho dominador, 4 fêmeas, alguns filhotes e 3 machos jovens. Estes eram obrigados a obedecer ao "rei" e não conseguiam o direito de acasalar-se com as fêmeas. De vez em quando os machos jovens desafiavam o chefe com seus rugidos, mas o rugido do velho macho era muito mais forte, e eles se submetiam vez após vez. Um dia, o "rei" se feriu com um espinho. Nada de grave, mas a dor o incomodava, e ele não conseguia remover o espinho, o que o deixava estressado. Depois de algum tempo, os machos jovens o desafiaram novamente com seus rugidos, e desta vez o dele respondeu mais fraco do que de costume. Isto bastou para que eles se atirassem sobre ele, de modo que ele teve que bater em retirada. Uma vez vencido, deixou de ser o macho dominador. Seus exames de sangue mostraram uma rápida queda da testosterona, e dentro de poucas semanas o "rei" envelheceu e morreu, simplesmente por falta de motivação para continuar vivendo.

Um exemplo clássico de longevidade, também tirado do reino animal, é o da abelha-mãe, a rainha da colmeia. Ela vive entre 3 e 4 anos, enquanto todas as milhares de abelhas operárias conseguem sobreviver no máximo 45 dias. E, acredite, a carga genética das operárias é a mesma da abelha-mãe! Quando pergunto a um grupo de ouvintes que motivo poderia citar para esta incrível longevidade da abelha-mãe, invariavelmente me responde que é a Geleia Real que faz a diferença. A resposta é correta, pois a Geleia Real é um dos alimentos mais ricos e concentrados que existem, e a abelha-mãe a recebe como alimento exclusivo. Mas deve haver mais motivos do que este, porque a rainha do formigueiro e a rainha dos cupins alcançam a mesma longevidade, e nenhuma delas recebe Geleia Real. O que estes insetos têm em comum, além da vida longa? Nos três casos, as rainhas são únicas em seu domínio, e suas súditas as rodeiam permanentemente, fazem-lhes reverência, cuidam de suas necessidades e lhes colocam o alimento na boca. Parecem babás preocupadas em tratar carinhosamente de um bebê mimado. Isto gera nas rainhas a reação comportamental de não envelhecerem.

A psicóloga Ellen Lange realizou em 1979 um estudo com idosos, aplicando este mesmo princípio aos seres humanos. O resultado desta pesquisa talvez mude para sempre o seu conceito sobre a velhice: *É possível desenvelhecer!*

A experiência foi realizada utilizando-se o padrão Harward, famoso por levar a resultados rigorosamente fiéis à realidade. Dois grupos de 50 idosos com mais de 75 anos de idade foram convidados a passar 5 dias em um Hotel Fazenda, gratuitamente. Eles desconheciam o objetivo da pesquisa. O grupo "A" era o grupo de estudo, e o grupo "B" servia como grupo de controle. Os idosos do grupo "A" foram orientados a trazer fotos, roupas, calçados, chapéus e outros objetos que eles usavam 20 anos atrás. O Hotel Fazenda foi decorado de acordo com a moda de 1959, e as louças, os talheres, os jornais e revistas, bem como a música ambiente eram todos daquela década. Ao chegarem, foram submetidos a minuciosos exames físicos e psicológicos para determinar a idade biológica de cada um; foram tiradas muitas fotos, de frente, de perfil, de corpo inteiro, das mãos e da pele. O grupo "B" passou pelos mesmos testes, em um outro Hotel Fazenda, distante do primeiro, com decoração convencional, e sem receberem as instruções do primeiro grupo.

Nenhum dos grupos recebeu dieta especial ou suplementos alimentares de qualquer tipo. Os idosos do grupo "A" foram orientados a se lembrarem de detalhes de sua vida de 20 anos atrás, e a tentarem sentir, falar e agir da maneira como o faziam então. A maioria deles conseguiu cooperar muito bem, devido ao clima de férias e ao espírito alegre do grupo. Passados os 5 dias, foram novamente submetidos aos exames físicos e psicológicos, aos testes e à sessão de fotos, e assim os idosos, muito felizes, voltaram para casa. Então os líderes do estudo apresentaram os testes e as fotos a médicos e psicólogos que nada sabiam do objetivo da experiência, solicitando avaliação sobre quais das séries de dados seriam mais antigas e quais seriam mais recentes. O resultado foi surpreendente: Em 100% dos casos do grupo "A", as fotos e os testes colhidos após os 5 dias da experiência foram avaliados como tendo sido realizados *3 anos ou mais antes dos primeiros.* Trocando em miúdos: Os idosos haviam rejuvenescido 3 ou mais anos em apenas 5 dias, só porque conseguiram sentir-se mais jovens e agir como se o fossem. Entre os participantes do grupo "B" não foram verificadas mudanças significativas.[8]

Fomos projetados para viver 120 anos, e sempre plenos de saúde! Você conhece o ditado: "Não queira pôr tantos dias em sua vida. Ponha mais vida em seus dias"? Ora, eu pergunto: E porque não as duas coisas? Se nos livrarmos do conceito errôneo de que a velhice precisa ser triste, dolorosa, sem sentido, se nos lembrarmos de como éramos na juventude e procurarmos sentir-nos como pessoas jovens, poderemos começar a *desenvelhecer agora.*

---

8. Adaptado de: Gonçalves, Leocádio Celso, *Desenvelhecimento.* Editora LTR, São Paulo, 1999.

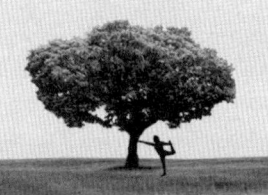

Parte II
Reconquistando a saúde

1. Reconquistando a saúde pela Naturopatia

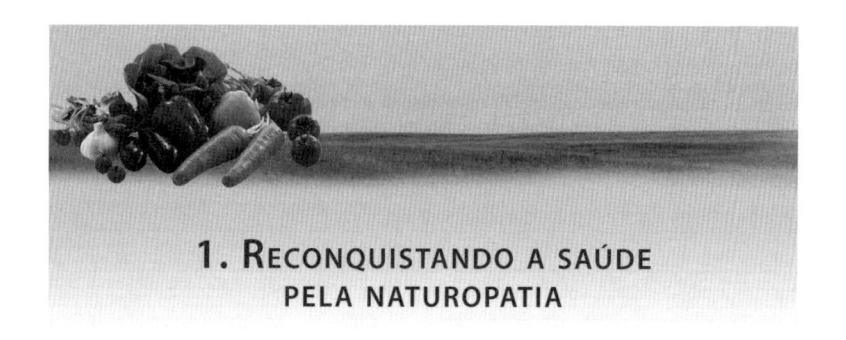

Em recente Congresso de Cardiologia chegou-se à conclusão de que o ser humano foi projetado para viver em média 116 anos, e mais: com boa saúde. Por que então, a realidade do século XXI é a de pessoas obesas, hipertensas, diabéticas, estressadas, cardíacas e portadoras das mais diversas disfunções e moléstias? Por que o câncer, a Aids, as alergias, as doenças reumáticas chegam a níveis de epidemias?

A Naturopatia se empenha em explicar que a falta de atenção às leis de funcionamento do nosso corpo produz intoxicação crônica, carências, degeneração dos órgãos e queda da defesa imunológica. Quando o corpo se encontra nestas condições, as doenças crônicas se desenvolvem facilmente, porque o organismo perdeu sua capacidade inata de se recuperar espontaneamente.

Se o seu estilo de vida, nos últimos anos, não levou em conta as leis de saúde, é provável que você esteja se sentindo intoxicado, sem energia, incomodado por diversos sintomas que lhe estão tirando a alegria de viver. Confesse: Nem sempre você tem conseguido viver de acordo com as reais necessidades do seu corpo, não é mesmo? Você come tudo aquilo de que mais gosta, sem olhar muito para a qualidade, não vem mantendo o equilíbrio entre trabalho mental e exercício físico, tem dormido tarde e sem relaxar antes, por causa das tensões do dia, esquece-se de beber bastante água, de fazer exercícios respiratórios e até mesmo de tirar férias... Assim, aos poucos, a sua saúde foi declinando, e agora você se sente doente.

Talvez você já tenha procurado seu médico, e tenha ouvido dele que a sua doença é crônica e, portanto, incurável. Mas você não se conforma com este diagnóstico, quer se livrar da sua moléstia e voltar a ser forte e saudável como antes. Você começa a procurar uma alternativa, um método de tratamento diferente, que lhe mostre uma esperança de reconquistar a sua saúde. Alguém lhe fala sobre a Naturopatia, e você começa a fazer perguntas para entender melhor o que ela lhe pode oferecer. Será que ela cura realmente, ou só alivia os sintomas? E como funciona? Dizem que ela troca os medicamentos de farmácia por remédios naturais? É preciso ser místico para acreditar nela? E que tipos de enfermidades ela seria capaz de curar?

Se forem estas as suas perguntas, a minha resposta é: A Naturopatia pode muito, desde que você esteja disposto a compreendê-la e a colaborar com a sua parte. O famoso médico naturopata Dr. Max Bircher Benner declarou: "A verdadeira medicina, como eu a vejo, é o caminho dos inteligentes e corajosos..." Inteligentes para entender e participar ativamente do processo de cura; corajosos para fazer as mudanças que serão necessárias.

Recuperar a saúde significa lutar pela regeneração das células, pois são elas que constituem nossos tecidos, ossos, sangue, órgãos e glândulas, e que, portanto, determinam o funcionamento de todo o nosso organismo. Se as células estiverem intoxicadas, desvitalizadas e meio confusas quanto às suas funções, é óbvio que nenhum medicamento, seja ele alopático, homeopático ou natural, será capaz de regenerá-las.

A Naturopatia conseguiu criar uma abordagem completa e diversificada para enfrentar este desafio. Alguns dos métodos mais comuns empregados pela Medicina Natural[9] são os seguintes:

---

9. Cada um destes métodos é explicado mais detalhadamente nos capítulos seguintes.

• Desintoxicação Orgânica - É um método que emprega uma dieta líquida aliada a tratamentos com água (hidroterapia), para induzir o organismo a se livrar espontaneamente das matérias tóxicas que o estão debilitando.

• Revitalização Celular - Conseguida pelo uso orientado dos remédios que se encontram na natureza, tais como o sol, o orvalho, o oxigênio, a água pura, a argila, além de sucos e chás de ervas e de raízes. Em alguns casos, são acrescentados certos suplementos naturais, em cápsulas ou em gotas.

• Des-Helmint – Aborda de maneira natural e completa o problema da possível contaminação com parasitas intestinais e extra-intestinais, e com os vírus, as bactérias e os fungos que neles se desenvolvem.

• Dietoterapia ou Trofoterapia - Consiste na arte de elaborar uma dieta terapêutica que proporcione um estímulo de regeneração específico para cada caso, a partir dos "alimentos-remédio" oferecidos pela natureza.

• Hidroterapia - É o agradável e relaxante tratamento com água, que apresenta uma grande versatilidade no alívio de mal-estares diversos. Pode também auxiliar os princípios ativos das ervas medicinais a chegar às células doentes.

• Talassoterapia - Tratamento com água do mar ou com água pura acrescida de sais marinhos ou algas, tanto por via oral, quanto em banhos medicinais.

• Geoterapia - Aplicação de argila, caulim, dolomita, lodo orgânico ou fango em forma de cataplasmas e banhos, ou uso interno.

• Oxigenoterapia - Por prescrição médica em alguns casos mais graves, é aplicada por via endovenosa, podendo gerar grandes resultados. Para prevenir ou remediar pequenas moléstias, é fácil de ser usada por via oral ou local, em tratamento caseiro.

• Fitoterapia - É o tratamento com ervas medicinais, seja como acréscimo a banhos, seja em sucos, chás ou cápsulas de uso interno. A flora brasileira é riquíssima em variedades medicinais, cujo conhecimento e aplicação requerem um profundo estudo; algumas ervas, porém, são tão conhecidas e eficazes que podem ser usadas sem receio, desde que preparadas por um laboratório de confiança.

• Massoterapia e Quiropatia - A arte de usar as mãos para proporcionar alívio das dores, melhora da circulação e relaxamento de contraturas, pela massagem e pela manipulação da coluna vertebral.

• Relaxamento - Para que todas estas terapias possam ser completamente eficazes, é preciso desfazer as tensões musculares, que se comunicam a todos os tecidos e células, mantendo-as em constante atrito. Pode ser aprendido por todos, após a orientação inicial, e aplicado em casa, tantas vezes quantas forem necessárias, ou diariamente antes do repouso noturno.[10]

Agora, caro leitor, me diga: Com toda esta riqueza de tratamentos aprendidos da natureza, não seria provável que você também consiga reconquistar a sua saúde?

A seguir, quero partilhar com você alguns casos de cura pela Naturopatia. Eles foram escolhidos a dedo, dentre milhares de outros casos, ocorridos em nossas Clínicas nos últimos 30 anos:

Diabete e neuropatia nas pernas: Um engenheiro de 52 anos de idade, diabético havia 12 anos, que usava diariamente três injeções de insulina além de diversos comprimidos, veio à nossa Clínica por se encontrar com o nível de glicemia oscilando perigosamente (diabete descompensada). Locomovia-se penosamente com o auxílio de muletas, porque havia 7 anos sua doença lhe havia provocado uma neuropatia nas pernas, que nenhum dos tratamentos

---
10. Veja o capítulo "A Arte de Relaxar".

a que se submetera havia conseguido curar. Desde lá ele havia abandonado a sua profissão e vivia em casa, acabrunhado e sem encontrar sentido na vida. Após 14 dias de tratamento com a Naturopatia, ele pôde deixar de lado todos os medicamentos, porque sua glicemia se estabilizou em 85mg (o índice normal é de 70 a 110 mg). Pôde também dispensar o uso das muletas, voltando a caminhar quase perfeitamente até o final de sua estada. Ao se despedir, após seus 21 dias de tratamento, declarou, radiante, que iria voltar a trabalhar em sua profissão.

Ictiose, a "doença do peixe": Um menino de 9 anos, que sofria de ictiose desde os primeiros meses de sua vida, foi trazido à Clinica, acompanhado de sua mãe. Seu estado era de dar pena: magérrimo, sem cabelos, sobrancelhas ou cílios, tinha o corpo todo, inclusive a cabeça e o rosto, coberto de escamas grossas e duras, marrom-claras, que lhe provocavam um prurido insuportável, dia e noite. Sua mãe chegava a segurar suas mãos para que ele não se coçasse, pois cada escama arrancada produzia um forte sangramento. E logo depois, no lugar da ferida, crescia uma nova escama. Nas plantas de seus pés havia uma camada tão grossa de calosidade em forma de escamas, que ele mal conseguia caminhar de tanta dor. E, pior ainda, as escamas haviam se alastrado também, em uma fina camada, sobre as suas córneas, de modo a torná-lo praticamente cego. Já fazia 2 anos que ele havia desistido de ir à escola, por causa da cegueira, e por causa da discriminação que seus coleguinhas lhe faziam. Mas ele queria muito sarar. Enfrentou corajosamente uma dieta terapêutica de sucos de frutas e verduras por duas semanas e seguiu todos os tratamentos que lhe foram prescritos. No final da primeira semana já estava enxergando o suficiente para poder se locomover sozinho. Após 21 dias, sua pele já se encontrava quase limpa, restando apenas algumas "ilhas" de escamas sobre os braços e as pernas; caminhava normalmente, e seus cabelos, sobrancelhas e cílios estavam recomeçando a crescer. Muito feliz, prometeu manter à risca as orientações e também nos prometeu que voltaria à escola, assim que as aulas recomeçassem.

Cisticercose: Um representante comercial de 52 anos de idade tivera que aposentar-se por invalidez, havia dois anos, porque ficara cego e mentalmente incapaz, pela formação de três cistos de tênia de porco em seu cérebro. Não havia possibilidade de removê--los cirurgicamente. Foi aplicado o tratamento convencional para matar os cistos com um medicamento tóxico, que os deixa calcificados, de modo que não possam mais crescer. Mas, não podendo ser removidos, continuaram a exercer a mesma pressão no cérebro. Seu tratamento na Clínica durou 23 dias, e a melhora começou a ocorrer gradativamente. A visão foi voltando aos poucos, o raciocínio e a independência pessoal também, à medida que o organismo, durante o processo de desintoxicação, reabsorvia os cistos calcificados. Na próxima visita que fez ao seu neurologista, houve espanto geral ao se verificar, pela radiografia (repetida por três vezes), o desaparecimento total dos cisticercos! Seis semanas depois, ele voltava a exercer a sua profissão, dirigindo a sua caminhonete, animadamente, pelas rodovias de São Paulo e Minas Gerais.

Esclerose múltipla: Uma linda jovem de 26 anos, que residia nos Estados Unidos, sofria de esclerose múltipla. Esta é uma moléstia crônica que vai destruindo as fibras nervosas e reduzindo gradativamente os movimentos. A moça estava no início da doença, mas já não dominava os dedos de suas mãos, a ponto de depender de ajuda para se vestir e para realizar as tarefas do seu dia a dia. Após uma estada de 21 dias no Retiro, recuperou parcialmente os movimentos. Dois meses depois, mandou-nos um recado, dizendo que seguia rigorosamente nossas orientações e que não somente se vestia sozinha, como voltara a tocar órgão na Igreja!

Se bem que nem todos os casos de esclerose múltipla tem conseguido um resultado tão feliz, é importante fazer uma tentativa com a Naturopatia. Sempre haverá melhora, que será tanto maior quanto mais cedo se iniciar o tratamento.

Psoríase: Fomos procurados por um jovem que estava coberto de eczemas secos e escamativos dos pés à cabeça. Quando fazia a barba, seu rosto ficava vermelho-escuro, praticamente em carne viva. Ao caminhar, as escamas se desprendiam pelo atrito das calças, e ele deixava atrás de si um rastro de pele seca. Sabendo disto, escondia-se, tímido e depressivo, de todos os outros hóspedes da Clínica. Seu tratamento durou vários meses, mas no final, sua pele ficou limpa e macia como a de um adolescente. Feliz com este resultado, pediu-nos que lhe déssemos um emprego, para que pudesse continuar o estilo de vida saudável que aprendera durante o tratamento. Chegou a trabalhar por 2 anos em uma de nossas clínicas. Ao retornar para a sua cidade continuava saudável, sem nenhum eczema. Parece inexplicável, enquanto não compreendermos que a psoríase pode ser o resultado de uma eliminação, pela pele, das matérias tóxicas acumuladas no corpo durante anos. Quando elas são expulsas completamente, através do tratamento de desintoxicação orgânica, não há mais o que eliminar, e a pele volta à sua normalidade.

Bronquite asmática: A asma é uma doença crônica de difícil tratamento, por ter causas não só alérgicas mas, muitas vezes, também psíquicas. Uma senhora de meia idade nos procurou porque sofria de asma havia 10 anos. Ela foi admitida em "estado asmático" (crises ininterruptas), apesar de estar tomando inalações de medicamentos em doses bem altas e também injeções endovenosas, diariamente. Sofria de insônia, depressão, e havia emagrecido muito. Após uma semana de tratamento na Clínica, já não necessitava mais de nenhum medicamento, porque as crises haviam cessado.

A paciente permaneceu em tratamento por 4 semanas. Quando teve alta já havia engordado 5 kg, estava dormindo a noite toda, praticava a respiração profunda e sentia-se muito bem. Passados mais de 6 meses ela nos relatou que nunca mais teve crises, cuidava sozinha do sobrado em que morava, ia às compras e fazia o seu pão integral em casa. Este resultado rápido na eliminação das crises se deve, em parte, à aplicação da massagem de zonas reflexas, que nós sempre aplicamos nos casos de bronquite asmática.

Hipertensão arterial grave: Além de estar com a pressão muito alta (21x11) ao chegar à Cínica, este senhor de 70 anos de idade sofria também de insuficiência cardíaca crônica, sentindo cansaço ao mínimo esforço. Estava tomando todos os medicamentos que lhe haviam sido prescritos, mas eles não conseguiam mais reduzir a sua pressão arterial. Após um tratamento de 10 dias, sua pressão havia baixado para 15x9, sem que o paciente estivesse tomando medicamento algum. Havia perdido 4,5 kg do seu excesso de peso, e sentia excelente disposição física e mental.

Obstipação intestinal crônica: Uma senhora alemã de 55 anos de idade sofria de obstipação (intestino preso) há 30 anos. Seu intestino só funcionava quando ela recorria a laxantes fortíssimos, os quais, mesmo assim, já não estavam quase mais surtindo efeito. Seu ventre era globoso, sempre cheio de gases, e ela reclamava de um mal-estar geral, por causa do empachamento contínuo. Após 20 dias de tratamento na Clínica, teve sua primeira evacuação intestinal espontânea. Ela ficou tão entusiasmada com esta nova situação, que saiu correndo pelos corredores, contando a todos o que havia acontecido. Foi muito engraçado! Desde então a sua função intestinal normalizou-se completamente e permanecia assim até o último contato que tivemos, 4 anos após o tratamento.

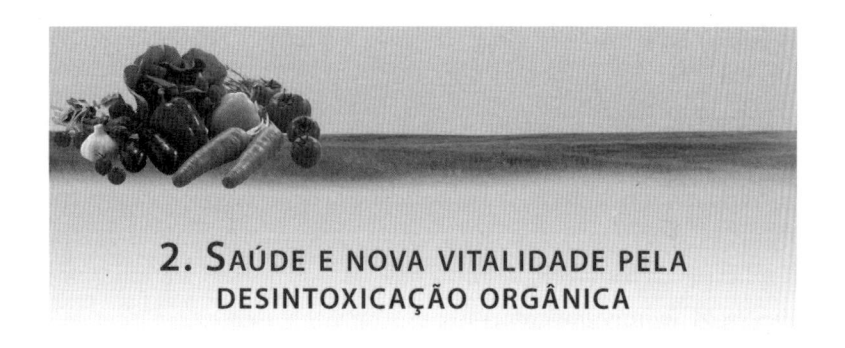

2. Saúde e nova vitalidade pela desintoxicação orgânica

Para nos livrarmos dos mosquitos que proliferam em um pântano, temos duas opções: A) pulverizar DDT para matá-los; isto resolverá por um tempo, até que a chuva leve o veneno, e dos ovos nasçam novos mosquitos. B) drenar o pântano, tirando assim aos mosquitos as condições de sobrevivência. Sem dúvida, a opção B) é a mais racional, se bem que um pouco mais trabalhosa. O mesmo princípio se aplica ao nosso corpo: Germes de doenças só conseguem proliferar em um organismo "pantanoso", isto é, intoxicado. Se o desintoxicarmos, tiraremos as condições de sobrevivência às bactérias ou vírus e não precisaremos dos antibióticos com todos os seus riscos.

Baseados neste princípio, alguns médicos europeus reconheceram a necessidade de uma purificação do organismo, e criaram um conjunto de terapias naturais que chamaram de "Desintoxicação Orgânica", e que começaram a aplicar simultaneamente na Alemanha e na Suíça, no início do século XX. O método consiste em induzir o organismo a purificar-se espontaneamente, por meio de uma dieta especial, e em apoiar seus esforços com estímulos naturais como termalterapia, banhos medicinais com ervas, geoterapia, massagens terapêuticas e cinesioterapia. É tão eficaz para a prevenção de doenças, que todos deveriam praticá-lo pelo menos uma vez por ano, mesmo que não se sintam doentes. Praticamente todas as pessoas carregam em seu organismo matérias tóxicas, prejudiciais à sua saúde. Estas toxinas começaram a se formar pela fermentação da primeira mamadeira de leite com açúcar, e foram se acumulando pelo uso constante de doces, chocolates, carnes gordas, frituras, excesso de sal e condimentos, bebidas alcoólicas, fumo, aditivos químicos e agrotóxicos, medicamentos, radiações, pelos hormônios do estresse e pela vida sedentária, sem falar nos poluentes do ar que respiramos todos os dias. A soma destes fatores acaba produzindo matérias tóxicas de efeitos devastadores em nosso organismo: fenol, ureia, amoníaco, indol, escatol, cadaverina, ácido sulfúrico etc.

RESULTADOS DA PRESENÇA DE MATÉRIAS TÓXICAS NO ORGANISMO HUMANO

- Depósitos no tecido conjuntivo, que estorvam o bom funcionamento dos órgãos internos.
- Retenção de líquido entre as células de todos os órgãos e também nos tecidos, devido à ingestão excessiva de sal. Obviamente, haverá mal funcionamento dos órgãos afetados, bem como facilidade para engordar.
- Depósito de matérias estranhas e gorduras nas paredes internas das artérias e veias, o que impede a livre circulação do sangue, aumentando a tendência ao enfarte e à arteriosclerose. Com isto, teremos células mal alimentadas e mal oxigenadas, degeneradas e enfraquecidas, propensas a mutações indesejáveis, como no câncer e na leucemia.
- Aumento da viscosidade do sangue, o que dificulta ainda mais o fluxo sanguíneo.

• Irritação do sistema nervoso (angústia, insônia, agitação), ou entorpecimento do mesmo (depressão, desânimo, comandos fracos aos órgãos e glândulas).

• Diminuição do peristaltismo estomacal e intestinal, o que propicia prisão de ventre, má digestão, e intoxicação geral do organismo.

• Impermeabilização dos glóbulos vermelhos, o que impede sua oxigenação nos pulmões.

• Ataque ao tecido ósseo, o que favorece a osteoporose, e depósito de toxinas ácidas nas articulações, o que abre o caminho para a artrite.

• Sobrecarga do fígado e dos rins, os principais órgãos responsáveis pela purificação do sangue.

• Aumento da tendência às alergias, queda das autodefesas, e consequente vulnerabilidade às doenças infecciosas.

Em resumo, o organismo intoxicado está sujeito a inúmeras enfermidades e ao envelhecimento precoce. Vários médicos de renome já defendem hoje a tese de que doenças como câncer e Aids somente se instalam em pessoas cujo sistema de autodefesa foi enfraquecido pela toxemia crônica.

Para evitar esses danos, nosso organismo procura constantemente eliminar os resíduos tóxicos. Por isso, temos o mau hálito e um odor desagradável na pele após o sono da noite. São evidências de uma parcial desintoxicação ocorrida enquanto dormíamos. Mas durante as horas da noite, nosso organismo só consegue expelir uma pequena fração das toxinas que se acumularam no decorrer do dia, porque em condições normais está quase sempre ocupado com a digestão do que comemos. Só mesmo de madrugada a digestão termina e ele tem uma pequena folga para exercer a função desintoxicadora. Resta-lhe acumular as matérias tóxicas que não pôde expelir, sempre na espera do dia em que terá condições de livrar-se delas de uma vez.

É como se uma mãe de família, muito ocupada com a rotina diária, tivesse de postergar continuamente algumas tarefas importantes, mas aparentemente não tão urgentes. Assim, ela vai acumulando meias furadas, livros com a capa danificada, travesseiros descosturados e vasos quebrados que pretende colar, em um canto do despejo no sótão, à espera de um dia livre. Num feriado prolongado, consegue que o marido e os filhos façam um passeio e a deixem em casa. A primeira coisa que ela faz nesta folga é tirar as coisas acumuladas do despejo e consertá-las ou descartá-las. É o que ela mais queria, por tantos meses...

COMO FUNCIONA O TRATAMENTO

Para manter a vida, nosso organismo precisa exercer duas grandes funções: A primeira é a digestão e assimilação do alimento. A segunda é a expulsão das matérias tóxicas. Ele não as exerce simultaneamente. E enquanto houver comida para digerir, ele terá que digeri-la. Somente quando o libertamos desta tarefa, nutrindo-o de tal forma que não haja necessidade de digestão, ele perceberá que chegou a tão esperada folga, e a aproveitará imediatamente para executar a desintoxicação.

Nosso sistema nervoso central tem um 'modelo de saúde' gravado em HD, e a mensagem é: "sangue puro, artérias, articulações e tecidos limpos, funções orgânicas e glandulares perfeitas". É isto que ele procura realizar agora. Em primeiro lugar, ele expulsa as piores toxinas. Por exemplo, no caso de uma pessoa obesa com tumor maligno, ele desfará primeiro o tumor e depois as gorduras acumuladas. Assim ele continua a limpeza, até a completa purificação do organismo todo. É o que ocorre durante o jejum terapêutico, uma dieta de abstenção voluntária de alimentos sólidos, com nutrição balanceada através de sucos coados de frutas e vegetais crus, caldos de verduras, água de coco e chá com mel. Esta dieta líquida deve ser variada, saborosa e revitalizante. Por isto se usam sucos variados, integrais e frescos, que fornecem boa concentração de vitaminas e sais minerais. A nutrição é tão excelente que a mais tardar a partir do terceiro dia as pessoas se sentem cheias de energia e com muita disposição para caminhadas e outras atividades físicas.

É interessante notar que a pessoa que jejua nestas condições não sente fome. A explicação é que o ácido clorídrico, responsável pela fome, só é produzido pelo estômago quando há alimento sólido para digerir. Ao receber a dieta líquida, que dispensa a digestão, ele não o produz. Além disto, os sucos concentrados fornecem toda a nutrição que o organismo necessita, por períodos curtos a médios. Normalmente, o ideal é um tratamento de 21 dias, mas há casos em que é necessário prolongá-lo por um ou dois meses, e há outros em que 10 dias já dão bom resultado. Depende da moléstia a ser tratada e do grau de intoxicação de cada pessoa. O caso recorde, no Retiro de Recuperação da Saúde, foi de 150 dias de jejum terapêutico. Quem o fez foi um homem obeso e doente, que praticamente não andava mais. No final dos 150 dias, caminhava 12km por dia e havia perdido 1/3 do seu peso original. Seus exames de sangue estavam perfeitos, em todos os níveis, e houve melhora de 32% em seu sistema imunológico.

O jejum terapêutico, com o devido acompanhamento médico, é também uma maneira confortável e segura de emagrecer, por somar apenas 400 a 500 calorias diárias, não deixar sensação de fome nem fraqueza, e dispensar o uso de moderadores do apetite. Quando é combinada com abundante exercício físico, respiração profunda, tratamentos naturais e a decisão de emagrecer definitivamente, os resultados costumam ser excelentes e principalmente duradouros.

A desintoxicação orgânica ajuda a vencer a tendência à obesidade, por normalizar as funções digestivas e glandulares. Durante o jejum, o estômago tende a voltar ao seu tamanho normal, o que facilitará o controle da ingestão de alimento após o tratamento. Em 10 dias de jejum terapêutico pode-se eliminar de 5 a 10 quilos do excesso de peso. Após a devida readaptação à dieta definitiva, observa-se geralmente uma perda de 2 a 4 quilos por mês, nas pessoas que seguem corretamente as orientações alimentares. Isto se torna fácil, porque através do jejum terapêutico inicial, ocorre uma reeducação do paladar e dos hábitos alimentares. Desta forma consegue-se, em muitos casos, a superação definitiva da obesidade.

ORIGEM DO JEJUM TERAPÊUTICO

Hipócrates, o pai da Medicina, que viveu na antiga Grécia de 460 a 377 a.C., observou os animais domésticos que, quando doentes, recusavam o alimento, bebiam muita água e repousavam. Após poucos dias estavam restabelecidos, sem tomar medicamentos. Notou também que os seres humanos, na maioria dos casos de doença, sofrem de inapetência, sentem-se indispostos e desejosos de repousar. Aplicou estes princípios a seus pacientes e teve resultados fabulosos. Eles ficavam de 2 a 3 semanas deitados, tomando somente água. Obviamente, apesar das promessas de cura, nem todos apreciavam este tratamento. Pertence a médicos pesquisadores como o Dr. Dewey nos Estados Unidos e os Drs. Bircher Benner e Buchinger na Europa o mérito de adaptar o antigo e comprovado método, introduzindo os sucos frescos de frutas e hortaliças, além dos tratamentos naturais. Com isto, tornaram-no agradável e ainda mais eficaz.

DOENÇAS QUE RESPONDEM BEM À DESINTOXICAÇÃO ORGÂNICA

• **Doenças reumáticas**: reumatismo agudo e crônico, artritismo e gota.
• **Doenças do metabolismo**: obesidade ou magreza crônica, diabetes e hipoglicemia.
• **Distúrbios digestivos**: colite, obstipação e diarreias crônicas, gastrite, úlceras gástricas e duodenais, dispepsias (azia, má digestão) e hepatite crônica.
• **Doenças das vias respiratórias**: rinite, sinusite, bronquite e asma.
• **Distúrbios cardíacos e circulatórios:** angina pectoris, taquicardia, hipertensão e hipotensão arterial, varizes, flebite e tromboflebite, úlcera varicosa, arteriosclerose em sua fase inicial, e claudicação intermitente (insuficiência circulatória nos membros inferiores).
• **Doenças das vias urinárias**: cistite, nefrite e pielonefrite.
• **Doenças de senhoras**: inflamações ginecológicas crônicas, cistos de ovário, fibromas, irregularidades da menstruação e distúrbios de climatério.
• **Doenças da pele**: eczemas, psoríase, acne, erisipela e erupções alérgicas.
• **Moléstias do sistema nervoso**: estafa, esgotamento, insônia, depressão, nevralgias, neurites, ciática e enxaqueca.
• **Prevenção** do câncer e de outras doenças degenerativas.

Além disso, a desintoxicação é aplicada com êxito em todos os estados de alteração e intoxicação do sangue, provenientes de infecções crônicas, do uso de nicotina, álcool, cafeína, entorpecentes, abuso de calmantes e outros medicamentos, e quando os exames de laboratório acusam elevação dos níveis de colesterol, ureia, ácido úrico, etc.

Esta abrangência é fácil de entender: Um organismo intoxicado e desvitalizado por hábitos de vida descuidados perde sua capacidade de defender-se contra as doenças. Para voltar ao seu estado original de saúde, ele precisa ser desintoxicado e revitalizado. A Naturopatia proporciona estes estímulos, através do jejum terapêutico e da dietoterapia, aliados a medidas de apoio cuidadosamente prescritas, tais como: hidroterapia, massoterapia, geoterapia, cinesioterapia, repouso e relaxamento monitorados, e alguns medicamentos naturais. Há também uma surpreendente reorganização de todos os órgãos e de todas as glândulas durante o jejum, porque na falta do alimento sólido ocorre um estado de alerta geral, no qual todas as matérias estranhas são atacadas. Em seguida, o sistema nervoso central envia mensagens de emergência para os órgãos e glândulas, exigindo a normalização de todas as funções deficientes, para a conservação da vida. Se a duração do jejum for suficiente, o organismo se habitua ao novo ritmo e o mantém definitivamente. Ao mesmo tempo, o nível de tolerância a toxinas cai, o que leva o organismo a expulsar tudo o que o estorvava. O sistema imunológico é fortemente estimulado, de maneira que um doente crônico volta a reagir positivamente contra a sua doença. Alguns exemplos: no caso de cistos ou tumores, o organismo literalmente digere estas matérias supérfluas durante a dieta líquida. Na artrite e na gota, são eliminados os cristais ácidos que favoreciam a inflamação das articulações, porque o jejum proporciona uma forte alcalinização do sangue. Pelo restabelecimento da imunologia, as alergias e algumas infecções crônicas muitas vezes desaparecem rapidamente. O coração é beneficiado tanto pela limpeza profunda das artérias e veias, como pela fluidificação do sangue e pelo fortalecimento do músculo cardíaco. Quando há problemas digestivos, os órgãos conseguem se restabelecer durante esta pausa que lhes é concedida, e os tratamentos naturais os revigoram.

É claro que nem sempre estes resultados aparecem por completo em 21 dias de tratamento, mas o organismo doente terá recebido um forte impulso para a mudança de rumo, e poderá superar a doença crônica no decorrer de alguns meses, desde que as orientações sobre estilo de vida sejam seguidas perseverantemente.

Entretanto, há alguns resultados imediatos, observados na grande maioria dos casos, após uma desintoxicação orgânica completa:

- Novo equilíbrio físico e mental.
- Rejuvenescimento visível e sensível.
- Porte mais ereto, andar mais elástico.
- Pele corada e viçosa, cabelos macios, unhas mais resistentes, olhos brilhantes.
- Ritmo cardíaco mais calmo e vigoroso, circulação sanguínea fácil e rápida.
- Regressão ou desaparecimento de aftas, mau hálito, seborreia, espinhas, inchaços e dores nas articulações.
- Acentuada perda de peso em pessoas obesas, e ligeiro aumento de peso em pessoas excessivamente magras.
- Exames de ácido úrico, colesterol, ureia, glicemia etc., melhorados ou normalizados.
- Sensação de bem estar, vitalidade física e mental, predisposição ao otimismo, facilidade de captação e de decisão, nova disposição para a volta ao trabalho.

Antes de iniciar um jejum terapêutico é imprescindível consultar um médico experiente no método, pois existem algumas contraindicações: pacientes muito debilitados ou muito idosos, gestantes e crianças pequenas e os portadores de algumas doenças, como o hipertireoidismo e alguns distúrbios mentais, não deveriam praticar um jejum prolongado. Já pessoas idosas que conservaram sua vitalidade podem jejuar, e sentirão um rejuvenescimento real do corpo e da mente. Isto acontece porque ao eliminar as matérias estranhas durante o jejum terapêutico, o organismo elimina também grandes quantidades de células velhas e mortas, e as substitui por grandes quantidades de células novas e eficientes.

CONDIÇÕES PARA FAZER A DESINTOXICAÇÃO ORGÂNICA EM CASA

• Consultar um médico experiente que esteja disposto a acompanhar o tratamento, pessoalmente ou por telefone.

• Compreender completamente o tratamento e tomar a decisão pessoal de praticá-lo.

• Escolher uma época em que não haja excesso de responsabilidades, que poderiam levar à tensão nervosa.

• Encontrar tempo para repousar, relaxar, meditar e para alguns tratamentos indispensáveis.

• Preparar os familiares e amigos para compreenderem e apoiarem seu tratamento.

• Obedecer meticulosamente às orientações do médico quanto à readaptação ao alimento sólido, após o jejum. É necessário reiniciar a alimentação com muito cuidado, pois o aparelho digestivo precisa de tempo para voltar às atividades.

• Ingerir muita água pura (aproximadamente 2 litros por dia), além dos sucos e caldos.

• Tomar banhos de sol e andar descalço na grama ou na areia.

- Praticar exercícios físicos e respiratórios todos os dias.
- Aplicar os tratamentos básicos de apoio, rigorosamente, conforme prescrição médica.
- Cultivar pensamentos positivos de esperança, alegria, saúde, etc., durante todo o tratamento.

Nos primeiros dias de tratamento, podem aparecer alguns sintomas como dor de cabeça, dificuldade para conciliar o sono ou uma leve erupção na pele. Isto não é sinal de piora da doença, apenas denota que a desintoxicação começou. As matérias tóxicas são lançadas no sangue e levadas também até o cérebro, onde podem produzir dores ou insônia, até que o sangue seja purificado nos rins e no fígado. São sintomas inofensivos e passageiros, que podem ser aliviados com tratamentos naturais, e devem encorajar o paciente a perseverar.

Quando não é possível reunir estas condições, recomendamos planejar um período de Desintoxicação Orgânica em uma Clínica Naturista, onde você terá tanto o acompanhamento médico como a variedade de sucos e caldos, e também todos os tratamentos necessários, com tempo livre para relaxar.

Enquanto aguarda, talvez queira experimentar uma "mini desintoxicação" de uma semana, que pode ser repetida a cada mês, e que não impedirá suas atividades normais. Resumindo, seria assim: 1 dia de dieta líquida, 2 dias de dieta de frutas, 2 dias de dieta crudívora, 2 dias de dieta crua acrescida de batatinhas cozidas e pão integral. Os resultados talvez não sejam tão evidentes após esta "mini desintoxicação" como o seriam após um jejum mais prolongado, mas se ele for repetido uma vez por mês e alternado com uma dieta vegetariana integral, a recuperação da sua saúde pode progredir.

Existe ainda a opção de passar um dia a cada semana com a dieta líquida. Ela ajuda a eliminar o excesso de toxinas e dá descanso ao aparelho digestivo. Como é de curta duração, torna-se fácil e pode ser seguida por praticamente todas as pessoas, proporcionando benefícios visíveis para a saúde. Consulte as instruções detalhadas para a realização destas modalidades caseiras de desintoxicação no Capítulo "Dietas Terapêuticas".

Para entender na prática como age a Desintoxicação Orgânica, acompanhe este caso de pressão arterial anormal em um casal de meia idade:

Ela era alta, forte, estava um tanto acima do peso ideal, tinha voz grave, rosto vermelho e modos de general. Sua pressão oscilava entre 15x10 e 20x12. Seu marido era bem mais baixo do que ela, magro, pálido, friorento, falava sempre com voz baixa e fraca. A sua pressão arterial era de 9x5. O casal se dava muito bem; andavam sempre juntos, de mãos dadas. Ambos tinham vindo para normalizar a sua pressão arterial. O tratamento começou. A pressão da esposa subiu a 21x12 no primeiro dia, para depois ir descendo gradativamente. A do esposo caiu para 8x4 e ele teve de ficar 2 dias deitado, por sentir tonturas, mas no terceiro dia já estava em 10x6. Na terceira semana de tratamento dos dois, o início de nossa dinâmica de grupo na sala de estar, todas as noites, passou a ser uma pergunta ao casal desigual, sempre sentadinho no sofá, de mãos dadas: "E como está a sua pressão hoje?" Com sua voz grave ela respondia invariavelmente: "13 por 8!" "E o senhor?" Lá vinha sua voz tímida, mas agora já bem mais forte: "13 por 8!" Como entender que o mesmo tratamento fez a pressão arterial abaixar em uma pessoa e se elevar em outra? A resposta é simples: a desintoxicação orgânica normalizou a função das glândulas suprarrenais em ambos os casos. E isto costuma acontecer em praticamente 100% dos casos.

Note também este outro caso, de um senhor de 50 anos de idade:

Ele havia descoberto que tinha diabetes 2 anos antes de vir à Clínica. Estava muito magro, sentia fraqueza, muita sede e mal-estar contínuo. Quando fez o exame de glicemia, o resultado foi de 400mg, apesar de estar tomando os seus medicamentos diariamente, enquanto o valor de referência do método aplicado era de 80 a 120mg. Seu tratamento na Clínica durou 17 dias. Na última semana alimentava-se com uma dieta balanceada, específica para o seu caso, que ele achava saborosa e nutritiva, e sentia-se perfeitamente bem. Ao nos deixar, prometeu seguir também em casa as orientações recebidas do nosso médico, pois o tratamento o deixou muito satisfeito. Sua taxa de glicemia havia baixado para 135mg, sem estar fazendo uso de medicamento algum.

3. Revitalização celular

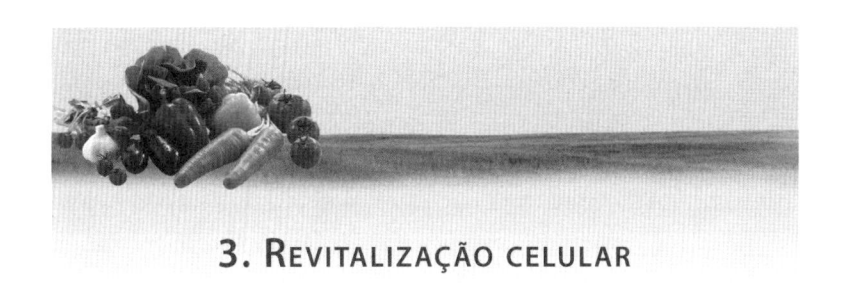

Após a purificação do organismo pela Desintoxicação Orgânica, as células voltam a ficar sensíveis aos estímulos de seus genes para reassumirem as suas funções de maneira correta. Muitas células velhas e inativas foram substituídas por células jovens. As matérias tóxicas que produziam estímulos viciosos e contraditórios, deixando-as confusas quanto à sua tarefa, já foram eliminadas. O sistema nervoso central está promovendo um movimento geral para a retomada do ritmo de saúde. Seria de se esperar que a doença seja vencida imediatamente, não é mesmo?

Só que isto, na maioria das vezes, não ocorre em seguida, porque as células ainda não possuem vitalidade suficiente para atender aos estímulos, e os genes ainda estão emitindo estímulos fracos demais para conseguir a devida atuação das células. É como se todo o sistema estivesse convalescente. Lembre-se que, durante anos, sua alimentação tem sido insuficiente em elementos vitais.

Estou convicta de que o mesmo Poder que deu vida às suas células ao criá-las está disposto a restabelecê-las agora. Quando você consegue mentalizar suas células recém-desintoxicadas e as entrega conscientemente ao seu Criador para serem revitalizadas, uma faísca elétrica de poder divino atinge os genes enfraquecidos e estes estimulam as células a uma nova vibração. Você pode comprovar este fato:

parece que seu desejo por determinados alimentos ricos em minerais e vitaminas começa a crescer inexplicavelmente, você sente mais desejo de beber água, sente vontade de dormir mais cedo e se apaixona pela caminhada diária à luz dos primeiros raios do sol da manhã. É o milagre da cura que está acontecendo: a sabedoria instintiva do seu organismo começou a ser restabelecida.

    Lembro-me de um caso que um médico palestrante relatou durante um Congresso: Seu paciente era um dos executivos de uma multinacional, e tinha nascido na Coreia. Ele havia sido um menino pobre, e o alimento típico, quase único, das pessoas pobres em sua pátria era o milho. O menino cresceu, estudou, subiu na vida, tornou-se rico, e prometeu a si mesmo que nunca mais comeria milho, para não voltar a se identificar com a pobreza da sua infância. Porém, durante uma viagem, comeu algo que lhe provocou uma diarreia forte e prolongada, que ele conseguia controlar, mal e mal, com o uso de medicamentos. Depois de uma semana achava-se bastante debilitado pela diarreia contínua. Ao mesmo tempo, começou a sentir um forte desejo de comer milho. Resistiu a este desejo por causa da sua promessa. Mas o desejo continuava ali presente, dia e noite, e cada vez mais forte. O médico palestrante explicou ao auditório que, nos casos de diarreia crônica, existe uma forte eliminação de magnésio, e que um dos alimentos mais ricos em magnésio é justamente o milho. O executivo da nossa história não sabia disto, porém suas células o sabiam. Felizmente, após 15 dias de ausência, ele regressou à sua casa. Sua esposa, possuindo a intuição da pessoa que ama, e apesar de conhecer a sua promessa, serviu-lhe um jantar de milho verde e o convenceu a prová-lo, sem na verdade entender porque estava agindo desta maneira. Ah! Foi só experimentar! Ele devorou 6 espigas, e pediu mais milho para o dia seguinte. Comeu milho durante toda a semana e, assim, suas forças se restabeleceram rapidamente.

A explicação é óbvia: o milho continha os nutrientes que seu corpo havia perdido durante a diarreia, e que seriam necessários para a revitalização das suas células. É por resistirmos a estes apelos do nosso organismo que muitas vezes retardamos o restabelecimento de nossas próprias energias.

Os remédios da natureza são os nossos mais poderosos aliados na reativação do vigor de nossas células, se soubermos usá-los com sabedoria e perseverança. Aqui estão algumas sugestões:

• Andar descalço sobre a grama molhada de orvalho revigora as células do sistema nervoso central, por ação reflexa, enquanto descarrega para a terra a eletricidade excessiva que foi acumulada em seu corpo. Ao mesmo tempo esta atividade estimula a função de diversos órgãos, cujos terminais nervosos estão situados na sola dos pés. Você pode aumentar este estímulo se em seguida caminhar sobre areia grossa ou pedrinhas redondas. Vá à praia sempre que lhe for possível. Respire o ar energizante, caminhe na areia e na beira da água, e banhe-se nas ondas do mar.

• Deitar-se sobre a grama ou sobre a areia, ou aplicar cataplasmas de argila sobre algum órgão enfraquecido também são hábitos muito saudáveis. O contato direto com a terra tem grande valor terapêutico.

• Se você começar a praticar a respiração diafragmática 3 vezes ao dia melhorará sensivelmente todas as suas funções orgânicas, porque o oxigênio é um poderoso tonificante celular. Sempre que tiver oportunidade, sente-se sobre a relva, encostado ao tronco de uma árvore de grande porte. As árvores formam uma verdadeira tenda de oxigênio à nossa volta.

• O hábito de tomar sol diariamente nas primeiras horas da manhã, de preferência durante uma caminhada, não só transforma colesterol em vitamina D, que fixa o cálcio nos ossos, mas também produz serotonina, o hormônio da calma. Além do mais, a sua capacidade mental crescerá de maneira surpreendente. A luz solar é a maior fonte de energia que possuímos.

• A água fria também é revigorante. Uma ducha fria após o banho quente, um banho de pernas frio quando os pés estão inchados, um copo de água fria quando você está cansado e sentindo sede, são alguns bons exemplos. Fazer disto um hábito diário acrescentará nova vitalidade ao seu organismo.

• O repouso adequado é imprescindível para o restabelecimento das células. É durante o repouso que elas se multiplicam e se fortalecem. Isso inclui o sono noturno, uma pausa no meio do dia, alguns minutos de inatividade, alongamentos e respiração ao longo do dia de trabalho, um dia de repouso semanal, 3 semanas de férias anuais, e uma atitude diária de calma confiança em Deus, que dirigirá todas as coisas para seu bem, se você Lhe permitir.

• Determinadas ervas, folhas e raízes possuem o poder de regenerar células enfraquecidas. Procure conhecê-las e busque orientação para usá-las em sucos, chás ou cápsulas.

Quando nos deparamos com um quadro de carência nutricional acentuada, a revitalização das células pode ser acelerada através de uma suplementação dos elementos que se encontram escassos no organismo, seja em cápsulas ou por via endovenosa. Neste caso, o melhor é optar por elementos provenientes de fonte naturais, como a vitamina C da rosa canina e a vitamina E do germe de trigo, por causa de sua fácil assimilação e pela ausência de efeitos colaterais. Há outros casos em que as células estão de tal maneira desabituadas a receber certos nutrientes essenciais que chegaram a perder sua capacidade de assimilá-los, mesmo quando estes elementos se encontram disponíveis no sangue. É como se a membrana da célula não os reconhecesse mais. Quando isto ocorre, é possível sensibilizar as células a retomarem sua capacidade seletiva e assimilar estes nutrientes, com o uso de gotas ou de sprays sublinguais formulados com oligoelementos naturais. Estes elementos são metais catalisadores que ativam os processos enzimáticos, favorecendo com isto a reação correta das células na assimilação dos nutrientes indispensáveis ao seu bom desempenho funcional. Citando alguns exemplos de oligoelementos, usaríamos a ligação cobre-ouro-prata para revitalizar pessoas idosas ou debilitadas, o manganês em casos de alergia, o cromo para melhorar o metabolismo da insulina, o enxofre, o zinco e o fósforo em várias combinações e em diversas moléstias. A prescrição destes oligoelementos cabe ao médico especialista em tratamento ortomolecular. Simultaneamente devem ser usados os alimentos e sucos que forneçam às células os nutrientes necessários à sua regeneração.

• Cultivar sentimentos construtivos e altruístas, valorizar a amizade, a alegria e a gratidão, sorrir, abraçar pessoas e dizer-lhes palavras de apreço e carinho, são atitudes que produzem endorfina. Este hormônio é capaz de reenergizar de maneira muito especial as células de defesa. O exercício físico vigoroso possui um efeito semelhante, tendo a vantagem de funcionar mesmo quando você estiver deprimido e não tiver vontade de abraçar ninguém. Após 30 minutos de caminhada a passo rápido, tudo terá mudado: suas células estão vibrando, sua alegria de viver voltou, e você sente o desejo de abraçar o mundo todo...

Insista! Persevere! Lembre-se que toda célula viva é suscetível de estímulo. São dezenas de milhares de genes em cada célula, projetados para promover o estímulo adequado à renovação da sua saúde.[11]

---

11. Leia também os capítulos: "Os Remédios do Pomar e da Horta" e "Medicamentos Naturais".

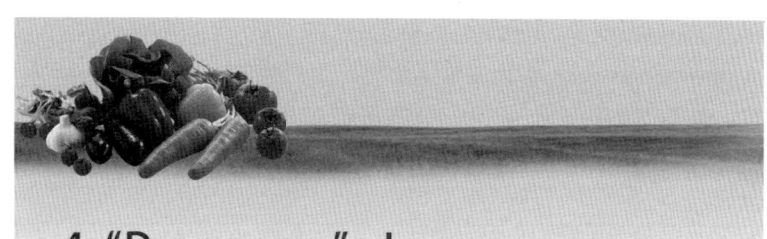

4. "Des-helmint" - Limpando seu corpo dos hóspedes indesejáveis

Pode lhe parecer chocante ser chamado de hospedeiro de parasitas e fungos, mas a realidade é que todos nós o somos. E isto não é sinal de falta de higiene e nem de que você não esteja tomando os cuidados necessários ao lavar as verduras. É uma situação quase inevitável nas condições de convívio atuais. Os ovos de parasitas não se encontram somente nas verduras que você prepara em casa, mas também nas saladas do bufê 5 estrelas do restaurante onde você come com seus amigos. Só que lá você não pode controlar as técnicas de esterilização dos vegetais. Além disto, estão na maçaneta do toalete onde você acabou de lavar as mãos, no corrimão da escada, no tapete de sua residência e na poeira do parque em que você pratica a sua caminhada, na saliva e no pelo do seu animal de estimação, nas notas de dinheiro e na mão do colega que você cumprimenta. Eles se propagam através de picadas de insetos, através da carne e do peixe mal passados, pela água, pelos derivados de leite e pelos utensílios de cozinha contaminados. Como você pode ver, não há como escapar deles completamente, a não ser que você se decida a viver em uma redoma de vidro...

A maioria desses parasitas nos parece inofensiva. Geralmente não provocam sintomas, ou pelo menos não os reconhecemos como causa dos sintomas que estamos sentindo. Se os bichinhos fossem um pouco maiores, estivessem do lado de fora do nosso corpo, e pudéssemos vê-los mordendo, picando, sugando o nosso sangue, com certeza faríamos qualquer coisa que fosse necessária para livrar-nos deles. Mas eles são minúsculos e fazem seus estragos no interior do corpo, onde não os podemos observar. Portanto, esquecemos que eles existem. E é aí que reside o problema. Se não os identificarmos como possíveis causadores de muitas e graves doenças, não veremos necessidade de nos livrarmos deles, e eles poderão se desenvolver até alcançarem níveis que põem em risco a própria vida. Confira algumas das doenças produzidas por parasitas e helmintos: Ataques epilépticos, depressão e esquizofrenia, caracterizadas sempre pela presença de Áscaris, Ancylóstomo, Trichinellas e Estrongiloides; o diabetes, que é muitas vezes causado pela fascíola bovina, quando esta se aloja no pâncreas; a acne rosácea, produzida por Leishmania; além disto, há evidências de que o Schistosoma Hematobium aumenta o risco de contrairmos câncer de bexiga, e que a presença do Echinococcus favorece o crescimento de tumores. Mas a lista não para por aí. De acordo com uma teoria bastante convincente da médica, cientista e pesquisadora americana Dra. Hulda R. Clark[12], a condição inicial para o desenvolvimento de qualquer câncer pode ser a presença da fascíola intestinal (Fasciolopsis buskii) no fígado humano. A Dra. Hulda afirma que num grupo de mais de 500 pacientes com câncer, que ela mesma examinou e tratou, encontrou a fascíola no fígado de 100% destes doentes. Ela explica que este parasita normalmente se hospeda no intestino humano, onde pode produzir moléstias como colite ulcerativa, doença de Crohn e síndrome de cólon irritável. Ali ele põe os seus ovos, que são evacuados com as fezes e levados pela água da chuva para os açudes e riachos. Na próxima fase, procuram

---

12. Bibliografia: Clark, Dra. Hulda R., *The Cure For All Cancers*. New Century Press, San Diego, CA – USA, 1995.

um caramujo como seu hospedeiro, e nele permanecem até 8 meses, enquanto atravessam diversos estágios de desenvolvimento. Em um destes estágios, criam uma cauda, com a qual, no momento certo, se desprendem do caramujo e nadam até alguma folha verde (por exemplo, um pé de agrião). Ali se prendem para se encapsular em um cisto. Se comermos a folha de agrião contaminada, o cisto, envolvido por duas camadas protetoras ultrarresistentes, atravessa nossa boca e nosso estômago, abrindo-se somente no duodeno. De lá ele se dirige para o intestino, onde se transforma em uma fascíola adulta. Este é o ciclo normal do bichinho. Ocorre, porém, que alguns dos seus milhares de ovos podem escapar para a corrente sanguínea, através de pequenas lesões que o parasita produz no intestino, e ser assim levados para o fígado. A função do fígado seria destruí-los imediatamente, e é assim que ele age quando está saudável. No entanto, certo elemento químico contido em muitos alimentos industrializados e cosméticos comuns, o álcool propil, ao se depositar no fígado, impede-o de exercer esta sua função, deixando-o inerte diante da invasão do parasita. Em vez de combatê-lo, este órgão de defesa permite passivamente o desenvolvimento de todos os seus estágios em nosso corpo, como se nós fôssemos o caramujo que costuma ser o seu hospedeiro. Imagine agora o estrago causado por milhares de "miracídios", "rédias", "cercárias" e "metacercárias" de fascíolas reproduzindo-se em nosso corpo em um ritmo assustador! E, como se isto não bastasse, as fascíolas fabricam uma substância química, a ortofosfotirosina, que só elas sabem produzir, e que constitui um fator de rápido crescimento de células que elas necessitam para se desenvolver em seus diversos estágios. Ocorre que, na presença deste fator de crescimento celular, as células do organismo hospedeiro também começarão a se dividir e a crescer descontroladamente. Segundo a teoria da Dra. Hulda, este é o início do desenvolvimento de um câncer. As fascíolas se propagam por todo o corpo, procurando tecidos de baixa imunidade, que lhes permitam alojar-se, tais como os pulmões de um fumante, uma próstata hipertrofiada e talvez repleta de metais pesados, ou mamas já acometidas de nódulos benignos. Ali causam mutações nas células e produzem tumores malignos. A cientista afirma que curou centenas de pacientes com câncer, entre eles muitos casos terminais, livrando-os deste parasita e das matérias tóxicas que havia em seus corpos. Em seu livro, a médica descreve os casos de um total de 138 pacientes de câncer que passaram pelo seu consultório durante um período de 16 meses. 35 destes doentes não puderam ou não quiseram seguir suas prescrições, ou então não retornaram para uma nova avaliação. Os 103 restantes foram curados.

Como diz a autora Sonia Hirsch em seu divertido livro *Almanaque de Bichos que Dão em Gente*, referindo-se a esta teoria da médica americana: "Parece bom demais para ser verdade! Mas é simples demais para não ser tentado!"

Então, como fazer a tentativa de nos livrarmos de todos estes perigos? O certo seria identificarmos, através de exames laboratoriais, quais são os parasitas que estamos hospedando - sem o saber e muito a contragosto, é claro! Para isto, devemos recorrer a um Laboratório bastante especializado, pois existem mais de 100 tipos de parasitas que se alojam no ser humano, e nem sempre conseguiremos detectá-los com facilidade. Às vezes os testes precisam ser repetidos diversas vezes, com intervalos de 7 a 10 dias, para termos segurança de que o resultado negativo do exame corresponde à realidade. Provavelmente os resultados virão positivos, acusando a presença de vários parasitas. Ao adquirirmos os medicamentos específicos para combater cada tipo de parasita, notaremos que a bula de alguns deles nos alerta sobre seus graves efeitos colaterais.

Felizmente, existem plantas medicinais que, se usadas corretamente, podem nos livrar dos hóspedes indesejáveis do nosso corpo, sem apresentar perigos para a nossa saúde. Algumas apenas afugentam os bichinhos (por exemplo: suco de cenoura, sementes de abóbora, alho, côco, cebola), e seremos sábios se os usarmos constantemente em nosso cardápio. Há também algumas ervas que podem até matar e destruir diversos parasitas de uma só vez. São plantas geralmente usadas em forma de tintura ou cápsulas, por serem mais concentradas em seu efeito, tais como a losna, a Erva de Santa Maria, o Cipó Milhomem, a noz Pecã e o Cravo da Índia. A Dra. Hulda Clark nos dá uma receita exata de como aplicar estas ervas em seu livro *The Cure of All Cancers*. Ela acrescenta ainda um método ao qual chama de "Zapping", aplicado por um pequeno aparelho eletrônico de 9 Volts. Este aparelho não está à venda no Brasil, mas pode ser importado dos EUA[13] ou construído artesanalmente por um bom eletrotécnico. Ao segurar nas mãos os eletrodos ligados à pequena bateria, você recebe uma quase imperceptível corrente elétrica de baixa frequência, que, no entanto, é suficiente para destruir a maior parte dos parasitas que você hospeda. Mesmo assim, é necessário ingerir as ervas concentradas, para haver certeza de que todos os ovos e estágios intermediários foram eliminados. Você encontrará uma orientação detalhada sobre este método, adaptada à realidade do Brasil, no item "Parasitas Intestinais", subtítulo "*Des-helmint*", do Capítulo "Pronto Socorro Natural Caseiro". É um tratamento de 7 a 10 dias de duração. Após completá-lo, o mesmo tratamento deve ser repetido em um determinado dia da semana, continuamente, para evitar a reinfestação.

É certo que tudo isto vai custar algum esforço de sua parte. Mas se assim você conseguir prevenir um câncer, um lúpus ou uma colite ulcerativa, se puder resolver o flagelo de uma depressão profunda, ou compensar seu diabetes, estará valendo a pena, não acha?

---

13. Veja como adquiri-lo no capítulo "Endereços Úteis".

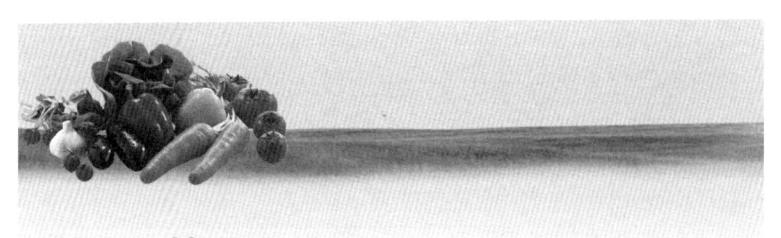

5. Hidroterapia – o tratamento pela água

Sem água a vida seria impossível. Com ela, podemos ver milagres todos os dias: milagres de beleza, restauração e cura. Sim, cura! A aplicação inteligente da água pode restabelecer no organismo doente a capacidade de se curar a si mesmo. Esta ciência se chama *"Hidroterapia"*. O nome provém de dois vocábulos gregos: "Hydor" (água) e "Therapeia" (tratamento). Os antigos gregos já a usavam, acreditando que ela purificaria o corpo de impurezas malignas e revitalizaria o sistema nervoso. Esta sabedoria lhes provinha da experiência prática. Hoje a ciência nos faz compreender melhor como a hidroterapia age:

1) por suas propriedades térmicas, que conseguem normalizar a distribuição do sangue, uma das mais importantes condições para recuperar a saúde;

2) por suas qualidades químicas, que purificam o corpo e possibilitam a absorção dos nutrientes;

3) pelo efeito mecânico que conseguimos ao aplicá-la em mergulhos, jatos, com pressão ou em fricções.

Destes três modos de agitação, o mais importante certamente é o seu efeito térmico. A água é um bom condutor do frio e do calor, a ponto de alguns médicos chamarem o tratamento com água de "termalterapia". A temperatura da nossa pele é de 34°C.

Se a alterarmos com aplicações de água quente ou fria, produziremos efeitos imediatos, inclusive internos.

Todos conhecem a lei da física: "O calor dilata os corpos e o frio os contrai", não é mesmo? Se você aplica calor sobre as artérias das pernas, por exemplo, as artérias se dilatarão, o que facilitará a chegada de muito sangue às pernas e aos pés. Isto seria importante, por exemplo, para uma pessoa que sofre de pés frios crônicos por falta de circulação. O sangue que lhe falta nos pés estará congestionando outras partes do corpo, como as vísceras no abdome, onde, nestas condições, a temperatura sofrerá uma elevação, a chamada "febre interna". Como o processo digestivo depende de uma temperatura estável de aproximadamente 37°C, aos 40°C haverá putrefação intestinal, gazes, ressecamento das fezes e prisão de ventre. Em sua busca de nutrientes no intestino, o sangue levará esta putrefação para todo o corpo, intoxicando-o, produzindo dor de cabeça, mal-estar e preparando o terreno para muitas doenças. Você concorda que seria bom restabelecer a circulação correta através de um tratamento tão simples como um escalda-pés alternado? Com este mesmo escalda-pés você pode também resolver um caso de varizes e aumentar a circulação do sangue no corpo todo, o que acrescentará vivacidade a todas as suas funções. Você sabe qual é a principal diferença entre uma pessoa viva e uma pessoa morta? A circulação do seu sangue! Quanto mais perfeita a circulação, tanto mais vida, saúde e energia ela terá.

Observe um rio vagaroso, cheio de lixo na margem, no leito e na água, e compare-o com um riacho que corre velozmente e com isso permanece sempre limpo. Da mesma maneira, a circulação rápida do nosso sangue pelo corpo todo arrasta consigo e elimina de pronto as matérias tóxicas que poderiam nos prejudicar. Quando isto não acontece, por causa da vida sedentária que causa o esfriamento da pele e das extremidades, as toxinas vão entupindo os capilares, as menores artérias do sistema circulatório, e impedem assim que os nutrientes cheguem às células. Assim, pode acontecer que, de repente, seu fígado fica "preguiçoso". Talvez isto ocorra porque os nutrientes não conseguem chegar a ele por causa dos capilares entupidos. Aí você resolve mudar de alimentação, e toma chá amargo todos os dias. Mas nada muda. Nem pode, porque nada disto chega ao seu fígado, e ele continua doente e fraco. Quando você descobre a hidroterapia e passa a aplicar a compressa quente no fígado, abrem-se capilares colaterais, o sangue carregado de nutrientes e as propriedades terapêuticas do chá amargo voltam a alcançar seu fígado, e ele se recupera.

O segredo consiste na capacidade de regeneração das células vivas pela terapia natural. Esta regeneração pode ocorrer como reação a estímulos internos, como a dieta saudável e os chás de ervas medicinais, e também a estímulos externos à pele e à musculatura pela hidroterapia. Ao melhorar a atuação das células, inicia-se um poderoso processo de restabelecimento da saúde.

Você já deve ter praticado a hidroterapia algumas vezes, inconscientemente: Quando alguém está desmaiado, a melhor maneira de fazê-lo voltar é com um jato de água fria no rosto e no peito. E quando você está tenso, instintivamente você não procura um banho ou uma ducha quente para relaxar? E não dá resultado? É que os tratamentos com água possuem um efeito incrível sobre o sistema nervoso central. Os banhos frios, por exemplo, elevam o metabolismo basal (o que ajuda na perda de peso) e aumentam a inspiração de oxigênio. Além disto, revigoram músculos, órgãos e nervos.

Outro fator de cura é a facilidade de se acrescentar à água do banho substâncias curativas como o sal marinho, o vinagre ou chás de ervas medicinais, que são introduzidos no sangue através dos poros. Este processo pode parecer-nos estranho, mas será compreensível quando nos lembrarmos de que a pele não é uma película plástica, mas um tecido poroso, permeável, através do qual podemos tanto transpirar quanto absorver. Como nossas células têm a capacidade de procurar e selecionar os nutrientes de que necessitam, farão o sangue absorver, pelos poros, as substâncias que lhes convêm, quando estas lhes são oferecidas na superfície da pele. Isto se dá especialmente durante banhos quentes, que dilatam os poros e vasos da pele.

Como exemplo deste princípio, vou relatar um caso: O bebê de uma amiga nasceu com um grave problema de digestão de proteínas. Não digeria nenhum tipo de leite, seja materno, de ama, de vaca ou de cabra, nem mesmo leite de soja ou de aveia. Qualquer alimento lhe provocava vômitos e diarreia. Passava mais tempo no hospital, tomando soro, do que em casa. Com três meses de idade estava tão fraquinho e magro que os pais já haviam perdido a esperança de que pudesse sobreviver. Quando consultaram mais um pediatra, receberam o seguinte conselho: "Deem-lhe muita água para beber, mas nenhum alimento. Em vez disto, preparem um banho de leite quente com ovos batidos e mantenham-no neste banho por 1 hora, duas vezes ao dia. Ele absorverá as proteínas pelos poros". E o milagre aconteceu: o bebê ficou bonito, forte e gordinho. Tomou os banhos nutritivos até os nove meses de idade, quando finalmente conseguiu digerir a sua primeira mamadeira de leite de soja com mel. Dali para frente, teve uma evolução totalmente normal. Você percebe como a nossa pele funciona bem, colaborando na absorção dos nutrientes de que necessitamos?

E você já notou como as crianças gostam de água? Parece que sentem atração instintiva por ela e vivem buscando o bem-estar que ela lhes dá. Em geral, também gostam bastante dos tratamentos com água, desde que você lhes explique para que servem e como elas se sentirão depois. Seria útil para elas e também para você ensaiar os principais tratamentos quando as crianças estão com saúde. Experimente, elas gostam, pois além de incrivelmente eficazes, as aplicações de hidroterapia são agradáveis e divertidas.

A Organização Mundial da Saúde tem incentivado por muitos meios o aprendizado e o uso dos tratamentos naturais, por serem seguros, econômicos e eficazes. Tem convocado enfermeiras, parteiras, agentes de saúde e donas de casa para substituírem o excesso de medicamentos por terapias mais suaves, especialmente na parte de enfermagem caseira. As técnicas são simples e fáceis de aprender: banhos, compressas, fricções, duchas, cataplasmas. Os materiais que você precisa para aplicá-las já se encontram em sua cozinha ou no seu banheiro, na maioria dos casos.

Isto não significa que você vai dispensar a orientação médica em caso de doença. Mas você estará preparado para dar alívio a você mesmo ou a alguém de sua família quando você não acha seu médico, ou quando se trata de moléstia corriqueira como dores de cabeça, resfriado, dor de ouvido ou azia. No entanto, se os sintomas persistirem após o tratamento natural, mesmo que pareça coisa simples, busque auxílio médico.

Outro ponto a que se deve dispensar todo cuidado é a escolha da aplicação certa em cada caso. A primeira pergunta que geralmente surge é: devo aplicar tratamento quente ou frio neste caso? Pela lógica, aplica-se o frio quando há excesso de calor, como inflamação, inchaço, coloração vermelha da pele. E aplica-se calor quando há espasmos, tensão, falta de circulação ou enrijecimento doloroso. Com um pouco de prática, você saberá fazer o certo em todos os casos.

Mais importante, porém, é julgar o tipo de pessoa que vai receber a aplicação. Crianças muito novas, pessoas acamadas, debilitadas ou muito idosas, pálidas ou friorentas geralmente não se dão bem com estímulos muito fortes, como aplicações muito frias ou muito quentes. Nestes casos, é bom usar tratamentos de calor suave e observar a reação do paciente, pois a reação individual é o fator mais importante para a eficácia do tratamento. Por exemplo, se você aplica um suador a uma pessoa idosa e ela não transpira, mas sente frio, certamente ela não vai melhorar, e pode acontecer o oposto do resultado esperado. Por isso, observe sempre a reação e esteja preparado para mudar o tratamento, caso seja necessário.

A água está à sua disposição facilmente, em todas as temperaturas, desde o gelo até o vapor, e pode ser usada em inúmeras aplicações diferentes.

Se você aprender a arte da hidroterapia, pode conseguir todos estes efeitos, conforme a necessidade: Descongestionar, derivar, relaxar tensões, reativar funções de órgãos e glândulas, induzir a rápida eliminação de toxinas, aumentar o número de leucócitos, produzir transpiração, alterar a distribuição do sangue e da temperatura do corpo.

Já foi dito que "Um bom médico consegue fazer mais com uma toalha molhada do que um mau médico com uma farmácia cheia de medicamentos."

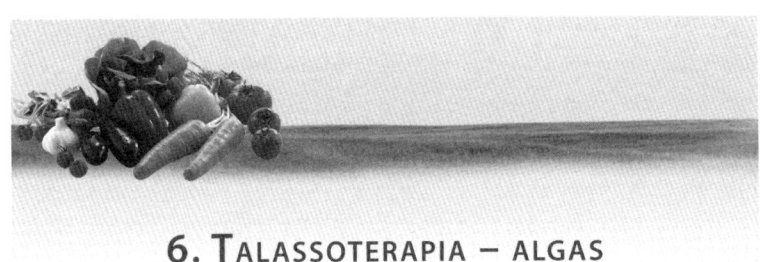

6. TALASSOTERAPIA – ALGAS E SAIS MARINHOS

Muitos médicos modernos concordam com o fato de que as assim chamadas "doenças da civilização" são basicamente doenças de carência, resultantes de um meio vital enfraquecido, desequilibrado, incapaz de suprir as necessidades das células que deve alimentar.

No início da década de 1950, o cientista brasileiro Prof. Francisco Antunes, engenheiro químico, começou a desenvolver suas pesquisas em bioquímica e, concluindo que não há disfunção orgânica sem prévia carência mineral, começou a buscar uma fórmula que fosse capaz de suprir a carência alimentar do organismo humano. Ele se perguntou qual seria o motivo desta carência de nutrientes, e chegou às seguintes conclusões: Através da lixiviação (lavagem) do solo pelas chuvas torrenciais, os minerais foram sendo retirados da terra, tornando nosso solo cada vez mais pobre, nosso alimento cada vez mais deficiente. E para onde foram esses minerais? Para a água dos rios, que os depositaram no mar. Nada mais lógico, portanto, do que tentar reavê-los de lá[14].

Os efeitos curativos da água do mar já eram conhecidos muitos séculos antes da nossa era. Eurípedes, Hipócrates, Plínio e Platão já indicavam o seu uso. Em 1867, o Dr. Bonardière deu o nome de

---
14. Bibliografia: Antunes, Prof. Dr. Francisco, *Terapia Ortomolecular Natural*. Ed. Cultrix, São Paulo, 2001.

"Thalassoterapia" (do grego Thalassa=mar), às práticas terapêuticas que utilizavam recursos marinhos. As bases científicas das virtudes da água do mar foram estabelecidas no ano de 1904, quando o médico e biólogo francês René Quinton demonstrou que cada uma das células de um organismo vivo é banhada em um meio fisiológico quase idêntico ao da água marinha. Em outras palavras: Nosso sangue, com exceção da hemoglobina, possui a mesma composição química da água do mar. Para provar sua teoria, o biólogo levou ao seu laboratório um grande cão e, na presença de várias testemunhas, fez-lhe uma lenta transfusão de água do mar por uma das veias, enquanto retirava todo o sangue do animal por outra veia. Em seguida libertou o cão e o observou por 6 semanas, enquanto o animal comia, corria e brincava. No final deste período, levou-o ao laboratório pela segunda vez, para analisar a evolução da água do mar que lhe havia sido injetada. Achou sangue canino normal! Foi convincente.

Em 1960, o brasileiro Prof. Antunes apresentou o resultado de seu trabalho, que lhe valeu o título de Doutor Honoris Causa: Um concentrado mineral extraído da água do mar, obtido das correntes oceânicas que provêm de rios submarinos profundos, com origem nas águas geladas da Antártida. Essa água do mar "in natura" é concentrada 5 vezes (de 10.000 para 2.000 litros). Neste processo são retirados os sais radioativos, as impurezas e o cloreto de sódio, o sal de cozinha comum.

O produto resultante oferece a totalidade dos oligoelementos necessários ao corpo humano: mais de 40 micronutrientes, em forma microcoloidal, de fácil absorção e na proporção ideal. Ao tomarmos diariamente uma colher de sobremesa deste concentrado, a que ele deu o nome de *Skrill,* em água, suco ou sopa, as células voltam a receber os elementos necessários para o seu bom desempenho, e a regeneração do sistema vascular e celular se inicia.

Além da ingestão, podemos trazer os benefícios da água marinha ao nosso corpo através de banhos gerais e parciais em água do mar.

Nossos poros absorvem, quando são nela mergulhados, os oligoelementos contidos na água marinha e os entregam à circulação sanguínea. Por esta razão os banhos de mar são tão recomendados. Até mesmo respirar profundamente o ar iodado, durante uma caminhada na praia, pode trazer grandes benefícios à nossa saúde.

Hoje existem, na Europa e nos EUA, Institutos especializados em talassoterapia, localizados à beira-mar, que oferecem aos seus frequentadores banhos e duchas de água marinha, trazida do mar em tubos de aço inoxidável, além de massagens e cataplasmas com algas e sais marinhos.

Enquanto as suas condições não lhe permitirem viajar para se submeter à talassoterapia em algum Spa especializado, você pode aproveitar os inúmeros benefícios da água do mar de modo bem simples: Faça um escalda-pés acrescido de sal grosso moído. Ou banhe a pele do seu rosto, seus cabelos sem brilho ou suas unhas quebradiças em água morna com sal grosso dissolvido, ou com sais de banho marinhos e pó de algas. Tome sua dose diária de água do mar concentrada, e mergulhe nas ondas sempre que lhe for possível!

7. Geoterapia - argilas curativas

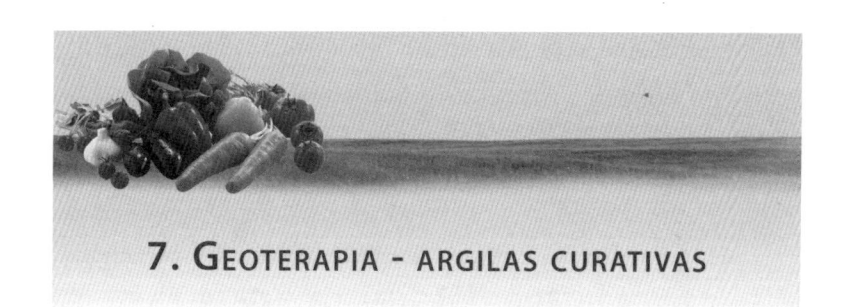

Se lhe parece estranho deixar-se envolver em cataplasmas de barro ou banhar-se em um tanque repleto de lodo negro, ou mesmo aplicar uma compressa de argila sobre o rosto, você está em boa companhia: a grande maioria da população mundial recusaria submeter-se a este tipo de tratamento. Desde a mais tenra infância ouvíamos que a terra é suja, éramos castigados por sujar-nos com barro, e levados a tomar banho imediatamente. Porventura a terra não está cheia de bactérias e ovos de parasitas, provenientes de dejetos animais e do lixo das ruas? E a cor negra do lodo orgânico, não parece sinônimo de sujeira concentrada? Como pode um material tão impuro ser usado para o tratamento de doenças?!

Bem, um terapeuta nunca usaria a terra da rua ou do campo para realizar seus tratamentos. A argila usada para fins medicinais é terra virgem, cuidadosamente extraída em lugares limpos, sem aterro e sem lixo, a uma profundidade de pelo menos 1 metro, e depois exposta ao sol. Esta terra é completamente estéril, tanto que nenhuma semente germinaria nela. O lodo orgânico precisa ser analisado no local da extração, para comprovação de sua pureza, antes de ser liberado para uso terapêutico. Sua cor negra provém da decomposição de plantas e algas, ocorrida durante séculos, o que lhe confere grande riqueza em fito-hormônios, benéficos em casos de doenças de senhoras e de pessoas idosas. O fango verde, tipo de terra muito usado na Europa, precisa ser analisado em laboratório, remessa por remessa, o que o torna bastante caro. Em algumas regiões do Brasil encontramos o caulim, uma terra branca, que é usada geralmente para fabricar porcelana. Porém, quando se destina ao uso medicinal, também é analisado e purificado em laboratório especializado.

Dentre os diversos tipos de materiais usadas na geoterapia, o mais fácil de se adquirir e o mais prático de aplicar é a dolomita. Ela foi descoberta e analisada pelo geólogo Deodat Dolomieu (1750-1801) perto de Cortina D'Ampezzo, nos Alpes tiroleses. Trata-se de uma rocha composta principalmente de cálcio e magnésio e que contém aproximadamente 10% de outros minerais, na proporção ideal para suplementar estes nutrientes no organismo humano. O professor Dolomieu reconheceu seu valor terapêutico, e deu-lhe o nome "dolomita", derivado do seu próprio sobrenome. No Brasil foram encontradas duas jazidas principais deste calcário, uma em Vila Velha, no Paraná, e outra perto de Vitória, no Estado do Espírito Santo. Ela é comercializada em forma de um pó branco e muito fino, constantemente analisado antes de ser enviado para as lojas naturistas.

Apesar das diferenças encontradas entre as diversas terras medicinais - que dependem do seu local de origem - elas têm em comum algumas propriedades muito especiais que beneficiam o organismo dos enfermos.[15] Veja algumas delas:

• Absorção de líquidos retidos, (como no caso de edemas nos pés ou no rosto) e de matérias tóxicas, de gases e de odores desagradáveis (por exemplo, na putrefação intestinal ou em feridas infectadas).

---

15. No capítulo "A Prática da Hidroterapia" você verá mais detalhes sobre quando e como usar argilas medicinais.

- Ação anti-inflamatória e antifebril, porque a terra é um ótimo condutor de calor. Seu efeito nestes casos é muito rápido, mas é importante renovar o cataplasma toda vez que ele se aquece.
- Ação analgésica, por exemplo, em casos de dor de dente, sinusite, ou ciática.
- Regulagem da radioatividade no organismo. A terra acrescenta teor radioativo aos órgãos enfraquecidos, revigorando-os, ou absorve os excessos quando necessário, como ocorre após uma radioterapia.
- Forte ação cicatrizante e alcalinizante, o que a torna eficaz no tratamento de azias, gastrites e úlceras do aparelho digestivo, inclusive quando ingerida por via oral. É útil no tratamento de feridas crônicas e nos estados de acidose geral.
- Capacidade de revitalizar a pele precocemente envelhecida, de secar e desinflamar a acne, e de diminuir a celulite (pela absorção do líquido retido).
- Rico conteúdo de sais minerais, como cálcio, magnésio, ferro, manganês, silício, cobre, zinco e muitos outros, que são absorvidos pelo organismo através dos poros e então liberados para as células que deles necessitam. A composição química da terra, segundo provado por análises laboratoriais, é bastante semelhante à do corpo humano. Isto pode explicar também o bom resultado do uso interno do pó de dolomita ou caulim no tratamento de azia, gastrite e úlceras do trato intestinal.
- Facilidade na aplicação e ausência completa de efeitos colaterais, quando usada de acordo com a prescrição.

É a este conjunto de virtudes que a geoterapia deve a sua fama de ser um poderoso coadjuvante no restabelecimento da saúde integral de pessoas enfermas.

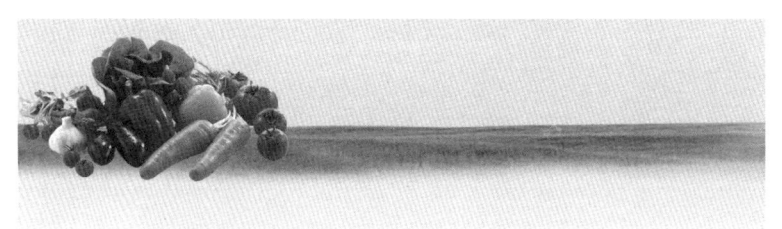

8. FITOTERAPIA – O PODER DAS PLANTAS MEDICINAIS

Foi assim que a medicina começou. "Phytos" significa "plantas", e usá-las como remédio foi a primeira opção de terapia descoberta pelo ser humano. No início, os homens e os animais eram muito saudáveis, pois viviam de maneira totalmente natural. Quando surgiram as primeiras doenças, tanto os animais quanto os seres humanos buscavam alívio nas ervas, folhas e raízes, e eram capazes de achar as mais adequadas para o seu caso pelo instinto que lhes era inato. Com o tempo, alguns homens especialmente sensíveis passaram a se especializar nesta busca, conseguindo descobrir cada vez maior variedade de plantas medicinais. Eles transmitiram sua experiência às gerações seguintes, construindo assim, no decorrer dos milênios, uma medicina tradicional, baseada no conhecimento das diversas virtudes que puderam comprovar nestas ervas.

De acordo com alguns papiros do antigo Egito, o uso de plantas medicinais, como o alho e a cebola, já era comum naquela terra havia 4000 anos. A Grécia nos deu sua contribuição através de Hipócrates, Dioscorides, Galeno e outros. A Arábia, tomando como base os princípios de Galeno, catalogou-os em um importante tratado de medicina que, traduzido para o latim, passou a ser um dos principais livros de texto sobre a medicina ocidental, a partir do século XII.

A Índia, a China e o Tibete até hoje influenciam os conhecimentos de fitoterapia no mundo inteiro.

Estima-se que existam aproximadamente 5800 plantas medicinais conhecidas na China, cerca de 2500 na Índia, mais de 800 achadas nas florestas tropicais da África, e quase 300 usadas pelos fitoterapeutas na Alemanha, além de milhares de ervas conhecidas por curandeiros que vivem nos cantos mais remotos do planeta. Obviamente, é impossível - e também desnecessário - estudarmos todas estas plantas para praticarmos a fitoterapia. A maioria dos especialistas nesta área contenta-se com a prescrição de 150 a 200 plantas medicinais, por terem percebido que são totalmente suficientes para aliviar a maior parte das doenças. Na fitoterapia caseira, geralmente só se usam de 15 a 20 ervas, porque essas ervas mais conhecidas são suficientes para dar alívio em muitas moléstias. Seguem-se alguns exemplos: A carqueja ativa a circulação sanguínea, estimula a função do pâncreas e melhora a digestão, além de ser desinfetante de ferimentos e também ligeiramente diurética. A cavalinha é antisséptica das vias urinárias, diurética, e rica em silício, o que a torna útil para o fortalecimento das unhas e dos cabelos, e para a formação de colágeno. A hortelã, por sua vez, é digestiva, vermífuga, antidepressiva e expectorante, e a camomila, analgésica e anti-inflamatória.

Além das ervas propriamente ditas, figura ainda na lista dos remédios naturais uma grande variedade de frutas e verduras, tais como couve, brócolis e repolho, cebola e alho, agrião, espinafre, berinjela, tomate, limão, abacaxi, melancia, manga, e muitas outras. De acordo com a Revista "Time" de Janeiro de 2002, os cientistas estão descobrindo centenas, senão milhares, de fitoquímicos nos vegetais, que parecem prevenir doenças graves como infarto, câncer, arteriosclerose e hipertensão, quando usados regularmente.[16]

---

16. Veja mais detalhes no Capítulo "Os Remédios do Pomar e da Horta".

Apesar de não existir ainda uma comprovação científica dos efeitos medicinais de todas estas plantas, a pesquisa internacional continua a estudar seus ingredientes ativos com interesse cada vez maior, na esperança de finalmente encontrar a solução para as doenças hoje consideradas incuráveis. Nos países do terceiro mundo, muitas vezes faltam condições econômicas para que o povo tenha acesso aos medicamentos de farmácia, enquanto nos países ricos o argumento mais citado é o risco dos efeitos colaterais dos poderosos remédios alopáticos, em comparação com a atuação mais branda das plantas medicinais. É interessante notar que os laboratórios internacionais elaboram muitos dos seus medicamentos à base de ervas. A grande diferença é que, ao se extraírem os fitoquímicos naturais das plantas, concentrando e transformando seus princípios ativos em drogas poderosas, pode ocorrer um desequilíbrio no organismo doente: Em vez de dar-lhe o estímulo que precisa para curar a si mesmo, ocorre apenas um alívio dos sintomas, enquanto as causas da doença permanecem sem tratamento.

Seria um erro, no entanto, concluir que poderemos automedicar-nos em todos os casos de doença, facilmente, apenas decorando a aplicação terapêutica de uma dúzia de plantas medicinais. O primeiro passo, ao ficarmos doentes, é buscar auxílio profissional para descobrirmos a natureza exata de nossa moléstia. Após o diagnóstico, seu médico talvez lhe explicará a necessidade de combinar o uso de ervas com outras medidas terapêuticas. Além disto, todas as etapas do preparo das ervas também são importantes, desde a colheita, o modo de secagem, a embalagem, a estocagem, até o modo de preparar o chá. Precisamos saber com segurança qual a parte da planta que deve ser usada em cada caso: as flores, o caule, as folhas, a casca, a raiz, ou as sementes? Em alguns casos, é preciso ferver a erva por 5 a 10 minutos para que ela consiga liberar seu princípio ativo, como no caso da cavalinha; outras vezes, a maneira correta é fazer uma infusão, como no chá de camomila. Geralmente, as flores e folhas tenras são preparadas em infusão, enquanto as cascas, as raízes e os caules lenhosos precisam ser fervidos por alguns minutos. Mas existem exceções. Há casos em que o suco da planta fresca é mais eficaz, e há casos em que é mais eficaz usar tinturas, xaropes, óleos essenciais, macerações, ou cápsulas do pó. Dependendo da doença, o mais indicado pode ser usar as ervas em forma de pomadas, supositórios, cataplasmas ou compressas, vaporizações ou banhos. Por todos estes motivos, a fitoterapia se constitui numa ciência.

Poderíamos sentir inveja dos animais que vivem na selva, e que conservaram o seu instinto de comer as plantas certas para sua cura. Pois mesmo os seres humanos que vivem em ambientes mais naturais, como os índios da Amazônia, em sua maioria já perderam o conhecimento instintivo sobre as plantas que poderiam auxiliar sua cura. Quando adoecem, esperam passivamente até que a Lancha Médica passe por lá para serem medicados com pílulas ou injeções.

Somente alguns anciãos entre eles ainda mantêm viva a tradicional sabedoria sobre as plantas medicinais, mas estes muitas vezes vivem longe, no meio da selva, e não encontram mais ouvintes a quem possam transmiti-la.

Felizmente, existem diversos compêndios de plantas medicinais, alguns resumidos, outros extensos, através dos quais podemos estudar a preciosa ciência da fitoterapia por nós mesmos, de preferência sob a orientação de um profissional experiente no assunto.[17]

---

17. Veja alguns títulos na relação de Obras Naturistas para Consulta Adicional.

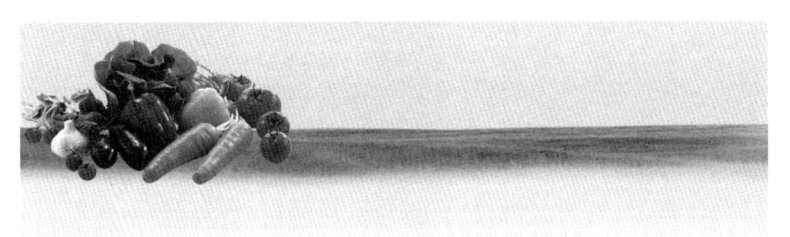

9. Massoterapia e quiroterapia – tirando a dor com as mãos

A aplicação destas excelentes modalidades de tratamento é reservada a profissionais da área, os quais são geralmente fisioterapeutas e massagistas formados em cursos especializados. No entanto, é útil saber alguns detalhes sobre os seus efeitos específicos e modo de atuar, pois podem dar resultados surpreendentes em alguns tipos de moléstias.

As massagens podem ser de três tipos: relaxantes, estéticas e terapêuticas.

O primeiro tipo é excelente para pessoas tensas, insones, estressadas, e para aquelas pessoas que desenvolveram doenças psicossomáticas pelo excesso de tensão nervosa. Fica bem mais fácil relaxar em um ambiente agradável, calmo, com música suave, abandonando-se às mãos cuidadosas de um profissional competente que compreende as suas necessidades. Após a massagem, parece que a vida ficou mais fácil porque, através do relaxamento, as energias nervosas foram recuperadas.

O segundo tipo, a massagem estética, auxilia as pessoas portadoras de celulites e gorduras localizadas a adquirirem um corpo mais proporcional. Esta massagem é bem mais forte, com intenso trabalho nos músculos e nas áreas afetadas pela celulite, com fricções e tapotagem. Mas tome cuidado para não escolher um massagista que exagere nos movimentos, pensando que quanto mais forte a massagem, mais rapidamente você verá o resultado. Seu corpo precisa ser manipulado com muito cuidado, com respeito às suas reações e à sua capacidade de aceitar estímulos. Se aparecerem hematomas ou se você se sentir dolorido após a massagem, isto não é um bom sinal. Lembre-se também de que a massagem não fará você emagrecer. Ela auxiliará na combustão das gorduras, mas isto somente se você estiver fazendo um regime alimentar hipocalórico e adequado que estimule o seu metabolismo. Vale a pena lembrar que toda massagem bem aplicada ativará a circulação do sangue e acelerará a eliminação de toxinas de seu organismo.

Existem ainda as massagens terapêuticas, que somente médicos e fisioterapeutas podem aplicar. Um bom exemplo disto é a Massagem de Zonas Reflexas, de autoria da fisioterapeuta E. Dicke e desenvolvida em conjunto com os médicos Head, Schliack e Wolff. Conseguem-se através dela resultados verdadeiramente surpreendentes, não somente em problemas de coluna – a ciática comum é resolvida em 4 a 5 aplicações – mas também em moléstias internas, como por exemplo: a enxaqueca, a bronquite asmática, a claudicação intermitente (grave falta de irrigação nas pernas), as úlceras do estômago e do duodeno, a insuficiência das coronárias (quando de fundo nervoso), e até a expulsão de cálculos renais.

Lembro-me do caso de um empresário atormentado a tal ponto por cólicas renais que não comia nada já havia três dias, além de gritar de dor, suar frio e desmaiar repetidamente. Ele tinha vindo de Curitiba, trazido por seu motorista, porque ouvira falar dos nossos tratamentos. Já havia passado por duas cirurgias de pedras nos rins e não aceitava submeter-se a mais uma operação. Ele recebeu dois tratamentos quentes, que tiveram de ser interrompidos por causa do tormento das cólicas. Em seguida, foi-lhe aplicada uma massagem de zonas reflexas específica para pedras nos rins. Após 15 minutos, ele pediu para ir ao banheiro, e ao voltar trazia na mão duas pedras ásperas e pontiagudas do tamanho de um grão de arroz. A massagem de zonas reflexas havia dilatado de tal maneira seus condutos urinários que as pedras puderam ser expelidas. Com isto, suas cólicas cessaram imediatamente. Imagine sua euforia!

A massagem de Zonas Reflexas é aplicada nas costas, em várias etapas, começando pela região lombar. Ela consegue desfazer nódulos e reentrâncias crônicas, relaxando, assim, os tecidos tensos. Você pode, por exemplo, cortar uma crise de asma ou de enxaqueca com uma única sessão de 5 minutos desta massagem, aplicando traços nas áreas reflexas específicas.

Outro exemplo é a massagem de Roeder, usada em casos de amigdalite crônica. Ela tem resolvido casos aparentemente sem solução, a não ser pela cirurgia. O Dr. Roeder, porém, recomenda não aceitar a cirurgia enquanto não tiver sido feita uma experiência com a massagem que ele desenvolveu, pois em 95% dos casos, afirma o médico, a cura ocorre. Conforme a gravidade do caso são necessárias entre 5 e 12 aplicações. O médico pede ao paciente que abra a boca e passa a lhe aplicar uma rápida massagem interna das amígdalas com o seu dedo indicador, revestido com uma dedeira. Esta etapa só dura frações de segundos. Em seguida, utiliza um aparelho composto de uma cânula de vidro acoplada a uma bombinha de borracha. Ele encosta a extremidade da cânula nas amígdalas do paciente e aciona a bombinha. Com esta sucção, ele remove o pus, dando, ao mesmo tempo, às amígdalas um poderoso estímulo para a cura. O tratamento dura somente alguns segundos, mas é de uma eficiência prodigiosa.

A Quiropraxia ou quiropatia consiste na arte de realinhar as vértebras da coluna através do uso das mãos. É conhecida também como "Manipulação da Coluna". Todos os nossos órgãos são regidos pelos nervos, que se originam na coluna vertebral, saindo pelos orifícios existentes nas vértebras. Portanto, é fácil entender que sofreremos dores e disfunções se houver qualquer desajuste das mesmas.

Já foram observados casos de pessoas surdas que conseguiram recuperar sua audição imediatamente após um realinhamento de vértebras. Outros doentes resolveram seus problemas de prisão de ventre ou de pés frios crônicos, porque os nervos que regem estas funções estavam sendo pinçados por determinadas vértebras desajustadas. Os torcicolos, as lombalgias e ciáticas, e até mesmo alguns casos de hérnia de disco têm sido resolvidos através desta terapia.

Antes de iniciar a manipulação da coluna, o terapeuta induz o relaxamento dos tecidos tensos através de massagem de zonas reflexas, de duchas quentes, ou de aplicação de ultrassom. Em seguida, localiza as vértebras desalinhadas e as faz voltar ao seu lugar através de movimentos rápidos e seguros. A seguir vem uma suave tração cervical, torácica e lombar, executada somente com as mãos. E, no final, uma massagem relaxante da coluna, com o uso de um creme analgésico. Esta é uma terapia especializadíssima, que poucos médicos e fisioterapeutas aplicam. Por isto, é preciso ter muito cuidado para não sofrer danos nas mãos de pessoas não habilitadas.

Para completar, quero mencionar a cinesioterapia, que consiste no tratamento através do movimento. É uma ginástica personalizada, que se aplica em moléstias neurológicas como derrames cerebrais, e em problemas crônicos da coluna vertebral, tais como escoliose, cifose e lordose. Ao agir sobre músculos específicos através de determinados estímulos que os recondicionam, a cinesioterapia procura recuperar músculos atrofiados ou funções de membros afetados pela paralisia. Quando o problema reside na coluna, pode-se aliar a quiropraxia à cinesioterapia. Após o reajuste das vértebras fica mais fácil reeducar os grupos de músculos que sustentam a coluna na posição correta. Os resultados já se tornam visíveis e sensíveis após algumas dezenas de sessões. Em alguns casos, quando o paciente compreende bem a terapia, é-lhe possível aprender os exercícios e fazê-los em casa, contando com a revisão periódica do fisioterapeuta.

Ao trabalhar seus músculos, tecidos, articulações e coluna, um terapeuta experiente poderá contribuir decisivamente para o restabelecimento integral de sua saúde, e "tirar sua dor com as mãos".

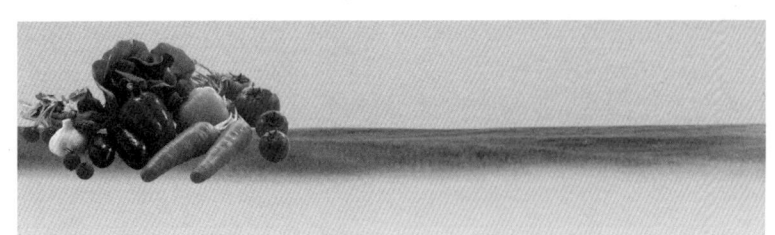

10. OXIGENOTERAPIA – H_2O PARA AS CÉLULAS

Em termos nutricionais, a necessidade diária de um ser humano é aproximadamente assim: 2 kg de água, 1 kg de alimento sólido e, acredite, 4 kg de oxigênio. Será que realmente recebemos esta quantidade de oxigênio?

Nas grandes cidades, encontramos entre 19% e 20% de oxigênio no ar, o que representa uma porcentagem muito baixa, se considerarmos que a nossa vida começa a entrar na zona de risco quando recebemos menos de 18% deste elemento. Além disto, respiramos muito superficialmente, apenas 500ml de ar em lugar dos 3 litros que necessitamos. A vida sedentária, com a má circulação que ela produz, e o uso de roupas sintéticas, diminui ainda mais o conteúdo de oxigênio em nosso sangue. Por outro lado, comemos quase que exclusivamente alimentos cozidos, que não aportam oxigênio ao nosso aparelho digestivo; somente os alimentos crus o contêm. Com isto propiciamos o desequilíbrio entre os lactobacilos úteis e as bactérias patogênicas em nossos intestinos, a chamada disbiose. A consequência é a putrefação intestinal com febre interna, gases, obstipação intestinal ou diarreia.

Muitas pessoas sofrem de alergias, fungos, aftas, azia e mau hálito, caspa e seborreia, falta de energia, desânimo e depressão, espinhas, hemorroidas e outras moléstias desagradáveis, em consequência da falta de oxigênio no organismo. Além de tudo, essa escassez de oxigênio nos predispõe ao câncer, porque células mal oxigenadas apresentam forte tendência à mutação.

    A oxigenoterapia pode nos trazer a solução para muitos destes problemas. Um dos métodos usados é a Medicina Hiperbárica, que consiste em introduzir o paciente em uma câmara que contém 90% de oxigênio. É um método eficiente, porém bastante caro e que, por este motivo, acaba sendo usado somente em casos muito graves, como gangrena ou queimaduras extensas. A aplicação endovenosa de oxigênio em certas doenças cabe ao médico ortomolecular, e já se torna mais acessível. É indicada em casos de bronquite asmática, doenças pulmonares obstrutivas crônicas, herpes, candidíase, artrite temporal, diabetes mellitus II, câncer metastático, esclerose múltipla, artrite reumatoide, infecções bacterianas e virais, parasitoses, enxaqueca, mal de Parkinson, dores crônicas, alergias e psoríase. Alguns especialistas vasculares usam oxigênio ou ozônio injetável no tratamento da insuficiência circulatória das pernas, e conseguem assim reduzir os casos de amputação.

    A boa notícia é que no dia a dia, o oxigênio que seu organismo reclama, e que você não consegue através do ar que respira, pode ser obtido por via oral, tomando-se 20 gotas de "P-10" (Peróxido de Hidrogênio a 10 volumes, próprio para ingestão)[18] em ½ copo de água, 3 vezes ao dia, sempre com o estômago vazio. A ingestão do Peróxido de Hidrogênio não tem contra indicação nem efeitos colaterais, por ser tão natural como o oxigênio que respiramos. Apresentado nesta forma, o oxigênio será absorvido lentamente pelo nosso organismo, inundando o sangue, o cérebro e todo o corpo com nova vida. Entretanto, não se deve ingerir a Água Oxigenada

---

18. Bibliografia: Antunes, Prof. Dr. Francisco, *Terapia Ortomolecular Natural*. Editora Cultrix, SP, 2001.

comum, adquirida em farmácia, por conter estabilizantes tóxicos, impróprios para o uso interno.

Conheça alguns dos efeitos imediatos da oxigenoterapia oral: Aumento da energia cerebral e da capacidade visual e auditiva; maior facilidade de relaxamento, otimismo e disposição; melhora da digestão com redução ou desaparecimento dos gases e outros sintomas semelhantes; dissolução de poluentes e agrotóxicos contidos no sangue. Redução do desejo de fumar e beber; defesa imediata contra infeções. Na enfermagem caseira, o Peróxido de Hidrogênio pode ser usado em bochechos contra as gengivites, em gargarejos contra amigdalites, em instilação nasal para rinites e sinusites, e para lavagem dos olhos inflamados, sendo neste caso, diluído em água boricada ou destilada.

Outros efeitos, muito positivos, aparecem a médio prazo: Estímulo à desintoxicação, à eliminação do peso excessivo (por aumentar as funções da tireoide) e ao sistema imunológico; dilatação das pequenas artérias, aumento dos níveis de Interferon, da função das mitocôndrias (mais energia muscular), das autodefesas contra fungos (micoses) e parasitas intestinais. O aumento do oxigênio no sangue também potencializa a insulina. Pela oxidação aumenta os radicais livres, o que estimula a liberação de enzimas antioxidantes nas células saudáveis, enquanto as células malignas e os vírus não conseguem defender-se e morrem nesta oxidação. Também acelera a cicatrização de úlceras do trato digestivo, bem como a melhora de hemorroidas, aftas e azia.

Quando você inunda o seu organismo com oxigênio, sua vida muda para melhor. Experimente!

11. A ARTE DE RELAXAR

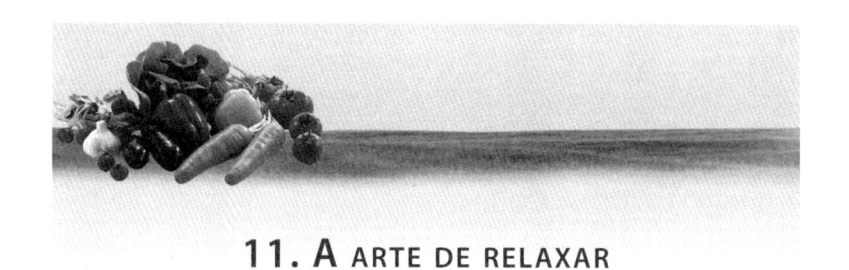

Por causa das tensões do dia a dia, do estresse que nos assola por todos os lados, da pressão do tempo, dos sentimentos de culpa, de rejeição e de insuficiência, por causa dos traumas de infância e do medo de um futuro incerto, nossa mente se enche, muitas vezes, de ansiedade quase insuportável.

Todos sabem que, se isto for frequente, nosso sistema nervoso sofrerá danos que acabarão se refletindo sobre a nossa saúde mental e física. Por isto, foram desenvolvidos diversos medicamentos que combatem esse estado, os chamados ansiolíticos. Quem já os tomou sentiu, porém, que o seu efeito é de pouca duração e bastante insatisfatório, e sabe que os médicos recomendam muita cautela ao usá-los, por causa da dependência que podem produzir, e de outros efeitos colaterais indesejáveis.

Hoje, muitos médicos e psicólogos preferem recomendar aos seus clientes que relaxem. O relaxamento é um remédio eficaz não só contra a ansiedade, mas contra as mais diversas moléstias de origem psicossomática. Hipertensos, cardíacos, diabéticos, dispépticos, asmáticos e muitos outros podem beneficiar-se dele e ficam surpresos ao perceber como melhoram. A explicação é simples: Os centros nervosos situados na base do cérebro são responsáveis pela regulação das funções involuntárias do nosso organismo, tais como a respiração, a digestão, a circulação sanguínea, o ritmo cardíaco e outras.

A intoxicação crônica do sangue, a fadiga e a ansiedade, perturbam estes centros reguladores. Resultam daí certos transtornos nos comandos nervosos, que acabam produzindo anomalias nas funções orgânicas e glandulares, mesmo que estes órgãos sejam saudáveis. Seria como um curto-circuito crônico na central de comando, que faria com que ligações errôneas e mensagens confusas cheguem ao organismo. Este, acostumado a obedecer às ordens do sistema nervoso central, executa também estas ordens errôneas, produzindo, assim, desequilíbrio e doença. Se o doente aprender o relaxamento e o praticar perseverantemente por alguns minutos diários, este curto-circuito pode ser corrigido e os órgãos e glândulas podem voltar a funcionar normalmente. Com isto pode ser até possível superar uma doença psicossomática crônica.

Para uma pessoa ansiosa, inquieta ou doente, porém, é difícil relaxar. Muitas vezes, é este justamente o seu maior desejo: relaxar, esquecer, dormir profundamente... Mas ela não sabe por onde começar. Os músculos estão tensos, os pensamentos, desencontrados, e o sono não chega. Isto, por sua vez, aumenta a angústia; o círculo vicioso se instala e parece que não há saída. É bom saber que, conhecendo as técnicas adequadas e perseverando no treinamento, todos podemos aprender a relaxar.

A primeira condição é conseguir um período de tempo e um lugar adequado à prática do relaxamento. Talvez o melhor horário seja à noite, após o término das responsabilidades, quando não há mais pressa. Prepare o seu corpo tomando um banho morno prolongado. De acordo com suas preferências pessoais, passe algum tempo ouvindo uma música suave, lendo um livro, assistindo a um vídeo tranquilo ou conversando calmamente com uma pessoa que você ama.

Agora deite-se em um ambiente silencioso e prepare-se para relaxar os músculos.

Quando os músculos estão relaxados, os nervos que os comandam se parecem com fios elétricos desligados da corrente, e os centros nervosos correspondentes não recebem mensagem alguma. Com isso, podem repousar e refazer-se da estafa crônica. O relaxamento muscular precede o relaxamento mental, predispondo a mente à calma e à meditação.

Deve ficar claro que não estamos recomendando a autossugestão, pois ela propicia a centralização no ego. Não é coerente procurar força, serenidade, sabedoria ou segurança no centro do seu próprio ser. Elas precisam advir de uma força superior, fora de você. Somente Aquele que criou você à Sua imagem e semelhança pode reabastecer a energias de seus nervos. Buscando contato com as realidades eternas, aferindo sua vida com as verdades da Bíblia, você estará atualizando os seus conceitos, para o desenvolvimento de uma personalidade simétrica e harmoniosa.

A melhor posição para o relaxamento muscular é deitado de costas, apoiando a cabeça confortavelmente sobre um pequeno travesseiro macio, os pés soltos e ligeiramente separados, os braços um pouco afastados do corpo, e as palmas das mãos voltadas para cima, bem relaxadas. Faça uma ou duas respirações profundas, e depois deixe sua respiração fluir naturalmente, sem forçá-la. Procure largar-se completamente sobre o leito. Imagine todo o seu peso sendo sustentado por ele. Afrouxe as tensões, desligue-se de tudo, inclusive de eventuais ruídos que possam surgir ao seu redor.

Fique imóvel, sem se mexer, sem se coçar, e não permita a entrada de pensamentos preocupantes em sua mente. Solte-se... Deixe de defender-se... Abandone-se nas mãos de Deus, que saberá cuidar de você... Largue-se como um boneco de pano deixado sobre o colchão...

Observe sua respiração, calma, tranquila... Relaxe seu pé direito, sua perna, sua coxa direita... Sinta-os moles, pesados, largados... Relaxe seu pé esquerdo, sua perna, sua coxa... Imagine-os largos, quentes, pesados... Relaxe sua mão direita, seu pulso, antebraço, cotovelo, antebraço, ombro... Relaxe sua mão esquerda, seu pulso, antebraço, cotovelo, antebraço, ombro... Largue-os sobre o leito, muito pesados, sem força... Relaxe seu abdome... suas nádegas... seu estômago... Imagine seu coração e pulmões pulsando devagar e calmamente... Relaxe sua coluna, e os grandes músculos das costas... Imagine-os longos, finos, moles... solte os ombros e o pescoço ... Imagine todas as tensões se esvaindo... Sinta seus tecidos quentes, relaxados... Afrouxe os lábios, com a boca semiaberta, os maxilares soltos... Relaxe as bochechas, o queixo... as pálpebras... Relaxe o couro cabeludo... a base do crânio... Relaxe sua testa, sinta-a lisa, pura, sem tensões... Sinta-se derramado passivamente, sem vontades, sem pressa... Agora imagine-se em uma rede armada entre palmeiras... O vento balançando as folhas das palmeiras e embalando sua rede... Imagine-se olhando para o céu azul, e o azul do céu entrando em você... Respirando oxigênio azul, lavando seu sangue... Dando vida às suas células... Expirando impurezas, tensões... Respirando oxigênio azul... Inspirando... Expirando... Inspirando... Expirando...

Seu corpo está inerte, seus músculos em estado de perfeito relaxamento, sua mente vazia de tensões e ansiedades. Agora permita que seu Criador lhe fale. São promessas de um Pai amoroso e fiel, que deseja ajudá-lo a manter a tranquilidade em todos os momentos. São promessas que Ele lhe faz, a você pessoalmente.

• "Não temas, porque Eu te remi. Chamei-te pelo teu nome, tu és Meu. Quando passares pelas águas, Eu serei contigo; quando pelos rios, eles não te submergirão; quando passares pelo fogo, não te queimarás, nem a chama arderá em ti...Visto que foste precioso aos Meus olhos, digno de honra, e Eu te amei." (Isaías 43:1-4)

• "Certamente ouvi o seu clamor e vi a sua aflição. Conheço o seu sofrimento, por isso desci a fim de livrá-lo." (Êxodo 3:7)

• "Não te deixarei nem te desampararei". (Deuteronômio 31:8)

• "Eis que envio um Anjo diante de ti, para que te guarde pelo caminho e te leve ao lugar que tenho preparado." (Êxodo 23:20)

• "Instruir-te-ei e te ensinarei o caminho que deves seguir, e com os Meus olhos te darei conselho." – "Quando te desviares para a direita ou para a esquerda, os teus olhos ouvirão atrás de ti uma palavra, dizendo: Este é o caminho, andai por ele." (Salmos 32:8 e Isaías 30:21)

• "Com amor eterno Eu te amei, por isso com benignidade te atraí." (Jeremias 31:3)

• "A Minha graça te basta, pois o Meu poder se aperfeiçoa na tua fraqueza." (II Coríntios 12:9)

Se você permitir, em uma opção de fé, que estas promessas se tornem reais para você, a paz mental está ao seu alcance agora. Muitos tiveram esta vivência, através dos séculos, e experimentaram uma nova serenidade e força em todas as situações. Podemos comprovar a sua experiência:

• "Perto está o Senhor de todos os que O invocam." (Davi, em Salmos 145:18)

• "Tudo posso n'Aquele que me fortalece." (Paulo, em Filipenses 4:13)

• "Sabemos que todas as coisas cooperam para o bem daqueles que amam a Deus." (Paulo, em Romanos 8:28)

- "E a paz de Deus, que excede todo o entendimento, guardará o vosso coração e a vossa mente em Cristo Jesus." (Paulo, em Filipenses 4:7)

Esta paz guardará também o *seu* coração e a *sua* mente. Agora respire profundamente, abra os olhos, volte ao movimento, espreguice-se, boceje... Sente-se devagar... E retorne à rotina com as forças da mente e do espírito renovadas para enfrentar a vida sem ansiedade.

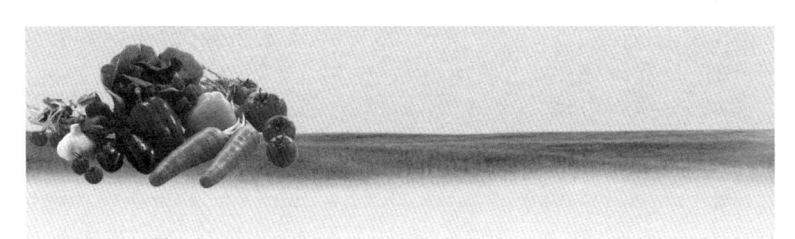

12. Equilíbrio ácido básico do sangue

Se você quiser manter seu organismo em bom funcionamento, seus ossos fortes, sua pele, suas unhas e seus cabelos saudáveis, preste atenção ao pH de seu sangue!

PH significa potencial de Hidrogênio, e o nível ideal para o sangue humano fica entre 7.35 e 7.45. É significativo que esta variação seja tão pequena: nosso organismo precisa estar constantemente empenhado em mantê-la assim. Se o pH subir a 8, o sangue estará alcalino demais, o que representaria certo risco para a saúde. Se descer a 6, estará ácido demais, e isto representa grande perigo para todas as funções, uma vez que o sangue banhará nossos órgãos, ossos, nervos e cérebro em ácido concentrado, dia e noite. Para evitar que esta condição ponha a nossa vida em risco, nosso sangue se empenhará em retirar minerais alcalinizantes dos tecidos, ossos, unhas e dentes, fígado, rins e medula espinhal, principalmente cálcio, magnésio e potássio. Com isto, ocorrerá um restabelecimento do pH sanguíneo, mas ao mesmo tempo uma desmineralização geral do corpo. O perigo agudo foi banido, mas a saúde começará a declinar.

Confira alguns sintomas de acidez excessiva e desmineralização: Inflamação e retração das gengivas; aftas; unhas e cabelos quebradiços; pele seca, enrugada, tendência a erupções, prurido, eczemas; taquicardia; osteoporose. Se nada for feito para eliminar o excesso de ácido, o sangue procurará livrar-se dele, depositando-o nas articulações dos dedos, artelhos, ombros e joelhos. São sais ácidos em forma de minúsculos cristais, que produzem inflamação, deformações e dor (gota, osteoartrite). Além disto, os ácidos atacam o tecido conjuntivo e a musculatura (dores reumáticas, cãibras); irritam o sistema nervoso central, produzindo ansiedade, depressão, fadiga crônica, insônia e falta de iniciativa; as artérias e os capilares acabam sendo danificados, tornando-se incapazes de conduzir às células os nutrientes contidos no sangue; as mucosas da boca, nariz, garganta e olhos se enfraquecem e tendem a inflamações dolorosas (glossite, sinusite, amigdalite, conjuntivite) e a frequentes resfriados. A maioria das glândulas passa a trabalhar com deficiência. A circulação do sangue e a vitalidade física declinam, e pode haver uma sensibilidade anormal à dor e ao frio.

Se você sofre de alguns destes sintomas e nunca obteve uma explicação sobre sua causa, compreenda que:

• Foi o seu estilo de alimentação que provocou a hiper-acidificação, e é através do alimento que você poderá restabelecer o equilíbrio do pH sanguíneo.

• Se os sintomas estiverem adiantados, você pode eliminar a acidez de modo mais eficaz através de uma desintoxicação orgânica completa, em uma Clínica Naturista especializada, com dieta líquida, aplicação de alguns tratamentos naturais, exercícios respiratórios, e atividade física que produza transpiração. Enquanto você se programa para esse tratamento, tente usar somente alimentos alcalinizantes em 1 dia por semana, ou em 5 dias seguidos por mês, tome chá diurético, e pratique exercícios físicos que propiciem a transpiração. Para saber se seu sangue está ácido demais, você pode comparar a lista de sintomas acima com a sua experiência pessoal. E se quiser ter certeza, você pode pedir ao seu médico que solicite um exame de pH da saliva, ou comprar em Casa Cirúrgica uma caixinha de fitas para medição do pH e fazê-la em casa.

• É muito importante repor os minerais dissolvidos através de suplementos de cálcio, magnésio e potássio. Seu médico lhe prescreverá as dosagens exatas para seu restabelecimento.

• Alimentos acidificantes produzirão acidificação do sangue em todas as pessoas. Alimentos alcalinizantes produzirão alcalinização do sangue em todas as pessoas. Alimentos ácidos (frutas ácidas e não maduras, iogurte, coalhada, tomates, chucrute, suco de limão, mel) podem alcalinizar ou acidificar o sangue, dependendo do metabolismo da pessoa. Indivíduos fortes, dotados de vitalidade e grande produção de calor, geralmente possuem um equilíbrio ácido/básico eficiente. Estas pessoas podem ingerir, por exemplo, 1 kg de frutas ácidas, e transformá-las em substâncias que alcalinizam o sangue, enquanto outras, mais franzinas e friorentas, acidificariam seu organismo com a mesma quantidade dessas frutas. A temperatura ambiente e a temperatura corporal influenciam grandemente no metabolismo ácido/básico. Por isso, é recomendável diminuir a ingestão de alimentos ácidos no inverno. Recomendamos também comer alimentos ácidos somente no jantar, porque à tarde a temperatura corporal é mais elevada.

Para manter o pH sanguíneo ideal, é necessário que você identifique quais são os alimentos acidificantes e quais são os alcalinizantes, para poder balanceá-los corretamente. Cada uma de suas refeições deve conter pelo menos 80% de alimentos alcalinizantes. Quando você descobrir, por exemplo, que todas as leguminosas (feijão, soja, lentilha, ervilha, grão de bico) são acidificantes, você pode ficar inseguro quanto ao que comer para não incorrer no erro de acidificar seu sangue. Não se preocupe! Comer leguminosas não aumenta o risco de acidificação, desde que este prato seja precedido por uma grande salada de vegetais crus, que alcalinizarão o seu sangue. No Capítulo "Dietas Terapêuticas", você encontrará a relação dos dois tipos de alimentos, e também duas poderosas dietas alcalinizantes. Se você descobriu que talvez esteja mesmo com o sangue ácido demais, inicie imediatamente a mudança. Você vai se surpreender com a diferença em seu bem-estar.

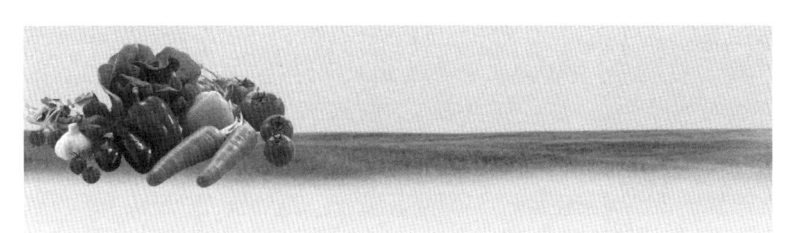

13. OS REMÉDIOS DO POMAR E DA HORTA

Todos nós, sejamos crianças, adolescentes, jovens, adultos ou idosos, temos uma incrível fome de viver, de viver a vida com alegria, disposição, energia, sem nos cansarmos, por maiores que sejam os desafios. Tentamos conseguir isto devorando vitaminas, fórmulas, cápsulas, suplementos, com ou sem receita médica. E quando são "naturais" ficamos mais seguros, porque nos disseram que "quando é natural não faz mal". Será que é bem assim? Cremos que cabe aqui um lembrete: Natural mesmo é alimentar-se bem!

Nos últimos 20 anos foram catalogadas, no Instituto Nacional de Saúde dos Estados Unidos, mais de 10.000 pesquisas sobre alimentos e saúde, e os resultados comprovam o poder medicinal dos alimentos.

Ao comparar os dados destas pesquisas, a conclusão dos cientistas foi que *"O corpo humano necessita de uma alimentação natural e bem variada para não adoecer."* Dando um exemplo, um terço de todos os casos de câncer está relacionado aos hábitos alimentares. Em recente Congresso Internacional de Câncer, o porta-voz da Organização Mundial de Saúde afirmou:"Se a população mundial incluísse 5 porções[19] de frutas e verduras cruas em seu cardápio diário, poderíamos reduzir em 50% o risco dos casos de câncer de cólon, estômago, pulmão, pâncreas, útero, ovário e esôfago".

Frutas, legumes e verduras, especialmente quando consumidos crus, são antioxidantes e neutralizam os radicais livres que provocam a degeneração das células. As fibras alimentares dos vegetais crus e dos cereais integrais aumentam o bolo fecal e assim mantêm o intestino limpo. Desta forma evita-se colite, diverticulose, apendicite, câncer de cólon e mais cerca de 60 outras doenças.

A seguir, alguns exemplos de "remédios" do pomar e da horta:

Alho: Bactericida poderoso, ele previne e cura infecções. Seu componente alicina combate mais de duas dúzias de tipos de bactérias. É também antivirótico, anti-inflamatório, antiespasmódico e descongestionante. Por conter adenosina, relaxa as artérias, e com isto abaixa a pressão arterial; limpa as artérias e reduz o colesterol, prevenindo assim o derrame cerebral e o infarto do coração.

Cebola: Tem efeitos semelhantes ao alho; além disto, é rica em fósforo (bom para a memória) e útil como expectorante em caso de tosse. É depurativa do sangue e absorve toxinas. Seu suco morno pode ser pingado nos ouvidos para combater rapidamente uma inflamação.

Limão: Rico em vitamina C, combate infecções, gastrite, reumatismo e artrite, gota, náuseas, hipertensão, dor de garganta (fazer gargarejos com água quente, limão e sal), caspa e seborreia (aplicar o suco ao couro cabeludo após lavar a cabeça).

Berinjela: Reduz o colesterol, ao se tomar seu suco em jejum por um período de 15 dias seguidos. Ajuda a emagrecer e a reduzir o tamanho de pedras na vesícula. Contém um glicoalcaloide que compõe as pomadas usadas contra câncer de pele.

---

19. 5 porções: Para este estudo, 1 porção é = 1/2 xícara de legumes ou 1 xícara de verduras ou 1 fruta média ou 130g de suco de frutas ou vegetais.

Brócolis e repolho: Combatem o câncer de mama porque reduzem o excesso de estrógeno, mas têm ação benéfica em todos os tipos de câncer. O brócolis é rico em cromo, regulador do metabolismo de insulina. Assim, é benéfico tanto no diabetes como na hipoglicemia. Comer uma xícara de brócolis por dia ajuda a vencer a compulsão por doces.

Salsinha: Também combate o câncer, principalmente o de pulmão. Recomenda-se aos fumantes passivos e mesmo aos ex-fumantes tomar um copo de suco de salsinha bem concentrado em jejum diariamente, porque ele reduz a oxidação das células, gerada nos pulmões pela fumaça do cigarro e pela poluição do ar. É também rica em vitamina A, e tem ação benéfica sobre as desordens da menstruação.

Espinafre: É diurético, combate as infecções das vias digestivas e pode prevenir e até curar a catarata por produzir antioxidantes que atuam nas células dos olhos. Contém alta dosagem de vitamina A: 7.385 U.I. em 100 gramas.

Nabo: Ótimo expectorante quando usado em xarope, atua contra a tosse e a bronquite asmática. Seu suco cura frieiras, é depurativo do sangue, e contém muito fósforo, que é ativador da memória.

Cenoura: Previne a cegueira e as enfermidades do fígado, é rica fonte de betacaroteno, que protege as artérias e fortalece o sistema imunológico. Contém fibras vegetais que abaixam o colesterol. Por isso, o hábito de comer uma cenoura crua por dia pode reduzir em 50% o risco de adquirir doenças das coronárias (artérias do coração).

Couve: Seu suco cura úlceras de estômago e é eficiente contra a anemia, por ser rico em ferro. A couve também é tônica, laxante, vermífuga, e reduz as pedras da vesícula.

Gengibre: É analgésico, atuando como o AAS (ácido acetilsalicílico); por exemplo: a dor de cabeça desaparece em meia hora se você tomar ½ colher de chá do pó de gengibre diluído em água. Mastigar gengibre fresco alivia a dor de garganta e combate a inflamação. Além disto, reduz o desejo de fumar.

Arroz ou trigo integral: Uma boa porção, de preferência com mel, faz desaparecer a irritação da tensão pré-menstrual dentro de mais ou menos uma hora, por ativar a produção do hormônio serotonina, semelhante em seu efeito ao do Valium.

Leite de gergelim com banana: Dois copos, tomados na véspera do início da menstruação, reduzem consideravelmente as cólicas menstruais, por causa do cálcio que contém.

Abacaxi com gergelim: Previne e ajuda até a reverter a osteoporose, por conter cálcio e magnésio.

Suco de abacaxi: É um poderoso expectorante, porque contém bromelina, que dissolve os catarros. Tomado em jejum durante 15 dias, intercalando uma pausa de 15 dias e depois repetindo a dose, consegue-se dissolver completamente a solitária (tênia de vaca).

Tomate, cenoura, abacaxi, pimentão e morango: Ajudam a prevenir o câncer de mama e a leucemia.

Morango, uva e framboesa: Contêm ácido elágico, que, além de beneficiar a pele, tornando-a mais elástica, neutralizam as substâncias cancerígenas que penetram no organismo.

Soja: Contém lecitina, uma substância importante para o sistema nervoso e útil para a dissolução de gorduras localizadas e de pedras da vesícula. É rica em proteínas de alta qualidade, e em fitoestrógenos que ajudam o equilíbrio hormonal da mulher no período da menopausa. Além disto, a soja contém genisteína e daidzeína, poderosas para destruir células cancerosas.

E muitos outros... Porque buscar suplementos na farmácia, quando o nosso alimento tem tudo para prevenir e muito para recuperar nossa saúde?[20]

---

[20]. Bibliografia: Schneider, Dr. Ernst, *A Cura e a Saúde pelos Alimentos*. Casa Publicadora, São Paulo, 1982.
Carper, Jean, *Alimentos, o Melhor Remédio para a boa saúde*. Editora Campus, Rio de Janeiro, 1995.
Camargo, Dr. Wilson, *Vitaminas do futuro, As - O Poder Verde*. Editora Mauad, Rio de Janeiro, 1997.

14. Dietas terapêuticas

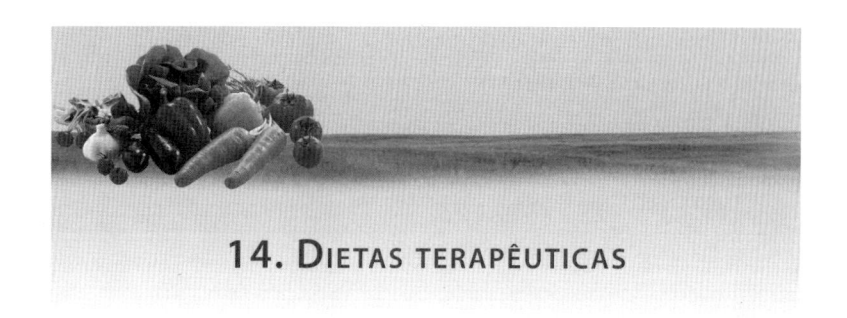

A dietoterapia é parte integrante do tratamento natural, pois aquilo que comemos determina, mais do que qualquer aplicação externa, a qualidade de nosso sangue e sua composição química. O sangue, por sua vez, influencia fortemente a atuação das células que formam todas as partes de nosso corpo. Se o sangue for puro, repleto de nutrientes e tiver correto equilíbrio ácido/básico, nossas células serão vigorosas e formarão órgãos e glândulas eficientes, isto é: teremos saúde verdadeira. Assim, compreendemos a sabedoria de Hipócrates, o "Pai da Medicina", que já nos recomendava quase 2.500 anos atrás: *"Que o teu alimento seja o teu remédio, e o teu remédio seja o teu alimento"*.

Neste Capítulo, estaremos descrevendo algumas dietas terapêuticas para moléstias específicas, cuja eficácia foi devidamente comprovada em nossa Clínica.

DIETA LÍQUIDA

Fornece de 300 a 400 calorias por dia. É desintoxicante, rejuvenescedora, indicada no combate de doenças crônicas, obesidade, em casos de febre, indigestão, ou como mini-desintoxicação de um dia por semana. Se for utilizada por mais do que um dia, deve ser acompanhada por um médico experiente em jejum terapêutico.

Se quiser experimentá-la, abstenha-se de qualquer alimento sólido, favorecendo assim a eliminação de toxinas e gorduras. Beba diariamente 5 copos de 200 a 250ml de suco de frutas ou verduras cruas variadas. Exemplos: suco de laranja, tangerina, lima, abacaxi, mamão, melão, caqui, figo, maçã, pera, uva, pêssego, cenoura, beterraba, salsão, pepino, tomate, pimentão, cebola, rabanete, nabo, espinafre, repolho, couve, ou outras mais.

Os sucos de frutas podem ser misturados entre si e os sucos de verduras também, mas não se devem misturar sucos de frutas com sucos de verduras. Já os sucos de cenoura e de beterraba podem ser misturados com pequena quantidade de suco de laranja. Todos os sucos devem ser naturais, feitos de vegetais crus, preparados e coados na hora de serem tomados, para que conservem suas vitaminas e enzimas naturais. Tome-os lentamente, ensalivando cada gole. Não acrescente sal, açúcar ou gelo. Tome um suco a cada 3 horas.

Se não tiver centrífuga para extrair o suco de cenouras, beterrabas, nabo ou maçãs, sugerimos picar o vegetal cru e batê-lo no liquidificador com uma quantidade mínima de água, coando-o em seguida, em peneira ou pano de saco.

O suco da noite pode ser substituído por um caldo de verduras quente, sem gordura e sem sal. Ele pode ser temperado e enriquecido com "Skrill", um sal dietético líquido, rico em micronutrientes e livre de cloreto de sódio. Durante o dia devem ser tomados pelo menos 2 litros de água pura; se preferir, uma parte da água pode ser substituída por chá de ervas, com mel ou stévia.

Cardápio sugestivo para uma semana de dieta líquida

DIA:	HORÁRIO:	SUCO:	CALORIAS APROX.	TOTAL
1º dia	07h00	Laranja e goiaba	84	
	10h00	Cenoura	39	
	13h00	Maçã	60	
	16h00	Pêssego com stévia	51	
	19h00	Caldo de verduras	51	TOTAL 385 Cal.
2º dia	07h00	Melancia	63	
	10h00	Folhas verdes e salsão	22	
	13h00	Beterraba e laranja	98	
	16h00	Maracujá com stévia	97	
	19h00	Caldo de verduras	51	TOTAL 331 Cal.
3º dia	07h00	Manga	97	
	10h00	Tomate com salsão	42	
	13h00	Cenoura	139	
	16h00	Abacaxi	85	
	19h00	Caldo de verduras	51	TOTAL 414 Cal.
4º dia	07h00	Tangerina	99	
	10h00	Beterraba, cenoura, salsão	104	
	13h00	Morango e laranja	93	
	16h00	Melão	54	
	19h00	Caldo de verduras	51	TOTAL 401 Cal.
5º dia	07h00	Laranja com mamão	120	
	10h00	Folhas verdes e salsão	22	
	13h00	Cenoura	139	
	16h00	Melancia	63	
	19h00	Caldo de verduras	51	TOTAL 395 Cal.
6º dia	07h00	Melão	55	
	10h00	Beterraba com laranja	98	
	13h00	Tomate com salsão	42	
	16h00	Laranja	117	
	19h00	Caldo de verduras	51	TOTAL 363 Cal.
7º dia	07h00	Melancia	63	
	10h00	Folhas verdes e salsão	22	
	13h00	Pera com laranja-lima	114	
	16h00	Uva	124	
	19h00	Caldo de verduras	51	TOTAL 374 Cal.

Este é apenas um cardápio sugestivo.[21] Caso lhe pareça que precisa de mais do que 1 dia de dieta líquida, busque acompanhamento médico antes de iniciar, e fale com ele sobre a duração ideal da mesma, em seu caso pessoal.

Caso a dieta seja de 3 dias ou mais longa, é necessário fazer uma readaptação alimentar gradativa: coma somente frutas durante 1 dia, e somente alimentos crus durante pelo menos mais um dia, para então iniciar o regime vegetariano integral, que, na medida do possível, deverá passar a ser a sua dieta definitiva.

Para aumentar sua motivação, leia um exemplo de bons resultados abaixo:

Obesidade em um homem jovem:

Ele só tinha 26 anos, estava casado havia 1 ano, e pesava 120 kg. Seu peso ideal seria de 80 kg, e ele tinha pressa de retornar a este peso. Assim, internou-se no Retiro por 3 semanas. Levou muito a sério o tratamento: ficou na dieta líquida, fazia duas longas caminhadas por dia, não perdia uma sessão de ginástica, pedalava na bicicleta ergométrica, e durante os intervalos dos tratamentos jogava pingue-pongue ou pulava corda. Conseguiu perder 20 kg em 20 dias, e voltou para casa, feliz da vida. Três meses depois, apareceu na Clínica novamente, para iniciar uma nova arrancada. Perdeu mais 20 kg em 20 dias, e saiu, aplaudido por todos, tendo alcançado o seu peso ideal de 80 kg.

Nota: Não pense que todos e todas conseguirão essa proeza. Ele era jovem, tinha adquirido o excesso de peso em pouco tempo, e "malhava" mais do que qualquer outro que já vimos. Normalmente, a média fica na metade do que ele conseguiu.

---

21. Você pode buscar mais informações sobre a Dieta Líquida no Capítulo "Saúde e Nova Vitalidade Pela Desintoxicação Orgânica".

DIETA DE FRUTAS

Esta dieta fornece 800 a 900 calorias por dia. Consiste em comer 3 refeições de aproximadamente 300g de frutas cruas, frescas e maduras, ao dia. Use somente 1 a 2 qualidades de frutas em cada refeição e não misture frutas doces com frutas ácidas. Coma lentamente e mastigue muito bem cada bocado.

Exemplo de cardápio para 1 dia:
Desjejum: mamão e bananas;
Almoço: abacaxi e morangos;
Jantar: pera e melão.

Entre as refeições você pode tomar um suco de frutas ou verduras e uma xícara de chá de ervas naturais com mel, além de bastante água. Fique atento à sua função intestinal.

Às vezes, uma dieta como esta pode ter resultados surpreendentes, como no seguinte caso:

Uma jovem senhora sofria terrivelmente com uma grave infecção no olho esquerdo, havia vários meses. A dor era insuportável, atormentando-a dia e noite. Nenhum antibiótico, nem nacional, nem importado, havia conseguido curar a infecção, e nenhum analgésico amenizava suas dores lancinantes. A biópsia, enviada para um laboratório dos EUA, acusou a presença de um fungo exótico, para o qual não existe remédio. A única solução, disseram-lhe os médicos, seria fazer uma cirurgia para extrair o olho. E ela tinha 25 anos de idade! Um dos seus médicos a aconselhou a procurar um tratamento natural, como última alternativa. Ela não conhecia nenhum médico naturista, mas foi perguntando a todas as pessoas que encontrava, até que alguém lhe deu o endereço da nossa Clínica. Veio para uma consulta médica e recebeu a orientação de fazer um tratamento caseiro com dieta de frutas, ingestão de alho e própolis, e aplicação de cataplasmas de dolomita sobre o olho infeccionado.

Após os primeiros três dias as dores diminuíram, e depois de uma semana haviam desaparecido por completo. Após 3 semanas a jovem paciente realizou novos exames, e estes demonstraram que a infecção estava completamente superada.

MONODIETA

As calorias variam conforme o alimento escolhido. Consiste em comer uma única qualidade de alimento por dia, em 3 a 5 refeições, e tomar somente água nos intervalos.

Exemplos:
- Monodieta de manga, se houver obstipação intestinal.
- De melancia para reduzir inchaços (muito diurética).
- De caqui para aliviar o fígado.
- De figo para cicatrizar uma úlcera de estômago.
- De banana madura para moléstias do intestino.
- De arroz integral, cozido em água sem sal, para desintoxicar-se.
- De batatinha cozida na casca, para alcalinizar o sangue quando este é muito ácido.

As monodietas de frutas devem ser feitas somente por 1 dia de cada vez. A dieta de arroz integral ou de batatinhas pode durar até 10 dias. Durante a monodieta, a digestão fica muito leve e rápida, liberando assim energia para que o organismo possa dedicar-se à desintoxicação. Além disto, ocorrerá uma notável perda de peso e a regressão de inchaços, por causa da ausência de sal.

DIETA CRUDÍVORA

O poder terapêutico da dieta crudívora reside em sua riqueza de vitaminas e sais minerais, enzimas vivas, proteínas de alta qualidade e de fácil assimilação, oxigênio puro que beneficia o aparelho digestivo e as células, clorofila que apoia o coração e ativa a circulação sanguínea, fibras que varrem o excesso de colesterol e previnem a arteriosclerose e o infarto. Além disto, presenteia-nos com uma energia viva, advinda do sol, que só os vegetais armazenam, e que em nosso corpo aumenta o potencial das células, vivificando os processos de purificação, de seleção de nutrientes, de cura espontânea e de rejuvenescimento.

Esta dieta soma aproximadamente 1.300 calorias por dia. Coma somente alimentos crus, 3 vezes ao dia e beba sucos de frutas ou verduras cruas, 2 vezes ao dia, além de chá de ervas e bastante água.

Exemplo de cardápio para 1 dia:

Desjejum: 200g de frutas frescas e mingau "Bircher Muesli" (receita: 1 colher de sopa de aveia demolhada na véspera, 1 maçã ralada, 1 colher de sopa de suco de limão, 1 colher de sopa de passas, 1 colher de chá de casca de limão ralada, 3 colheres de sopa de iogurte de soja, 2 colheres de chá de mel e eventualmente 1 a 2 castanhas raladas. A maçã pode ser substituída por outra fruta, a seu gosto.) Sirva imediatamente.

Almoço: Abundante salada de hortaliças cruas, entre as quais sugerimos: alface, cenoura, escarola, agrião, dente de leão, broto de feijão, tomate, beterraba, rabanete, abobrinha, nabo, pepino, pimentão, etc. Tempere com 1 xícara de iogurte de soja misturado com limão, cebola ou alho, cheiro verde, e um pouquinho de sal. Se desejar, varie temperando sua salada com azeite, limão e gersal, ou com um molho feito de abacate, limão, cheiro verde e um pouquinho de sal. Se desejar aumentar as calorias desta dieta, acrescente uma tigela de trigo germinado ou de PVT ou de "tabule" feito com triguilho demolhado, levemente temperados.

Jantar: Igual ao desjejum, ou somente frutas frescas, frutas secas, 1 a 2 castanhas ou nozes, ou iogurte de soja com mel.

Esta dieta pode ser seguida por várias semanas ou até meses, sem risco de faltarem nutrientes.

Veja um belo exemplo dos resultados que a dieta crudívora pode produzir:

Uma senhora de 40 anos, portadora de um mioma uterino intramural grande, só pôde permanecer na Clínica por 5 dias, por ter 3 filhas pequenas para cuidar. Nestes dias de tratamento, fez a dieta líquida. Recebeu a orientação de seguir em casa, pelo tempo máximo que lhe fosse possível, uma dieta totalmente crua, que ela seguiu fielmente por seis meses. Apesar de cozinhar para a família toda, ela mesma só ingeria alimentos crus. Depois ela nos disse que já estava tão acostumada à sua dieta que nem sentia mais vontade de comer qualquer tipo de alimento cozido. Um exame de ultrassom mostrou que o mioma havia desaparecido por completo. 10 anos depois do seu tratamento tudo estava bem, e o mioma nunca reapareceu.

DIETA CRUDÍVORA AMENA

Esta dieta fornece de 1.600 a 1.800 calorias por dia. É semelhante à dieta anterior, acrescentando-se ao almoço algumas batatinhas cozidas ou assadas na casca, e ao desjejum e ao jantar 1 fatia de pão integral com mel ou ricota.

MINIDESINTOXICAÇÃO

Para aqueles que desejarem experimentar os resultados benéficos de uma Desintoxicação Orgânica, mas não têm condições de fazer um jejum de vários dias, aqui está um programa de minidesintoxicação que pode ser praticado facilmente em sua casa:

Cardápio para uma semana

Domingo: Dieta líquida (300 a 400 calorias)
• Abstenha-se de alimentos sólidos, favorecendo assim a eliminação de toxinas e gorduras.
• Siga as instruções da Dieta Líquida no início deste capítulo.
• Recomendamos ainda: Repouso, pouco exercício, respiração profunda, lavagem intestinal (clister) de 2 litros de chá morno de camomila ou cavalinha, 2 banhos de chuveiro ou banheira e uma compressa com toalha úmida e bolsa de água quente sobre o fígado, por 1 hora.

2ª e 3ª feira: Dieta de Frutas (800 a 900 calorias)
• Siga as instruções da Dieta de Frutas no início deste Capítulo
• Faça duas caminhadas de 30 a 40 minutos com exercícios respiratórios. Repita o clister, os banhos e compressa de domingo.

4ª e 5ª feira: Dieta Crudívora (aproximadamente 1.300 calorias)
• Siga as instruções da Dieta Crudívora, logo acima.
• Faça duas caminhadas de 30 a 50 minutos por dia, pratique exercícios respiratórios, banhos e compressa como nos dias anteriores.

6ª feira e sábado: Dieta Crudívora Amena (1.600 a 1.800 calorias)
• Veja as instruções da Dieta Crudivora Amena, acima.
• Faça duas caminhadas de 30 a 50 minutos por dia, pratique exercícios respiratórios, banhos e compressa como nos outros dias.

Depois desta semana de desintoxicação, recomendamos adotar o nosso "Regime de Saúde Básico" ou a "Dieta para Emagrecimento Natural", para completar a desintoxicação e preservar sua saúde.

Talvez os resultados não sejam tão evidentes, após este programa de minidesintoxicação, como o seriam após uma desintoxicação completa, mas se ele for repetido uma vez por mês e alternado com um regime alimentar vegetariano integral, nova energia e saúde serão a recompensa final.

DIETA ALCALINIZANTE

Aplicada em casos de acidificação geral do organismo – estado muito comum na população moderna – esta dieta é bastante eficaz para prevenir e também para tratar moléstias como ácido úrico e gota, reumatismo, ciática, erupções cutâneas e outras.[22]

Aqui está um esquema simples e prático de como prepará-la:

• Use à vontade: Frutas doces cruas ou secas, verduras e hortaliças em geral, cruas ou cozidas ao vapor, milho verde, batatinhas cozidas ou assadas na casca, mandioca, mandioquinha, inhame, cará.

• Use moderadamente: Azeite de oliva, azeitonas, amêndoas, castanhas do Pará, leite de soja, melado de cana, sal marinho.

Observação: Se você tem muita vitalidade e sente muito calor, o que denota geralmente um eficiente metabolismo ácido/básico, você pode acrescentar pequenas quantidades de frutas ácidas (veja relação abaixo), incluindo o tomate, e um pouco de mel de abelhas.

• Exclua, pela duração da dieta, todos os outros alimentos, temperos e bebidas. Consulte seu médico sobre a suplementação de minerais alcalinos, como cálcio, magnésio e potássio, pois estes

---

22. Para explicações mais detalhadas, recorra ao Capítulo "Equilíbrio Ácido-Básico".

podem ter sido retirados dos ossos ou dentes enquanto seu sangue estava excessivamente ácido.

Cardápio sugestivo na dieta alcalinizante:

Desjejum: 2 frutas doces, por exemplo: papaia ou mamão, banana, pera madura, maçã doce, melão, melancia; 2 a 3 batatinhas cozidas na casca, com um pouco de sal, nata ou manteiga fresca; 3 amêndoas ou 2 castanhas do Pará; ½ xícara de leite de soja com melado.

Almoço: 1 prato de salada variada, temperada com azeite e sal; 2 a 3 batatinhas assadas na casca, e 4 colheres de sopa de ricota fresca temperada com bastante cheiro verde. Se desejar, acrescente 1 a 2 hortaliças cozidas ao vapor.

Jantar: Como no desjcjum, variando as frutas, ou como no almoço, trocando a batatinha por mandioca, cará ou inhame, se quiser. Outra opção seria servir uma salada seguida de uma sopa cremosa de legumes ou de mandioquinha.

Ao levantar, nos intervalos das refeições e antes de deitar, tome muita água. Se desejar tomar sucos, estes devem ser de frutas doces ou de hortaliças.

A duração desta dieta depende da moléstia a ser tratada, e deve ser determinada pelo médico. Ela fornece nutrição completa, mas se for de longa duração, pode ser alternada com a Dieta Relativamente Alcalinizante, que permite usar maior variedade de alimentos. Depois de alguns dias, retorne à dieta mais restrita, por ser mais eficaz.

DIETA RELATIVAMENTE ALCALINIZANTE

Pode ser adotada em casos mais leves de acidificação sanguínea, e em alternância com a dieta alcalinizante acima, conforme prescrição médica.

Use à vontade: Frutas doces cruas, frescas ou secas, verduras e hortaliças em geral, cruas ou cozidas ao vapor, milho verde, germe de trigo, sopas de verduras e legumes, batatinhas cozidas ou assadas na casca, mandioca, mandioquinha, inhame, cará.

Use moderadamente: Cereais integrais, leguminosas, mel de abelhas, melado de cana, tomate, limão, frutas ácidas (azedas), iogurte de soja e queijo Tofu fresco, pão integral, amêndoas e castanhas do Pará, ovos caipiras, azeite de oliva.

Exclua do cardápio: Alimentos altamente acidificantes, como carnes, peixes, aves, frutos do mar, açúcar, refrigerantes, vinho e outras bebidas alcoólicas, vinagre, café, chá preto e mate, frituras, chocolates, queijos maduros.

Obs.: Algumas frutas variam em sua acidez, como por exemplo: a maçã, o pêssego, a uva, a manga, etc. Neste caso, verifique pelo sabor azedo ou totalmente doce a que classe pertencem.

Conheça a seguir uma experiência mundialmente famosa nos meios médicos, realizada no Royal Free Hospital de Londres, em meados do século XX:[23]

Uma médica reumatologista daquele hospital interessou-se em fazer um estágio na clínica do Dr. Bircher Benner, na Suíça, para descobrir o segredo de seus resultados incomuns no tratamento da artrite e do reumatismo crônico. Após o estágio, que a deixou entusiasmada, pediu ao hospital de Londres que lhe entregasse uma enfermaria com doze pacientes artríticas desenganadas e a autorização de tratá-las exclusivamente com dieta alcalinizante, sem nenhum medicamento ou outro tratamento qualquer. Das doze pacientes, todas praticamente imobilizadas pela deformação de suas articulações, dez voltaram a andar e a levar uma vida normal. Somente duas

---

23. Bibliografia: "Proceedings of the Royal Society of Medicine", vol. XXX, citado em Rheuma- und Arthritiskranke, Dr. Max Bircher Benner, Edit. Bircher-Benner-Verlag, Bad Homburg, Alemanha.

tiveram um resultado menor. Mesmo estas, porém, tiveram a sua mobilidade e o seu estado geral bem melhorados. A experiência de uma destas pacientes foi filmada e fotografada, com cartazes de data afixados na cabeceira de sua cama, para demonstrar a sua melhora gradativa. Ela tinha 55 anos, sofria de poliartrite havia vinte anos, estava totalmente imobilizada, todas as suas juntas estavam deformadas e rígidas, todos os seus músculos atrofiados; havia passado por todos os tratamentos disponíveis, e sofria de dores quase insuportáveis, apesar das altas doses de medicamentos que tomava. Após 40 dias de dieta totalmente alcalinizante, agora já sem tomar medicamentos, ela conseguiu, ainda deitada, erguer uma perna e segurá-la com as duas mãos. Dois meses depois, pôde ficar sentada, com a ajuda das enfermeiras. A última foto, tirada após 13 meses, mostra uma senhora à paisana, deixando o hospital e caminhando sem auxílio algum para o ponto do ônibus que a levaria para casa. Dez anos depois, ao estar fazendo um tratamento de Desintoxicação Orgânica na Clínica do Dr. Bircher Benner, sua filha assistiu a este filme em uma reunião com outros pacientes, e reconheceu a paciente filmada como sendo sua mãe. Solicitada a dar notícias sobre sua saúde atual, relatou que ela estava muito melhor do que na época em que deixou o hospital, seguia uma dieta vegetariana integral, e conseguia fazer todo o serviço de sua casa, além de trabalhar diariamente por duas horas em sua horta.

DIETA PARA CISTITE CRÔNICA - "DIETA DO BALANÇO"

Esta dieta se baseia em observações médicas segundo as quais a bactéria que usualmente causa a cistite crônica, a "eschericcia coli", se enfraquece até chegar a desaparecer, quando é submetida a alterações bruscas do pH da urina. Foram observados excelentes resultados ao se usar por aproximadamente 3 semanas uma dieta que alterna 1 dia de alimentos que acidificam a urina, com outro de alimentos que a alcalinizam.

Exemplo de cardápio:

1º dia, acidificação da urina: Coma arroz, feijão, soja e outras leguminosas, ovos, queijo Tofu, pão, mel, polenta, aveia, frutas ácidas e pouca verdura. Tome 1 colher de chá de vinagre de maçã em 1 copo de água 3 vezes ao dia, entre as refeições. Não use o vinagre em caso de gastrite ou úlcera de estômago.

2º dia, alcalinização da urina: Coma somente frutas cruas, não ácidas, saladas cruas e verduras cozidas ao vapor, amêndoas ou castanhas do Pará, um pouco de ricota de soja, batatinhas cozidas ou assadas na casca. Não use o vinagre de maçã neste dia.

Continue alternando desta forma por aproximadamente 3 semanas e então repita o exame de urina. É aconselhável ingerir muita água nestas semanas, pois a abundância de urina ajuda a eliminar as bactérias. Tome 3 xícaras de chá de cavalinha por dia (ferva a erva por 5 minutos, deixe-a descansando tampada por 10 minutos e depois coe). Tome 30 gotas de extrato de própolis diluído em um pouco de água ou de chá de cavalinha, 3 vezes ao dia.

Esta dieta tem sido usada em nossa Clínica, sendo que um dos casos mais interessantes de recuperação completa de uma infecção crônica da bexiga foi este: Depois de se submeter a uma cirurgia de próstata, um senhor de 60 anos teve uma infecção na bexiga, que o martirizou por um ano e meio, deixando-o fraco, inapetente e intoxicado pelos antibióticos que lhe eram receitados constantemente, a pequenos intervalos. O número de leucócitos na urina considerado normal é de até 10.000 leucócitos por mililitro de urina.

Os exames deste senhor chegaram a mostrar 1.270.000 leucócitos! Sua urina era repleta de pus. O principal tratamento que ele seguiu em nossa Clínica foi a "Dieta do Balanço", descrita acima. Após três semanas, seus exames de urina mostravam 5.000 leucócitos por mililitro, e isto sem tomar uma gota de remédio! Seis anos depois, ele nos visitou, trazendo consigo uma grande pilha de exames de urina que ele havia feito de 3 em 3 meses, para controle. Eles provavam que a infecção nunca mais voltou.

Classificação das frutas

CLASSE ÁCIDA:	CLASSE SEMIÁCIDA:	CLASSE DOCE:
abacaxi	ameixa	banana maçã
acerola	amora	banana prata
carambola	cajú	banana nanica
damasco	cereja	caqui
groselha	framboesa	figo
kiwi	goiaba	figo da índia
laranja bahia	jaboticaba	fruta do conde (ata/pinha)
laranja pera	maçã verde	jaca
maracujá	maçã vermelha	laranja lima
morango	nêspera	lima da pérsia
tamarindo	pêssego	mamão comum
tangerina	pitanga	mamão-papaia
toranja (grapefruit)	nectarina	manga
	romã	melão
	sapoti	melancia
	tâmara	pera
	uva moscatel	
	uva niagara	**CLASSE NEUTRA:**
	uva itália	abacate
	uva rosada nacional	coco verde
	uva verde nacional	limão

DIETA ESPECIAL PARA CÂNCER E LEUCEMIA

Siga os princípios do "Regime de Saúde Básico", descrito no final deste Capítulo, atentando ainda para os seguintes detalhes:
• Procure adquirir alimentos de plantio biológico, sem defensivos.
• A proporção do alimento cru deve ser alta, no mínimo de 2/3 do volume total do alimento. Intercale períodos de dieta totalmente crudívora, sempre que possível.
• Observe regularidade e moderação nas refeições.
• Eventualmente será necessário tomar 5 a 6 pequenas refeições por dia, principalmente quando houver dificuldades digestivas, dor ou náuseas. Neste caso, as refeições intermediárias devem ser bem leves, compostas por frutas, leites vegetais ou torradas integrais.

ALIMENTOS ESPECIALMENTE RECOMENDADOS:

• Proteínas: Soja em forma de saladas, assados, bolinhos, tofu. Nota: Os grãos devem ser postos de molho na véspera; antes de cozinhá-los, jogue a água e esfregue-os entre as mãos, sob água corrente, para eliminar as cascas. Ricota de soja temperada com sal marinho e cheiro verde, para recheio de sanduíches, ou de tomates ou abobrinhas assadas, em suflês e assados, no molho de salada, ou então como sobremesa, misturada a frutas e nozes picadas. Ovos, sempre de quintal e bem frescos, 2 a 3 por semana; use-os cozidos ou misturados a assados, mas não frite. Castanhas e nozes, raladas ou bem mastigadas. Levedo de cerveja, 2 colheres (sopa) ou 6 comprimidos por dia, após as refeições. Não use leite de vaca ou seus derivados; experimente leite de soja, de arroz, de gergelim ou de castanhas.
• Adoçantes: Pequena quantidade de mel de abelhas puro, frutose ou stévia. Não use açúcar de qualquer tipo, nem melado, nem Dextrosol ou Karo.

- Gorduras: Azeitonas, nozes e castanhas, pequena quantidade de abacate, azeite virgem de oliva ou óleo de milho ou girassol.
- Temperos: Limão, salsinha, cebolinha, manjericão, orégano, segurelha, tomilho, cominho, coentro, folha de louro, alho e cebola. Use pouco sal, e que seja sal marinho ou "Gersal" integral.
- Verduras: Todas, especialmente nabo, rabanete, beterraba, cenoura, cebola, pimentão, chucrute, brócolis e repolho, de preferência tudo cru.
- Frutas: Todas, menos uvas. Escolha frutas maduras e frescas e lave-as muito bem, após deixá-las em água com vinagre por 20 minutos, ou descasque-as para excluir os defensivos. Frutas secas sem açúcar, com exceção das uvas-passas.
- Carboidratos: Pão integral, de preferência sem fermento ou com fermento biológico. Prepare-o em casa ou adquira pão bem escuro (não claro e fofo), com grãos visíveis. Não use produtos de farinha refinada ou mista. Aveia, de preferência crua, com frutas ou em sopas e mingaus. Arroz integral, cevada, macarrão integral, batatinhas – procure adquirir orgânicas, e sempre as cozinhe ou asse na casca – e mandioca, cará, inhame.
- Sucos:

1) Bata no liquidificador 1 metro de folhas de babosa "barbadensis" lavadas e bem enxugadas, com a casca mas sem os espinhos, com ½ kg de mel de abelhas puro e 2 colheres de sopa de extrato de própolis. Guarde na geladeira. Tome uma colher de sopa da mistura 15 minutos antes do desjejum, do almoço e do jantar, por 10 dias seguidos. Faça uma pausa de 10 dias e recomece a tomá-lo. Continue alternando nesse ritmo, sempre.

2) Misture suco de beterraba (100g), de cenouras (50g), de salsão (30g) e de nabo (10g). Tome-o lentamente, ensalivando cada gole, duas vezes por dia, entre as refeições, por 2 meses. Após uma pausa de 2 semanas, recomece. Persevere tomando ambos os sucos por pelo menos um ano.

- Chás:

1) Misture chá de cavalinha (ferva-a tampada em fogo baixo por 5 minutos), raiz de confrey (idem), com infusão de malva. Tome 3 xícaras por dia, longe das refeições, durante 3 semanas.

2) Misture chá de ipê roxo (ferva-o em fogo baixo, tampado, por 5 minutos), com infusão de sálvia e calêndula. Tome 3 xícaras por dia, longe das refeições, durante 3 semanas.

Alterne os chás 1) e 2) constantemente, por pelo menos um ano.

DIETA PARA AFECÇÕES HEPÁTICAS

Regras gerais:

- Exclua do seu cardápio carnes de qualquer espécie, bem como conservas, frituras, molhos picantes, queijos gordurosos, açúcar, doces e bombons, especialmente chocolates, temperos fortes como pimenta, vinagre, mostarda, etc., chá preto ou mate e álcool. Além disto, evite os alimentos desintegrados, tais como o arroz branco, a farinha branca e seus derivados.
- Use pouco sal e pouca gordura (pequenas quantidades de azeite de oliva, azeitonas, abacate, ou 2 nozes ou castanhas, ou 6 amêndoas). Use somente 2 a 3 ovos por semana, cozidos por 3 minutos ou pochê, não fritos. Sempre dê preferência a ovos caipira, bem frescos.
- Substitua o leite de vaca por leite ou iogurte de soja.
- Coma verduras amargas, especialmente chicória, almeirão, "dente-de-leão", agrião e rúcula. Use bastante nabo e rabanete, também em suco (100g por dia, com suco de limão, em jejum ou à tardinha). Inclua em seu cardápio, chucrute feito em casa, de preferência como salada crua.

- Para suprir a necessidade de glicose do seu fígado, use mel e melado de cana à vontade, frutas frescas não ácidas e frutas secas (uvas passas, tâmaras, figos, bananas).

- As leguminosas (feijões, soja, lentilhas, ervilhas, grão de bico) devem ser usadas com cuidado, sempre em pequenas quantidades, e eventualmente passadas na peneira para eliminar as casquinhas. Observe a sua reação: gazes, cólicas, ou empachamento denotam dificuldade de digerir estes alimentos. Suspenda seu uso por algum tempo, depois faça nova tentativa.

- Use alimentos crus no início de cada refeição, na proporção de no mínimo 50 a 70% do volume total. Mastigue bem: 30 a 50 vezes cada bocado. Coma sempre um pouco menos do que desejaria e não mastigue absolutamente nada entre as 3 refeições do dia. Não use líquidos às refeições, com exceção de uma pequena xícara de leite de soja ou caldo de verduras. Tome sucos de frutas ou verduras nos intervalos. Enquanto você está à mesa, mantenha um espírito calmo e positivo. Isto ajuda o seu fígado em suas tarefas, pois ele reage mal a estados de ansiedade, raiva ou mágoa.

- Tome diariamente 3 xícaras de chás amargos, tais como losna, boldo, carqueja, pariparoba, tayuyá, alternando as ervas de 3 em 3 semanas. Use bastante suco de limão, puro ou misturado com água e mel.

- Veja a seguir algumas medidas simples que apressam a recuperação, e podem ser usadas por 3 semanas cada uma:

Tratamento com azeite: Em jejum, após escovar os dentes, beba 1 colher de sopa de azeite de oliva misturado a 1 colher de chá de suco de limão. Em seguida, tome 1 xícara de um dos chás amargos acima, bem quente. Deite-se sobre o lado direito por ½ hora, com as pernas encolhidas e com uma toalhinha úmida e uma bolsa de água quente sob o fígado.

Tratamento com chucrute: Em jejum, mastigue demoradamente um pouco de chucrute cru (1tigelinha) todos os dias.

Compressa de fígado e sal amargo: Em jejum, beba ½ copo de água quente com 1 colher de chá de sal amargo (sulfato de magnésio). Deite-se por ½ hora, como descrito acima.

Tratamento com suco de limão: (Duração: 10 dias). No 1º dia, tome o suco de 2 limões, puro ou diluído em um pouco de água, em jejum ou entre as refeições. No 2º dia, aumente para 4 limões, no 3º dia para 6, no 4º dia para 8, no 5º dia para 10, no 6º dia fique em 10, no 7º dia diminua para 8, no 8º dia para 6, no 9º dia para 4, no 10º dia para 2, e com isto encerre o tratamento. O suco pode ser dividido em diversas vezes, mas deve ser preparado sempre fresco, na hora de tomar, para não perder a vitamina C. Sorva lentamente, usando um canudinho.

Exemplo de cardápio:

Ao acordar: Tratamento com azeite, com chucrute, com suco de nabo, com suco de limão ou com sal amargo. Aguarde 1 hora antes de tomar o desjejum.

No desjejum: Mingau "Bircher-Muesli", de aveia crua com iogurte de soja, maçã ralada, banana amassada, limão, mel, passas e 2 castanhas raladas; 2 a 3 frutas frescas, 1 fatia de pão com ricota de soja ou Tofu, ou com mel ou doce caseiro de banana ou de ameixa seca, sem açúcar. O pão deve ser integral, de preferência sem fermento, e se possível torrado. Uma boa opção é o pão sueco integral. Complete com 1 xícara pequena de leite de soja adoçado com mel ou melado, se quiser.

No almoço: Salada crua bem variada temperada com limão, pouco sal e algumas gotas de azeite, ou com molho de iogurte de soja e cheiro verde, com 1 a 2 azeitonas picadas. Como prato quente, sirva batatinhas cozidas ou assadas na casca, ou arroz integral, ou macarrão integral com molho caseiro, ou mandioca, ou triguilho; acrescente um purê de leguminosas, ou 1 ovo pochê, ou ricota de soja em assados ou recheios, ou bife de glúten; complete a refeição com 1 a 2 tipos de hortaliças cozidas ao vapor, temperadas com um pouco de azeite e cheiro verde picado (salsinha, coentro, cebolinha, manjericão, a gosto). Quanto mais simples for a preparação dos alimentos, mais apropriados eles serão para a sua dieta.

No jantar: 2 frutas frescas, iogurte de soja com 3 a 4 frutas secas; ou ricota com salada de frutas; 2 fatias de pão integral torrado ou pão sueco com mel ou patê de berinjela ou doce caseiro. Ou, se preferir, uma salada, arroz de forno ou uma sopa de legumes sem gordura ou batatinhas assadas recheadas de creme de legumes. O jantar deve ser o mais leve possível, e deve ser tomado bem cedo para que a digestão esteja concluída antes da hora de dormir.

Medidas de apoio:

- Respire profundamente toda vez que se lembrar, muitas vezes ao dia. Faça disto um hábito.
- Caminhe todos os dias por pelo menos ½ hora e faça caminhadas mais extensas nos fins de semana.
- Durma de 7 a 8 horas por dia, e sempre com as vidraças abertas. É importante dormir algumas horas antes da meia noite, por isso convém deitar cedo.
- Faça massagens de escova e fricção com toalha fria ao levantar, e deite-se novamente por meia hora, cobrindo-se bem.
- Aplique diariamente uma compressa quente no fígado e, sempre que possível, um cataplasma de dolomita quente ou um banho de assento quente com carqueja.
- Faça um escalda-pés sempre que sentir os pés frios.

• Pratique diariamente o semicúpio de 20 a 30 minutos de duração. Aqueça-se logo em seguida.

• Esteja atento à sua função intestinal. Aplique um clister morno de 2 litros de chá de carqueja uma ou mais vezes por semana, caso não haja pelo menos uma evacuação abundante por dia. Se possível, tome banho de vapor uma vez por semana, para eliminar pelo suor as toxinas que o fígado não está conseguindo destruir.

Para comprovar a eficácia da dieta acima, confira este resultado: Em 1989 recebemos em nossa Clínica uma menina de 12 anos de idade, de tal modo enfraquecida pelo estado avançado de sua hepatite crônica que teve de interromper seus estudos. Estava tomando 60mg de cortisona por dia, sentia constantes dores de estômago e não tinha apetite. Após um tratamento de 21 dias, deixou a Clínica visivelmente mais forte, sem tomar medicamentos, e bastante animada para voltar às aulas. Em 1997, recebemos uma cartinha sua, com uma foto recente. Desta carta, extraímos o seguinte depoimento: "Segui todas as orientações que vocês me deram. Sarei totalmente! Meus exames estão normais. Agora eu estudo, passeio, e vivo a vida normal de uma jovem de 20 anos. Às vezes chego a duvidar de que já estive doente, pela energia vital que agora sinto o tempo inteiro. Não sei como agradecer-lhes!".

DIETA PARA ANEMIA

Adote uma dieta vegetariana natural, conforme orientação do "Regime de Saúde Básico" descrito no final deste Capítulo, acrescentando ainda as seguintes medidas:

• Beba bastante sucos de frutas e verduras cruas, especialmente os sucos de uva, figo, beterraba, cenoura, salsinha, dente-de-leão, confrey, espinafre, almeirão e agrião. Coma também saladas compostas dessas verduras, e consuma, regularmente, figos secos, passas e nozes.

• Tome 2 colheres de sobremesa de geleia real diluída em mel, ou 2g de geleia real pura, ou 2 cápsulas de geleia real desidratada por dia, sendo uma em jejum e uma ao deitar, pelo período mínimo de 3 meses.

• Use 2 colheres de sopa de melado de cana diariamente, puro ou misturado ao seu alimento. Nota: Não o use se houver diagnóstico de diabete.

• Tome 4 cápsulas de lecitina de 250 mg e 6 cápsulas de levedo de cerveja ao dia, após as refeições, durante 3 meses.

• Sempre que possível, tome um banho de vapor por semana. Exponha-se ao sol todos os dias, de preferência cedo de manhã, quando você pode fazê-lo sem protetor solar. Aplique o semicúpio todos os dias.

• Repita os exames de sangue após um mês de tratamento.

DIETA PARA ARTRITE E REUMATISMO CRÔNICO

O ideal é iniciar pelo tratamento clássico de 3 semanas de Desintoxicação Orgânica, que estimula a recuperação do sistema imunológico. Depois deste primeiro impulso, siga a seguinte dieta por um período que pode variar entre 6 semanas e 12 meses:

Desjejum: 200g de frutas, 2 castanhas ou 6 amêndoas, e 2 a 3 batatinhas, cozidas na casca, com um pouquinho de sal e um fio de azeite de oliva virgem.

Almoço: 1 prato de salada bem variada de vegetais crus, temperada com um pouco de azeite de oliva virgem, suco de limão e salsinha picada, ou com molho de abacate, limão, cebola e salsinha, ou com molho de tomates crus, cebola, alho, limão e manjerona, coentro ou cebolinha; acrescente 2 a 3 batatinhas cozidas ou assadas na casca e 4 azeitonas ou 2 nozes.

Jantar: Como no desjejum ou como no almoço.

Entre as refeições podem ser tomados sucos de frutas, verduras ou raízes, e chás de ervas medicinais. Lembre-se também de beber bastante água todos os dias.

As batatinhas devem ser cozidas ou assadas na casca, podendo ser descascadas na hora de comer. Evite todos os produtos animais (inclusive leite, iogurte, ricota e ovos) nesta etapa da dieta. Use o mínimo de sal possível. O mel e o melado podem ser usados à vontade, desde que não haja outros problemas de saúde, como obesidade ou diabetes.

Depois desta etapa de 6 semanas, dependendo do progresso de sua saúde, vá adicionando gradativamente o seguinte:

No Desjejum: Substitua as batatinhas pelo mingau "Bircher-Muesli" e acrescente 1 xícara de leite de castanhas ou de leite de soja, adoçado com mel ou melado de cana.

No Almoço: Acrescente hortaliças cozidas ao vapor ou em caldo de verduras ou em molho de tomate feito em casa. Em 1 ou 2 dias por semana, as batatinhas podem ser substituídas por arroz ou macarrão integral, para variar.

No Jantar: Adicione 1 fatia de pão integral com ricota ou queijo de soja "Tofu" ou com patê de vegetais, e 1 tigelinha de iogurte de soja ou uma pequena xícara de leite de amêndoas ou outra bebida vegetal.

Tome todos os dias 3 xícaras de chá de "garra do diabo", alternando após 3 semanas com chá de tayuyá.

Continue com este regime até onde lhe for possível, para conseguir o máximo de recuperação. Depois desta etapa, é importante manter uma dieta saudável, a exemplo do "Regime de Saúde Básico".

Acompanhe este caso de tratamento de uma artrite crônica com a dieta que acabamos de descrever, ocorrido em nossa Clínica:

Recebemos uma jovem senhora proveniente de Manaus, casada e mãe de 2 filhos. Ela chegou à Clínica em cadeira de rodas, incapaz de se mexer, e chorava de dor toda vez que alguém a movimentava. Encontrava-se muito inchada, com o rosto arredondado, por tomar altas doses de corticoides para aliviar a dor. Sofria até para ficar sentada. Nenhuma posição lhe trazia alívio. Já vivia assim há uns dois anos, e o marido estava pedindo o divórcio, porque não suportava mais a situação. A paciente precisou ficar 3 meses no Retiro, mas após as primeiras semanas já conseguiu dispensar a cortisona, e as dores estavam bem mais suportáveis. Depois do primeiro mês conseguiu dar alguns passos com o auxílio da fisioterapeuta. Após dois meses começou a caminhar sozinha, se bem que vagarosamente. Por fim, ao deixar a clínica, fez questão de andar sem auxílio algum até o táxi que a levaria ao aeroporto. Decorridos mais seis meses, recebemos uma carta da nossa ex-paciente, informando-nos que a sua cura agora era completa. Havia seguido à risca as orientações médicas recebidas em nossa clínica, especialmente a dieta terapêutica, e recebeu a recompensa pelo seu esforço. Voltara a exercer todas as suas atividades de mãe de família, e o seu casamento estava melhor do que nunca.

DIETA PARA REDUÇÃO DE COLESTEROL E TRIGLICERÍDEOS

Se seus níveis de colesterol e triglicerídeos estiverem alterados, reduza-os usando a seguinte dieta:

• Comece por abolir os produtos de origem animal: carne, embutidos, presunto, leite, creme de leite, queijos, requeijão, manteiga, banha, e também a gordura vegetal, a maionese, a margarina, as frituras e as massas com recheios gordurosos.

- Reduza o consumo de ovos a 2 ou 3 unidades por semana, e procure adquirir ovos de galinhas de quintal. Prepare-os em forma de ovos pochê ou use-os em assados.

- Evite o excesso de doces de qualquer origem, inclusive bolos e biscoitos recheados, leite condensado e sorvetes de massa.

- Utilize somente óleos de origem vegetal (sementes de girassol e azeite de oliva virgem), em quantidades moderadas e a temperatura ambiente. O ideal terapêutico é usar uma mistura de diversos óleos vegetais, como óleo de semente de linhaça, de castanha do Pará, de macadâmia, de Chia e de azeite de oliva, todos prensados a frio, em partes iguais. Misture os óleos e coloque-os em uma garrafa de vidro escuro, com 1 dente de alho. Use 1 a 2 colheres (sopa) por dia, sem aquecer. Pode ser usada sobre a salada, o arroz, ou outros pratos prontos.

- Consuma frutas, verduras e cereais integrais, principalmente as espécies ricas em fibras e pectina, tais como maçã, laranja com bagaço, cenoura e folhas verdes, arroz integral, pão integral e aveia, e acrescente à sua dieta, diariamente, 2 colheres (sopa) do seguinte mix de fibras: Misturar, em partes iguais, semente de linhaça dourada triturada, semente de Chia triturada, farelo de trigo, farelo de aveia e psyllium; As fibras vegetais "varrem" o colesterol e os triglicérides para fora do corpo.

- Pratique exercício físico e exponha-se ao sol regularmente. Os raios solares transformam o seu colesterol excessivo em vitamina D.

- Tome diariamente um suco de berinjela, pois ele é comprovadamente eficaz nestes casos, não só pela experiência clínica, mas também por estudos realizados na Unicamp – Universidade de Campinas.[24] Receita: Deixe de molho à noite uma fatia oval de

---

24. Fonte: Trabalho de 03/12/1997, realizado pelas Faculdades de Ciências Médicas da Unicamp, Campinas-SP.

berinjela de tamanho médio, picada em cubinhos, em um copo de água filtrada. De manhã, passe-a no liquidificador com a água, e acrescente um pouco de suco de limão ou de laranja, para melhorar o paladar. Beba o suco em jejum, dando um intervalo de pelo menos 30 minutos até a refeição da manhã. Repita seus exames de sangue após 20 dias, para verificar a redução conseguida.

DIETA PARA REDUÇÃO DO ÁCIDO ÚRICO

Para obter um resultado rápido, faça 1 dia de dieta de sucos, siga por 7 dias a "Dieta Alcalinizante", e tome diariamente, entre as refeições, 3 a 4 xícaras de chá de bagas de zimbro que você pode adquirir em farmácias de ervas. Derrame ½ litro de água fervente sobre 30 bagas de zimbro, após abri-las com as unhas; tampe bem e deixe descansar por 10 minutos, depois coe o chá.

Depois desta semana, siga o "Regime de Saúde Básico" ou o "Regime para Emagrecimento", conforme o caso, evitando rigorosamente a carne, os queijos gordurosos, vinhos, frutos do mar, café, enlatados e conservas, e usando ovos e leguminosas com muita moderação. Continue também tomando o chá de bagas de zimbro até a normalização da sua taxa de ácido úrico.

DIETA PARA COLITE

Para iniciar o tratamento, adote a dieta líquida por 1 a 2 dias, seguidos de 2 dias de monodieta de banana-prata, ou banana-maçã, figo ou mamão. Depois desta etapa que proporciona descanso e cicatrização do cólon irritado, mantenha uma dieta vegetariana natural, respeitando ainda algumas regras alimentares de prevenção, para não haver recaída.

É necessário evitar, ainda por várias semanas ou mesmo meses, os alimentos grosseiros, as frutas ácidas, as comidas pesadas como feijão e outras leguminosas, repolho e pimentão, cebola, pão fresco e outros alimentos que possam produzir gases. Aconselha-se excluir definitivamente o leite de vaca e seus derivados, por serem indigestos e por terem a tendência de produzir alergias. Substitua-os por leites vegetais, como leite de soja, de arroz, de castanhas, ou por Tofu, iogurte e ricota de soja.

Exemplo de cardápio:

Desjejum: 200g de frutas frescas, não ácidas, muito bem mastigadas, sem cascas e sem sementes (mamão, melão, pera madura, banana-prata ou banana-maçã, maçã não ácida, caqui, figo, uva doce, etc.). Use somente uma a duas qualidades por vez. Acrescente o mingau dietético "Bircher Muesli". Receita: deixe de molho à noite 1 colher de sopa de aveia. De manhã, junte uma maçã ralada, 1 colher (sopa) de suco de limão, 2 colheres de leite de ou iogurte de soja, 1 colher (sopa) de passas, eventualmente 2 castanhas raladas bem fininho, e um pouco de mel. Sirva-se imediatamente, mastigue muito bem ou passe no liquidificador, se preferir. Além disto, prepare 1 a 2 torradas de pão de trigo integral amanhecido, de preferência caseiro, ou então de pão sueco integral, com ricota de soja fresca ou doce de banana caseiro, sem açúcar. Se desejar, complete a refeição com 1 pequena xícara de leite de soja ou de castanhas com mel ou melado.

Almoço: Um prato de vegetais crus, escolhidos entre os seguintes: alface, escarola, salsão, raiz de erva doce, beterraba, espinafre, cenoura, um pouco de chucrute, 1 a 2 tomates sem casca e sem sementes, pepino, abobrinha. Pique as hortaliças, passe-as no liquidificador, juntamente com um pouco de azeite ou iogurte de soja, suco de limão, salsinha ou coentro, e uma pitada de sal. Sirva o creme imediatamente, para não perder as vitaminas e enzimas vivas que ele contém. Se preferir, prepare uma salada de cenoura, abobrinha e beterraba, raladas em ralador bem fino, e os temperos acima. Após a salada, sirva-se de um dos seguintes pratos: sopa cremosa de legumes com batatinhas, ou com mandioquinha ou com arroz integral, passada no liquidificador; ou purê de batata ou de mandioca, sem manteiga, com leite de soja e um pouco de sal; ou macarrão integral com molho de tomate caseiro, coado, e glúten picadinho. Acrescente legumes cozidos ao vapor, preferencialmente os de mais fácil digestão, tais como chuchu, abobrinha, cenoura, beterraba, espinafre, acelga, catalona, escarola, berinjela. Use 2 a 3 ovos caipiras por semana, pochê ou misturados à sopa. Nos outros dias, sirva-se de Tofu temperado ou bife de glúten. Não use sobremesas.

Jantar: Igual ao desjejum, ou então somente frutas e torradas integrais. Quanto mais leve for a sua última refeição, melhor será para o sono da noite. Se por acaso vier a sentir dor à noite, tome chá de camomila e aplique uma compressa quente no abdome.

No intervalo das refeições, devem ser tomados sucos de verduras ou de frutas, chá de camomila com dolomita ou caulim e bastante água.

O caso que relato a seguir é o de um paciente que sofria da doença de Crohn, um tipo especialmente grave de colite:

Quando chegou à Clínica, em novembro de 1996, este paciente, que aparentava ter aproximadamente 40 anos de idade, encontrava-se incapaz de assimilar qualquer tipo de alimento, inclusive líquido, pelo estado de grave ulceração em que se encontrava todo o seu intestino. Ele gemia de dor constantemente, e quando tomava um copo de suco mordia o travesseiro, para não gritar. Estava completamente desnutrido, era magérrimo, tinha uma cor acinzentada, e seus exames de sangue acusavam grave anemia. Ele não pôde ficar conosco por mais de dez dias, por motivos particulares. Quando partiu, estava quase tão fraco quanto na sua chegada; apenas o tom de sua pele havia melhorado um pouco. Parecia ser um caso perdido, porque é impossível conseguir a solução de uma doença tão grave com um tratamento de apenas dez dias. Mas, como sempre fazemos, explicamos e ele com todos os detalhes a dieta e os tratamentos a serem seguidos em casa. Em junho de 1997, recebemos a visita de um senhor simpático, corado e musculoso, que dizia ter sido nosso paciente. Ele havia vindo do Rio de Janeiro para dar um testemunho em nosso culto na capela e agradecer a Deus pela sua cura. Ninguém conseguiu reconhecê-lo, até que ele nos disse o seu nome. Era o mesmo homem que parecia ter os dias contados, 6 meses antes! Ele havia seguido à risca a dieta recomendada, e reconquistou a saúde completa nestes seis meses. Como lembrança deixou-nos 6 fotos, sendo três anteriores ao tratamento, e três fotos recentes. Nós os guardamos como troféus do poder de Deus através da Naturopatia.

DIETA PARA GASTRITE E ÚLCERA GÁSTRICA OU DUODENAL

1º dia: Mantenha repouso absoluto na cama, e coloque uma compressa úmida com bolsa de água quente no estômago. Faça um clister com 2 litros de chá de cavalinha morno.

Alimentação: abstinência total de alimentos sólidos. Beba somente 2 litros de chá morno de camomila ou espinheira santa, misturado com chá de linhaça em partes iguais, e acrescente uma colher de chá de caulim ou dolomita em pó a cada xícara, mexendo bem.

Modo de preparar: Derrame 6 xícaras de água fervente sobre 6 colheres (sopa) bem cheias de camomila ou espinheira santa. Tampe bem e deixe descansar por 10-15 minutos, depois coe o chá.

Ferva 2 colheres (sopa) rasas de semente de linhaça em 1 litro de água por 5 minutos. Tampe bem e deixe descansar por alguns minutos, depois coe e misture ao chá de ervas. Coloque em garrafa térmica, para conservar a temperatura.

2º dia: Mantenha repouso absoluto, aplique o clister e a compressa quente no estômago, como no 1º dia.

<u>Alimentação</u>: somente 5 copos de sucos não ácidos (laranja lima, figo, mamão, cenoura, beterraba, couve, melancia ou melão) misturados com água morna em partes iguais. Se houver sensação de fraqueza, misture ½ copo de creme de aveia a cada copo de suco (ferva um punhado de aveia em água até obter uma sopinha espessa, passe em peneira fina); tome 100g de suco de couve e 50g de suco de batata crua; além disto, 4 a 5 xícaras de chá de composto com caulim ou dolomita, seguindo a receita do 1º dia.

3º dia: Mantenha repouso absoluto, aplique o clister e a compressa quente no estômago.

<u>Alimentação</u>: 5 copos de sucos não ácidos, integrais, sem água, mas, se for o caso, acrescidos de creme de aveia como acima; tome 100g de suco de couve de manhã e 50g de suco de batata crua à tarde; além disto, 4 a 5 xícaras do chá composto com caulim ou dolomita.

4º dia: Mantenha repouso relativo, aplique o clister logo de manhã, e a compressa quente no estômago antes e depois das refeições.

<u>Alimentação</u>: De manhã, 2 fatias grandes de mamão ou 1 papaia.

Às 10h00, suco de batata.

Ao meio dia: 5 a 6 bananas prata ou maçã, bem mastigadas ou amassadas.

Às 16h00: 1 copo de suco de lima ou outra fruta não ácida.

Às 17h00: ½ copo de suco de couve.

No Jantar: 2 a 3 maçãs sem casca, raladas no ralador fino. Se for época de figos frescos, use-os como alimento único, pois são cicatrizantes da mucosa gástrica. Continue tomando ao menos 3 xícaras do chá de medicinal durante o dia, sendo uma delas em jejum.

Do 5º dia em diante: Continue tomando os chás e os sucos, conforme recomendado acima. Nos primeiros dias, aplique um clister de ½ litro de água fria, fervida na véspera, logo após o desjejum, até conseguir normalizar a função intestinal. Siga aplicando a compressa quente no estômago, 2 vezes ao dia.

Exemplo de cardápio, do 5º dia em diante:
Desjejum: 200g de frutas frescas, não ácidas. Mastigue-as bem ou rale-as após retirar a casca e as sementes (mamão, melão, melancia, pera, banana-maçã ou banana-prata, maçã não ácida, caqui, figo, uva doce, manga doce, pêssego etc.) Use somente 1 a 2 qualidades por vez. Mingau "Bircher Muesli" batido no liquidificador ou muito bem mastigado.

Receita: deixe de molho à noite 1 colher de sopa de aveia. De manhã, acrescente uma maçã ralada, sem casca, 1 colher (chá) de suco de limão, 2 colheres (sopa) de leite de soja, 1 colher (sopa) de passas, eventualmente 1 castanha ralada, e um pouco de mel. Sirva imediatamente. 1 a 2 fatias de pão integral, de preferência caseiro, amanhecido e torrado, ou de pão sueco, com Tofu, ricota de soja ou doce de banana caseiro, sem açúcar. Se desejar, tome 1 xícara pequena de leite de soja morno.

Almoço: 1 prato de vegetais crus, sem casca e sem sementes: alface, escarola, cenoura, beterraba, moranga, pepino e abobrinha. Pique e moa no liquidificador juntamente com um pouco de azeite de oliva, suco de limão, salsinha, coentro e uma pitada de sal. Sirva imediatamente, para não perder os nutrientes. Para variar, em vez disto, prepare um prato de cenoura, beterraba, abobrinha ou pepino ou chuchu ralados no ralador fino, usando o mesmo tempero. Acrescente mais um dos seguintes pratos: sopa cremosa de legumes com batatinhas, mandioquinha ou arroz integral, cozida em caldo de verduras e batida no liquidificador; ou purê de batata ou de mandioca, sem manteiga, com leite de soja e um pouco de sal; ou macarrão com picado de glúten em molho. Use também legumes cozidos ao vapor, preferencialmente chuchu, abobrinha, cenoura, beterraba, espinafre, acelga, escarola. Use 2 a 3 ovos de galinhas de quintal por semana, pochê ou misturados à sopa. Nos outros dias, use Tofu, creme de ricota de soja ou bife de glúten. Nunca coma sobremesa.

Jantar: Igual ao desjejum, ou somente frutas e torradas integrais. Quanto mais leve, melhor para o sono da noite. Se sentir dores à noite, tome chá.

A partir do 15º dia pode ser acrescentada ao alimento uma pequena quantidade de azeite de oliva virgem. Se você tolerar bem, pode usar 100g de iogurte natural de soja com frutas doces no jantar, e purê de feijão, lentilhas ou grão de bico, passados pela peneira, no almoço.

Nos casos de gastrite, a cura pode ocorrer em até 1 a 2 semanas; Nos casos de úlcera, o tratamento é mais demorado. Siga esta dieta até comprovar sua recuperação completa, através de novo exame médico. Depois adote o "Regime de Saúde Básico" descrito no fim deste Capítulo, para evitar recaídas.

Veja este caso ocorrido em nossa Clínica:

Uma senhora de meia idade estava muito amedrontada porque seu médico havia marcado uma cirurgia para remover boa parte do seu estômago. Ela tinha duas úlceras grandes que a faziam sofrer muito já havia dois anos e por isto veio buscar o nosso conselho. Após a consulta médica, resolveu internar-se em nossa Clínica, na esperança de escapar da intervenção cirúrgica. Só poderia permanecer por 5 dias, por motivos de família. Na noite que se seguiu ao primeiro dia de tratamento já não sentiu mais dor, e conseguiu dormir tranquilamente. Passados os cinco dias, voltou para casa, tendo comido somente figos naquele dia (a dieta mais cicatrizante para úlceras). Levou a sério a nossa orientação e seguiu-a à risca em sua casa. Após seis semanas retornou à Clínica com o resultado dos exames: em lugar das úlceras restavam apenas duas minúsculas cicatrizes, quase invisíveis.

DIETA PARA DIABETES

• Siga esta dieta de calorias controladas, balanceada em nutrientes, e rica em substâncias ativas que podem estimular a atuação do seu pâncreas. A quantidade de calorias diárias deve ser prescrita pelo seu médico, pois depende de seu peso e altura, de sua idade, de sua atividade física e dos medicamentos que você toma.

• 2/3 da alimentação devem ser constituídos de alimentos crus: frutas, verduras, aveia, trigo integral em grão ou flocos, iogurte natural de soja, e nozes ou castanhas em quantidade moderada. Os alimentos crus devem ser comidos sempre no início da refeição, para desenvolverem todo seu potencial curativo. Quando estiver sem fome coma somente alimentos crus. Coma frutas em abundância, na maior variedade possível, dando preferência às frutas não muito doces e não muito maduras; evite somente as uvas e o abacate. As frutas tem efeito importante na neutralização da acidose do sangue.

• Procure tirar um dia por semana para comer somente frutas e verduras cruas.

• Evite café, chocolate, chá preto e mate. Substitua-os por chás de ervas ou sucos, por exemplo: chá de linhaça, chá de vagem, chá de folha de amoreira ou de "pata de vaca", água de cozimento da alcachofra, suco de chucrute ou de verduras amargas, e chá de stévia.

• Use diariamente verduras amargas, de preferência cruas: "dente de leão", agrião, escarola, chicória com a raiz, cebola, alcachofra, vagem, nabo, rabanete, alho, chucrute.

• Não use produtos de cana; nem açúcar refinado, nem mascavo, nem caldo de cana, nem melado, nem glicose de milho. Para adoçar, use chá de stévia em gotas ou frutose pura. Pode ser usado um pouco de mel de abelhas ou de agave, mas no máximo 1 colher (sopa) por dia, e lembrando-se de somar as calorias ao total do cardápio.

• Habitue-se a comer pouco, isto é, sempre um pouco menos do que você deseja. Faça somente três refeições por dia, e não coma nada nos intervalos. Entre as refeições, tome muita água, chás e sucos medicinais, como acima.

• Não use carnes, frituras, vinagre, mostarda ou pimenta, nem queijos gordurosos.

• Os cereais refinados e industrializados devem ser substituídos por arroz e pão integral e massas de farinha integral, de preferência preparadas em casa.

• Não beba líquidos às refeições, e não use sobremesas, nem mesmo frutas após as refeições.

• Restrinja ao mínimo o seu consumo de gorduras, pois o uso excessivo de gorduras é uma das causas do diabetes. Use um fio de azeite de oliva virgem para temperar seu alimento, e nunca use frituras.

• Podem ser usados 2 a 3 ovos por semana, sempre de galinhas de quintal.

• Mastigue corretamente: 30 a 50 vezes cada bocado; coma com calma e em ambiente tranquilo.

• Pratique exercícios físicos e respiração profunda diariamente.

Mantenha uma atitude mental positiva, radiante. Estes são fatores importantes para obter a recuperação.

Dependendo de sua idade, de seu peso e altura, de sua atividade física, de sua taxa de glicemia e, se assim for, da prescrição de insulina, seu médico lhe recomendará a quantidade de calorias que deverá ingerir por dia. Para facilitar-lhe a prática desta dieta no dia a dia, elaboramos 4 cardápios saudáveis e nutritivos, cada um com determinado número de calorias diárias.

Exemplo de cardápio de 1000 calorias por dia:

Desjejum (aproximadamente 300 calorias): Mingau "Bircher Muesli" feito de 5g (1 colher de sobremesa) de aveia crua demolhada, 1/2 banana pequena amassada, 1 colher (sobremesa) de suco de limão, 20g (2 colheres de sopa) de iogurte de soja[25], 100g de maçã ralada (1 pequena), 10g (1 colher de sopa cheia) de castanha do Pará, ou de nozes raladas, e 1 colher (chá) de casca de limão ralada; Além do mingau, sirva-se de 100g de frutas frescas: pêssego, laranja, maçã, morango, amora, melancia, melão, kiwi, pera, abacaxi, mamão). Não use uvas nem passas. Complete com 1 fatia pequena de pão integral e 2 colheres (sopa rasas) de ricota natural de soja, temperada com cheiro verde e sal.

Às 10h00 (aproximadamente 40 calorias): 1 copo pequeno de suco de verduras, com salsão, tomate e uma cenoura pequena.

Almoço (aproximadamente 300 calorias): Salada crua completa, por exemplo: 100g de alface, agrião, ou escarola; mais: 100g de tomate, pepino, abóbora, espinafre ou pimentão; mais: 50g de cenoura, beterraba, rabanete, nabo, repolho, chucrute, couve-flor

---

25. Devido à grande incidência de alergia ao leite de vaca e seus derivados, especialmente nos diabéticos, recomendamos substituí-los por leites de origem vegetal, como os de soja, de castanhas, de arroz, de amêndoas ou gergelim. O Tofu e o iogurte de soja podem ser adquiridos na seção dietética de bons supermercados, ou preparados em casa a partir do leite de soja. A ricota de soja é a mistura de Tofu amassado com leite de soja ou gergelim, e é saboroso quando temperado com sal e cheiro verde. Seja criativo nos temperos.

ou salsão, com molho de 30g (3 colheres de sopa) de iogurte de soja, limão, cebola, cheiro-verde, e um pouco de sal; Exemplos de pratos quentes: 100g de batatinha (3 de tamanho médio) cozidas ou assadas na casca, recheadas com 15g de ricota temperada com cheiro verde, ou 30g de macarrão integral com molho de tomate caseiro, sem gordura e 50g de bife vegetal, ou 20g de arroz integral com 20g de feijão, sem gordura, ou polenta feita de 30g de fubá, com molho de tomate caseiro sem gordura, e 1 ovo pochê; prepare ainda 200g de vegetais cozidos ao vapor, a escolher entre os seguintes: abobrinha, chuchu, beringela, tomate, alcachofra, couve-flor, vagem, brócolis ou espinafre, ou 100g de beterraba, salsão, ervilhas verdes ou cenoura. Use algumas gotas de azeite de oliva e bastante cheiro verde, para temperar, depois de tirar do fogo.

Às 16h00 (aproximadamente 50 calorias): 1 copo pequeno de suco de melancia, ou de laranja, ou de abacaxi, ou de melão, ou de maracujá adoçado com stévia.

Jantar (aproximadamente 300 calorias): Semelhante ao desjejum ou ao almoço.

Exemplo de cardápio de 1400 calorias por dia:

Desjejum (aproximadamente 420 calorias): Mingau "Bircher Muesli" feito de 5g (1 colher de sobremesa) de aveia demolhada, 1 colher de sopa de suco de limão, 30g (3 colheres de sopa) de iogurte de soja, 1 colher de chá de mel, ou 1 ponta de faca de adoçante stévia, 200g de maçã ralada (1 grande), 10g de castanhas do Pará ou nozes Pekan (2 médias) raladas, e 1 colher (chá) de casca de limão ralada. Além do mingau, sirva-se de 150g de frutas: pêssego, laranja, maçã, morango, amora, melancia, melão, kiwi, pera, abacaxi ou mamão. Não use uvas nem passas. Complete a refeição com 30g (1 fatia média) de pão integral e 25g (2 colheres de sopa) de ricota ou queijo de soja (Tofu). Se quiser usar frutas mais doces do que as citadas acima, reduza a quantidade de pão ou de castanhas.

Às 10h00 (aproximadamente 80 calorias): 1 copo (200ml) de suco de verduras, salsão e tomate, com uma cenoura pequena.

Almoço (aproximadamente 390 calorias): Um prato grande de salada crua, composta de, por exemplo: 100g de alface, agrião ou escarola; mais: 100g de tomate, pepino, abobrinha, espinafre ou pimentão; mais: 100g de cenoura, beterraba, rabanete, nabo, repolho, chucrute, couve-flor ou salsão; molho para temperar a salada: 30g (3 colheres de sopa) de iogurte de soja natural, com limão, cebola e cheiro verde picados e pouco sal.

Exemplos de pratos quentes: 100g de batatinhas (3 de tamanho médio), cozidas ou assadas na casca, com recheio de 30g de ricota temperada, ou 50g de macarrão integral ou 50g de polenta, com molho de tomate caseiro sem gordura, e 1 ovo pochê ou 1 bife de glúten; ou 30g de arroz integral com 20g de feijão ou lentilha ou grão de bico ou soja; prepare além disto 200g de vegetais cozidos ao vapor, escolhendo entre os seguintes: abobrinha, chuchu, berinjela, tomate, alcachofra, couve-flor, vagem, brócolis ou espinafre, ou 100g de beterraba, salsão, ervilhas verdes ou cenoura. Use algumas gotas de azeite de oliva e bastante cheiro verde para temperar, depois de tirar do fogo.

Às 16h00 (aproximadamente 100 calorias): 200g (1 copo médio) de suco de melancia ou de laranja ou de abacaxi ou de melão, ou de maracujá adoçado com stévia.

Jantar (aproximadamente 420 calorias): Semelhante ao desjejum ou ao almoço.

Exemplo de cardápio de 1600 calorias por dia:

Desjejum (aproximadamente 500 calorias): Mingau "Bircher Muesli" feito de 8g (1 colher de sopa rasa) de aveia crua demolhada, 1/2 banana pequena amassada, 1 colher (sopa) de suco de limão, 30g (3 colheres de sopa) de iogurte de soja, 200g de maçã ralada (1 grande), 10g de castanha do Pará ou nozes Pekan (2 médias) raladas, e 1 colher (chá) de casca de limão ralada. Sirva-se ainda de 150g de frutas frescas: pêssego, laranja, maçã, morango, amora, melancia, melão, kiwi, pera, abacaxi, mamão. Não use uvas nem passas. Complete com 2 fatias pequenas de pão integral, 50g de ricota de soja temperada (4 colheres de sopa rasas) e 12g (1 colher de chá) de mel. Se quiser usar frutas mais doces do que as citadas acima, reduza a quantidade de pão ou de castanhas.

Às 10h00 (aproximadamente 80 calorias): 1 copo (200ml) de suco de verduras, salsão e tomate, com uma cenoura pequena.

Almoço (aproximadamente 480 calorias): Salada crua completa, composta por exemplo de 100g de alface, agrião ou escarola; mais 100g de tomate, pepino, abóbora, espinafre ou pimentão; mais 100g de cenoura, beterraba, rabanete, nabo, repolho, chucrute, couve-flor ou salsão, com um molho feito de 30g (3 colheres sopa) de iogurte de soja com limão, cebola e cheiro verde picados e um pouco de sal. Exemplos de pratos quentes: 100g de batatinha (3 de tamanho médio) cozidas ou assadas na casca, recheadas com 50g de ricota temperada com cheiro verde, ou 50g de macarrão integral com molho de tomate caseiro sem gordura e 100g de bife vegetal; ou 40g de arroz integral com 30g de feijão, soja, lentilhas ou grão de bico sem gordura, ou 50g de polenta com molho de tomate caseiro sem gordura, e 1 ovo pochê. Prepare, além disto, 200g de vegetais cozidos ao vapor, sem gordura, escolhendo entre os seguintes: abobrinha, chuchu, berinjela, tomate, alcachofra, couve-flor, vagem, brócolis ou espinafre, ou 100g de beterraba, salsão, ervilha verde ou cenoura. Use algumas gotas de azeite de oliva e bastante cheiro verde para temperar, após tirar do fogo.

Às 16h00 (aproximadamente 50 calorias): 1 copo pequeno de suco de melancia ou de laranja ou de abacaxi ou de melão, ou de maracujá adoçado com stévia.

Jantar (aproximadamente 500 calorias): Semelhante ao desjejum ou ao almoço.

Exemplo de cardápio de 2000 calorias por dia:
Desjejum (aproximadamente 690 calorias): Mingau "Bircher Muesli", feito de 16g de aveia (2 colheres sopa), demolhada na véspera, 8g de suco de limão (1 colher sopa), 30g (3 colheres de sopa) de iogurte de soja, 12g de mel (1 colher chá) e/ou 1 colher (chá) de adoçante stévia, 200g de maçã ralada (1 grande), 10g de castanhas do Pará ou nozes Pekan (2 médias) raladas. Além deste mingau, sirva-se ainda de 150g de frutas não muito doces, como pêssego, laranja, maçã, morango, amora, melancia, melão, pera, abacaxi, mamão. Não use uvas nem passas. Complete a refeição com 2 fatias médias de pão integral (aprox. 70g), 50g – 4 colheres (sopa) - de ricota ou queijo de soja (Tofu), e 1 xícara pequena de leite de soja. Se em lugar das frutas referidas você preferir outras mais doces, reduza o pão ou as castanhas.

Às 10h00 (aproximadamente 70 calorias): 1 copo (200ml) de suco de verduras, salsão e tomate, com uma cenoura pequena.

Almoço (aproximadamente 600 calorias): Salada crua completa, composta, por exemplo, de 100g de alface, agrião ou escarola, mais 100g de tomate, pepino, abóbora, espinafre ou pimentão, mais 100g de cenoura, beterraba, rabanete, nabo, repolho, chucrute, couve-flor ou salsão, com um molho feito de 30g de iogurte de soja, limão, cebola, cheiro verde, um pouco de sal e 10g de azeite de oliva (1 colher de sopa). No lugar do azeite, podem ser usados 40g de abacate. Acrescente 150g de batatas cozidas ou assadas na casca (4 de tamanho médio) e recheadas com 50g de ricota temperada com cheiro verde, ou 40g de arroz e 30g de feijão, soja, lentilhas ou grão de bico sem gordura, ou 50g de polenta ou de macarrão integral com molho de tomate caseiro sem gordura, e 1 ovo pochê ou 1 bife de glúten. Prepare, além disto, 200g de vegetais cozidos ao vapor, a escolher entre os seguintes: abobrinha, chuchu, berinjela, tomate, alcachofra, couve-flor, vagem, brócolis ou espinafre; ou 100g de beterraba, salsão, ervilhas verdes ou cenoura. Tempere com 5g de azeite de oliva e cheiro verde, após tirar do fogo.

Às 16h00 (aproximadamente 50 calorias): 1 copo pequeno de suco de melancia ou de laranja ou de abacaxi ou de melão, ou de maracujá adoçado com Stévia.

Jantar (aproximadamente 590 calorias): 200 a 300g de frutas frescas, não muito doces; 100g de pão integral (3 fatias médias), com 20g (1 colher sopa) de ricota ou queijo de soja (Tofu), ou patê de berinjela ou de grão de bico ou de abobrinha. Se quiser, acrescente 100g de iogurte de soja ou 1 concha cheia de sopa de vegetais sem gordura. Se preferir, repita o cardápio do almoço, variando os ingredientes. Mas não misture frutas com saladas de verduras.

> NOTA: Para acertar a quantidade de calorias no preparo dos cardápios acima, os cereais, vegetais, verduras e leguminosas devem ser pesados antes de cozinhar.

Relação de calorias

Para facilitar a variação de seu cardápio, elaboramos uma relação das calorias aproximadas contidas em alguns alimentos saudáveis, comuns na dieta ovo-lacto-vegetariana. Assim você pode criar suas próprias combinações, sempre levando em conta as orientações básicas para sua dieta. As calorias abaixo são calculadas sobre 100g da porção comestível de cada alimento.

Classe	100g Contém	Calorias (aprox..)
Carbohidratos	Batata cozida	85
	Mandioca (aipim, macaxeira)	116
	Arroz integral cru	371
	Arroz integral cozido	110
	Aveia crua	402
	Fubá, farinha de milho	376
	Farinha de trigo integral	373
	Pão integral de trigo e/ou centeio	240 a 250
	Macarrão de trigo integral, cozido	146
Proteínas	Farinha de soja	360
	Leite de soja	70
	Leite de soja em pó	460
	Queijo de soja – Tofu	200
	Carne vegetal	114
	Iogurte de soja	74
	Ricota de soja	88
	Ovos cozidos	152
	Feijão cru	350
	Ervilha seca crua	370
	Lentilha crua	303
	Soja	445
Gorduras	Azeite de oliva, óleo de milho, óleo de girassol etc...	900 a 930
	Creme de amendoim	641

Classe	100g Contém	Calorias (aprox..)
Gorduras	Coco	399
	Castanha do Pará	714
	Amendoim	631
	Abacate	241
Frutas	Banana	90 a 110
	Figos maduros	73
	Uvas	74
	Outras frutas	30 a 70
Hortaliças E verduras	Cenoura crua	46
	Beterraba crua	40
	Ervilha verde crua	93
	Milho verde cru	107
	Verduras folhosas, inclusive repolho e chucrute	12 a 15
	Outras hortaliças	25 a 50
Adoçantes	Mel de abelhas	306
	Melado	284
	Açúcar mascavo, rapadura	355
	Frutas secas: passa, ameixa, maçã, figo, damasco, abricot	280 a 300
	Stévia	0 (zero)
	Frutose	40

Fonte: Dr. Bircher Benner *Manual para Diabéticos*

DIETA PARA EMAGRECIMENTO NATURAL

Para iniciar o tratamento, o ideal é submeter-se a um período de desintoxicação orgânica em uma clínica naturista especializada, onde se consegue o primeiro impulso para vencer a obesidade. A desintoxicação restabelece as funções do metabolismo, tornando mais fácil a reconquista do peso ideal, e a perda de peso acentuada, proporcionada pelo tratamento intensivo, provê motivação para continuar o tratamento em casa. Este certamente irá requerer algumas mudanças nos seus hábitos alimentares, mas a nova dieta lhe parecerá bastante agradável após os primeiros dias de adaptação, e poderá trazer grandes benefícios à sua saúde.

REGRAS GERAIS

- Evite carnes, frios, linguiças, queijos picantes ou gordurosos (use somente ricota ou queijo de soja Tofu); Evite vinagre, mostarda, pimenta, todas as conservas, chá preto ou mate, álcool, chocolate, fumo, bombons, doces e refrigerantes.
- Use alimentos nutritivos como arroz integral, pão, bolos, biscoitos e macarrão à base de farinha integral, de preferência produzidos em casa.
- Abandone as frituras e os refogados gordurosos, as sopas e todos os pratos muito ricos e complicados. Substitua-os por assados e suflês de legumes.
- Use pouco sal, pouco azeite de oliva ou óleos de gergelim, girassol, milho ou arroz. Não use açúcar; adoce os alimentos com stévia, melado de agave ou frutose.

• Inicie as refeições com alimentos crus, especialmente saladas cruas, pois estas contêm poucas calorias e agilizam a digestão dos alimentos cozidos, além de conter fibras que estimulam a função intestinal.

• Coma sempre um pouco menos do que deseja comer. O apetite que ainda restou ao levantar-se da mesa desaparece em poucos minutos, tão logo se inicie o processo digestivo.

• Não coma nada entre as refeições (2 a 3 por dia). Se eventualmente surgir sensação de fome, tome água ou chá de ervas ou 1 copo pequeno de suco de frutas ou verduras.

• Beba de 6 a 8 copos de água pura ao dia. Nunca beba durante as refeições. Só tome líquidos até ½ hora antes ou aguarde 2 horas depois das refeições.

• Não ultrapasse 2 a 3 ovos por semana, dando preferência aos ovos de galinhas de quintal.

• Não use sobremesas, nem mesmo frutas, após as refeições.

• Mastigue bem: de 30 a 50 vezes cada bocado.

• Procure tomar suas refeições com calma e em ambiente tranquilo, concentrando-se no prazer que o alimento lhe proporciona.

• Após as refeições, não deite, mas movimente-se para facilitar a digestão. É muito útil programar-se para uma pequena caminhada nestes horários.

Exemplo de cardápio:

Desjejum: 100g a 200g de frutas frescas. Dê preferência a maçã, pera, mamão, melancia, abacaxi, morango, laranja, melão, kiwi, ameixas, amoras ou grapefruit, evitando as frutas mais ricas em calorias, como as bananas, uvas, figos e abacate. Acrescente 1 xícara de leite de soja ou de arroz ou de amêndoas, além de 1 fatia de pão bem integral com ricota de soja temperada ou doce de banana caseiro, sem açúcar. Ou prepare o mingau "Bircher Muesli" pela seguinte receita: 1 colher de sobremesa de aveia demolhada na véspera, 1 maçã sem casca, ralada no ralador grosso, 2 colheres (sopa) de iogurte desnatado, ½ colher (sopa) de suco de limão, um pouco de casca de limão raspada, 1 colher (chá) de mel e 1 castanha do Pará ralada. A maçã pode ser substituída por morango ou abacaxi.

Almoço: 1 prato grande de salada de verduras cruas, como início e parte principal da refeição. Varie os vegetais e use bastante agrião, rabanete, escarola, rúcula, etc. Sugestão para o molho: 1 xícara pequena de iogurte desnatado, com cebola, salsinha e cebolinha picadas, ½ colher de sopa de suco de limão e pouco sal. Esta salada, que contém pouquíssimas calorias, satisfaz quase totalmente, podendo porém ser seguida por um ou dois dos seguintes pratos: 1 a 2 qualidades de legumes, cozidos ao vapor, sem gordura; Carboidratos: 1 a 2 batatinhas (dependendo do tamanho), cozidas ou assadas na casca, ou 2 colheres de arroz integral, ou de macarrão integral, ou de polenta, ou de triguilho, etc.; Proteínas: 2 colheres (sopa) de feijão ou outra leguminosa, ou 1 ovo pochê, ou 2 croquetes assados de carne vegetal, ou um bife de glúten, ou assado de ricota, etc.

Jantar: Semelhante ao desjejum ou, de preferência, somente 1 copo de suco, ou 1 fruta. Quanto mais cedo e leve o jantar, melhor será para a perda de peso. As calorias ingeridas à noite contam em dobro, porque o metabolismo torna-se menos ativo ao anoitecer.

Varie bastante os seus cardápios, usando sua criatividade.

Até chegar ao peso ideal, adote o seguinte esquema:

- Todos os dias, caminhe no mínimo 1 hora em passo rápido, ou nade, ou faça musculação, para ativar o metabolismo e queimar calorias. O melhor horário para estes exercícios, para quem quer perder peso, é de manhã, em jejum.

- Todas as semanas, programe um dia de dieta de sucos.
- Todos os meses, faça 3 dias seguidos de dieta de frutas ou de monodieta de frutas, alternando a fruta a cada dia, ou ainda, de arroz integral sem sal.

Outra sugestão de cardápio semanal para acelerar o emagrecimento:

2ª feira – dieta de sucos;

3ª feira – dieta para emagrecimento natural;

4ª feira – monodieta;

5ª feira – dieta para emagrecimento natural;

6ª feira – dieta crudívora;

Sábado – dieta para emagrecimento natural;

Domingo – liberado, desde que seja com bom senso.

Veja mais explicações no capítulo "Peso Ideal, Naturalmente".

ATENÇÃO: As dietas descritas neste Capítulo não visam substituir a prescrição médica, e sim apoiá-la. A duração de cada dieta especial depende de vários fatores, que somente o médico pode avaliar durante a consulta. Após o período prescrito para a dieta terapêutica, é recomendável adotar definitivamente o Regime de Saúde Básico, que é desintoxicante, revitalizante, restaurador do equilíbrio orgânico e ajuda a manter o bem-estar adquirido.

REGIME DE SAÚDE BÁSICO

Regras gerais

• Evite as carnes, os frios, as linguiças, os queijos picantes ou gordurosos (use somente ricota, Tofu ou queijo Minas fresco). Também evite usar vinagre, mostarda, pimenta e todas as conservas. Não use chá preto e mate, álcool, chocolate, fumo, doces e refrigerantes em geral.

• Use alimentos mais nutritivos, tais como: arroz integral; pão, bolos, biscoitos e macarrão feitos de farinha integral; frutas secas, nozes e castanhas.

• Em lugar do açúcar refinado ou cristal, use açúcar mascavo, melado ou mel de abelhas; use pouco sal, dando preferência ao sal marinho; quanto às gorduras, devem ser de origem vegetal, tais como o azeite de oliva virgem e os óleos de girassol, girassol, gergelim, milho ou arroz, usados com moderação e sem aquecê-los. Em lugar das frituras, prefira assados.

• Inicie cada refeição com alimentos crus, na proporção mínima de 50% do total.

• Coma sempre um pouco menos do que desejaria comer.

• Planeje o horário das refeições: deve haver um espaço de aproximadamente 5 horas entre uma refeição e a seguinte.

• Não coma nada entre as refeições (3 por dia). Se sentir vontade de se alimentar, tome sucos de frutas ou verduras, ou um chá com mel.

• Beba de 6 a 8 copos de líquido por dia, distribuídos entre sucos, chá e água.

• Jamais beba durante as refeições. Faça-o até ½ hora antes ou no mínimo 2 horas após as refeições.

• O uso de ovos deve ser moderado: não mais do que 2 a 3 ovos por semana, dando preferência aos ovos de galinhas de quintal.

• Não use sobremesas nem frutas após a refeição de verduras.
• Mastigue bem: de 30 a 50 vezes cada bocado.
• Coma sempre com calma e gratidão, conscientizando-se do sabor de cada alimento. Dentro do possível, crie um ambiente agradável e tranquilo para esta atividade prazerosa.
• Não deite para dormir ou ler imediatamente após as refeições. Movimente-se, caminhe durante 15 a 30 minutos. Isto facilita a digestão.

Exemplo de cardápio:
Desjejum: 200g de frutas frescas; Mingau "Bircher Muesli". Receita: 1 a 2 colheres (sopa) rasas de aveia demolhada na véspera, 1 maçã sem casca, ralada no ralador grosso, 1 colher (sopa) de suco de limão, 1 colher (chá) de casca de limão raspada, 2 a 3 colheres (sopa) de iogurte natural desnatado, preferencialmente de soja, 1 colher (sopa) de uva-passas, 2 castanhas ou nozes raladas e mel a gosto. Se preferir, você pode substituir a maçã por abacaxi ralado ou morangos, amoras, banana ou pêssegos amassados. Acrescente 1 a 2 fatias de pão integral com mel, ricota, queijo Minas fresco, Tofu ou creme de amendoim e 1 xícara de leite de castanhas ou de soja ou de arroz.

Almoço: 1 prato grande de salada de verduras cruas, como início e parte principal da refeição. Sugestão para o tempero: 1 xícara de iogurte natural, 1 colher (sopa) de cebola picada, 1 colher (sopa) de salsinha e cebolinha picadas, 1 colher (chá) de suco de limão, 1 pitada de sal. Misture com um garfo e derrame sobre a salada ao servir-se. Se preferir, este creme pode ser batido no liquidificador, acrescentando-se tomate, pimentão, batatinha ou cenoura cozida para ficar mais espesso. Para variar use molho de abacate ou tomate; ou tempere com azeite de oliva virgem, suco de limão e sal ou gersal. Após a salada, sirva-se de um prato de carboidratos: batatinhas cozidas ou assadas na casca, mandioca, inhame ou cará, arroz integral ou macarrão integral ou polenta ou triguilho. Acrescente 1 a 2 qualidades de verduras ou legumes, cozidos ao vapor. Complete a refeição com um prato de proteínas: feijão, soja ou outras leguminosas, ou 1 ovo pochê, ou carne vegetal em bifes, bolinhos, recheios ou assados.

Jantar: Semelhante ao desjejum, ou somente frutas e iogurte desnatado com mel. No inverno, pode ser servida uma sopa quente de legumes com batatinhas ou macarrão, sem gordura, em lugar do iogurte. Quanto mais leve e simples o jantar e quanto mais cedo for servido, melhor será para o sono da noite.

Além destes exemplos, existem inúmeras opções nutritivas e deliciosas, que proporcionarão a necessária variedade à sua dieta. Veja mais detalhes no Capítulo "Alimento – Fonte de Saúde".

Ao sentar-se à mesa para tomar a sua refeição, você deve lembrar-se: *"Amanhã, este alimento será o meu sangue"*.

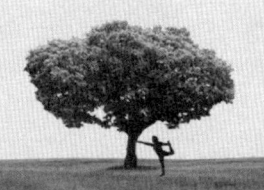

PARTE III
A PRÁTICA NO DIA A DIA

1. Alimento – fonte de saúde

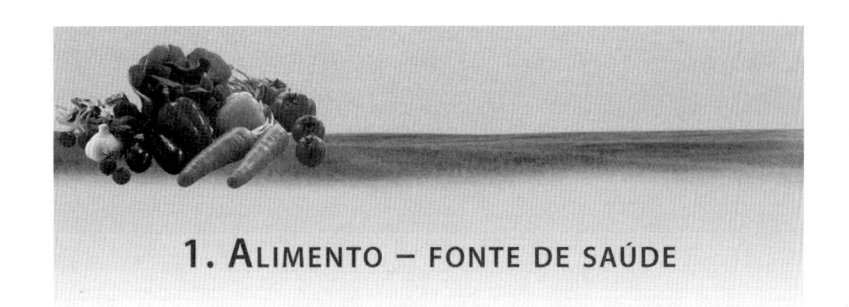

Na maioria dos países ocidentais, a expectativa de vida aumentou consideravelmente nas últimas décadas. Espera-se uma sobrevida de 70, 80, até 90 anos. Na idade avançada, porém, as doenças degenerativas e incapacitantes se tornam mais frequentes, prejudicando a qualidade de vida do idoso e impondo-lhe limites desanimadores. Não admira, portanto, que tenham surgido tantas pesquisas, ultimamente, no sentido de descobrir métodos de prevenção para moléstias graves, como problemas cardiovasculares, câncer, diabetes, derrame cerebral, catarata, osteoporose e arteriosclerose. Os resultados destas pesquisas evidenciam, sem sombra de dúvida, que muitas destas doenças podem ser evitadas ou postergadas por muitos anos quando se adota um estilo de vida mais saudável.

De todos os fatores que determinam a saúde, o alimento é, com certeza, um dos mais importantes. Isso porque o nosso alimento exerce sua influência todos os dias, desde o berço, continuando por toda a vida afora. Tudo aquilo que você come, deglute, digere e assimila formará o seu sangue, que levará o produto final até as suas células. Estas, por sua vez, o aproveitam para construir órgãos, glândulas, ossos, pele, dentes. Se o seu alimento for adequado, seu sangue será puro e levará às células os preciosos nutrientes que elas necessitam para construir um organismo saudável, resistente e cheio de vitalidade.

Se, porém, você não tiver o devido cuidado com o que come, seu sangue será pobre em nutrientes e provavelmente repleto de matérias tóxicas e produtos de fermentação. Neste caso, suas células poderão enfraquecer e se tornar ineficientes para desempenhar suas funções, e você não quer isso. Então, como fazer para receber a devida nutrição através da sua alimentação diária?

O seu corpo é vivo e natural, por isso precisa de alimento vivo e natural para manter-se funcionando bem!

E o que é alimento natural? É o alimento original, adequado às suas necessidades. Cada espécie viva possui o seu próprio alimento original: o leão come zebras e antílopes; o gato come ratos; o cavalo e o boi comem capim, e as aves comem sementes. É assim que os animais permanecem fortes e saudáveis. E qual seria então o alimento natural para o homem? Se formos até a origem, encontraremos a orientação do "Fabricante da Máquina Humana", o Criador do homem, Deus. A dieta ideal seria composta de frutas, hortaliças e sementes (cereais, nozes e oleaginosas), que deveriam ser consumidas cruas, integrais e recém-colhidas. Quando avançamos no tempo, temos a experiência de Theodor Hahn, que em 1620 descobriu as ilhas Ladrone, na costa da Espanha, onde os nativos permaneciam isolados da civilização, não conheciam o fogo e viviam de maneira totalmente natural. Eles se alimentavam somente de vegetais crus, eram altos e esbeltos, possuíam dentes perfeitos, nenhuma doença de pele, os partos eram fáceis, e os homens carregavam 250 kg nas costas, assoviando. Quase todos viviam até os cem anos de idade, e não conheciam médicos nem delegados de polícia. As famílias moravam em regime de monogamia e possuíam um bom humor invencível. Não conheciam supermercados, redes de lanchonetes, nem açougues. E quando os exploradores lhes perguntaram por que não comiam caça, arregalaram os olhos e perguntaram: Como? Comer os nossos amigos? Nunca haviam pensado em se alimentar da carne de animais. Se você quiser mais um exemplo, compare a saúde dos animais domésticos, obrigados a comerem o que os seus donos comem, com a dos animais selvagens em seu habitat natural. Estes últimos não ficam doentes. Note também as pesquisas sobre a dieta dos campeões das Olimpíadas: Mais de 2/3 dos vencedores são vegetarianos, por causa da resistência física que esta alimentação lhes garante.

Eu sei que em sua mente estão se formando algumas perguntas, e vou tentar respondê-las: Então não se deve comer carne? Por que não? Não vou ficar desnutrido por falta de proteínas?

A ingestão de carne não é natural ao ser humano. Nossos dentes não são iguais aos de um carnívoro, e o nosso trato digestivo também não. O intestino das feras é curto e reto, para que a carne que elas ingerem passe rapidamente por ele e não haja tempo de produzir putrefação. Já o nosso intestino é 6 vezes mais longo, projetado para assimilar os nutrientes dos vegetais fibrosos. Quando comemos carne, ela permanece por até 48 horas em nosso tubo digestivo, gerando imensa putrefação. Isto pode produzir mal-estar e muitas doenças. No início do século passado vivia na Inglaterra um médico, Sir Arbothnot Lane, inventor de uma cirurgia que removia boa parte do intestino humano, para conseguir a cura de doenças crônicas produzidas pela má alimentação. E conseguia. O alimento cárneo agora passava rapidamente pelo intestino, como nos animais carnívoros, e não tinha tempo de produzir bactérias de putrefação. É uma opção... Mas eu ainda prefiro escolher uma alimentação adequada a fazer esta cirurgia.

Lembre-se também que o gado hoje sofre de muitas doenças, e que estas são facilmente transmitidas aos que comem carne. Outra desvantagem do uso da carne é o abuso de hormônios na engorda dos animais, tanto do gado como dos frangos, além dos antibióticos e calmantes que compõem a sua ração. Alguns médicos afirmam que o aumento assustador da hipertensão arterial pode ser consequência da ingestão de adrenalina concentrada com a carne, produzida pelo animal, e que no momento do abate inunda todo o seu corpo. Nosso fígado é diferente do fígado das feras e não produz o amoníaco que neutralizaria a adrenalina ingerida. E a gordura saturada contida em todas as carnes aumenta o mau colesterol nos que as usam como alimento. Outro fator de risco é a incerteza quanto à conservação: A proteína animal apodrece muito rapidamente. Quando você compra uma carne bem vermelhinha, você nunca sabe se ela é realmente fresca ou se foi tratada com nitrito de sódio para melhorar o seu aspecto. Este é um produto químico que atua como toxina em nosso organismo, em adição às toxinas que a própria carne já produz no intestino, como indol, escatol, cadaverina...

As carnes de frango e de peixe contêm um índice de toxicidade menor do que as de bovinos e de suínos. Mas isto só é verdade se os frangos forem de quintal, alimentados com quirera e pasto, e se os peixes forem de escamas, pescados em alto mar ou em rio limpo, além de comprovadamente frescos. Estas carnes contêm menos colesterol; mas por outro lado, produzem mais ácido úrico. Lembre-se também que o peixe é catalisador do mercúrio contido no mar, e às vezes vem bastante carregado deste material tóxico. Você vê que o melhor seria mesmo abolir inteiramente o uso de carne de animais, ou usá-la raramente, em pequena quantidade, como tempero de algum prato de cereais integrais.

Algumas pessoas têm-me perguntado: "Mas o nosso organismo já não se adaptou ao uso de carne?" Eu lhes respondo que de certa forma ele está adaptado. Um cavalo não conseguiria digerir um bife, mas nós o conseguimos, em geral sem graves problemas em curto prazo. Mas se eu compreendi que meu organismo não foi feito para digerir carne de animais, e que ela o sobrecarrega e desgasta grandemente, serei sábia se a substituir por alimentos mais convenientes. Satisfazer o seu paladar é muito importante, mas conservar seu corpo com saúde é mais importante ainda.

Outra preocupação das pessoas é em relação às proteínas que supostamente nos faltariam ao deixarmos de comer carne. Afirmo sem medo de errar que não há motivo para preocupar-se: A maioria das pessoas adoece por ingerir *excesso* de proteínas. Exemplos são o aparecimento da gota, da artrite, da insuficiência renal e de uma acidificação geral crônica do organismo. Hoje os cientistas da Organização Mundial de Saúde estão recomendando não mais do que 0,7g de proteína por quilo de peso na dieta diária do adulto. Isto significaria 42g de proteína por dia para um adulto de 60 kg. Esta quantidade será facilmente encontrada em uma alimentação natural variada, sem ingestão de nenhum produto de origem animal. Podemos tomar como exemplo uma refeição composta de salada de folhas verdes, algumas colheres de soja e uma xícara de arroz integral cozido, que contêm toda a proteína necessária. Mais simples é impossível.

Conheça o conteúdo proteico de alguns alimentos vegetais, em comparação com o da carne:

100G de Alimento	Teor de Proteínas
Carnes (em média)	20g
Aveia (aprox.)	14g
Soja (aprox.)	35g
Urtiga seca (aprox.)	43g
Tremoço (aprox.)	44g
Levedo de cerveja (aprox.)	52g

Realmente, não há o que temer. Saiba também que o leite materno, nos 6 primeiros meses de vida do bebê, durante os quais ele duplica o seu peso, contém somente 2% de proteína. O adulto, que não cresce mais, e somente precisa manter e reparar suas células, certamente não precisará de uma quantidade maior do que esta.

Pare um pouco para observar os animais herbívoros, como o touro, o cavalo, o hipopótamo e o elefante, que só comem ervas, e delas conseguem extrair a proteína necessária para formar todos aqueles músculos. O leão, apesar de comer carne, foge do elefante.

Ele é forte, mas o elefante é mais. E outro detalhe: O leão é forte e feroz, o elefante é forte e manso. Vegetarianos são fortes e muito mais pacientes e mansos. Conclusão: é bom comer mais saladas para manter a paz do seu lar.

Mas não é só de salada que o vegetariano vive. Existem inúmeros alimentos naturais à disposição de quem resolveu optar por uma alimentação saudável: frutas frescas e secas, azeitonas e nozes, castanhas, amendoim e coco, palmito e brotos, legumes e hortaliças, raízes e tubérculos, cereais integrais e leguminosas, além das inúmeras opções de preparo destes alimentos. Este preparo pode se tornar tão criativo que chega a ser uma arte. Certamente vale a pena aprendê-la, pois é parte integrante da arte de viver, de viver bem.

Conheça os nutrientes que seu alimento precisa conter para lhe fornecer uma nutrição completa:

Proteínas	Contidas em leguminosas, nozes, amendoins, ovos, glúten de trigo, derivados do leite, cereais integrais, folhas verdes.
Carboidratos	Contidos nos cereais (arroz, trigo, centeio, cevada, milho, aveia, etc.), nos feculentos (batata, mandioca, inhame, cará), e, de maneira concentrada, no mel, melado e açúcar.
Gorduras	Contidas nos óleos vegetais, castanhas, nozes, amendoins, coco, azeitonas, nata e manteiga.
Vitaminas e sais minerais	Contidos em grande variedade e em combinação ideal nas frutas e hortaliças, bem como nos cereais integrais.
Fibras alimentares	Elas não podem ser classificadas como nutrientes, mas são indispensáveis para a boa digestão e para a saúde do aparelho digestivo. São encontradas nos cereais integrais, e nos vegetais crus.
Oxigênio	Contido nos vegetais crus, e esta é única maneira de o recebermos em nosso aparelho digestivo, para manter saudável o ambiente intestinal.
Água pura	Indispensável para a purificação e hidratação do organismo, e para a boa absorção dos nutrientes pelas células.

- Use a grande variedade de alimentos naturais à sua disposição, para receber todos os nutrientes a que você tem direito.
- Em cada refeição, sirva somente de 3 a 4 pratos, e não mais do que isto. Mas não repita dia após dia os mesmos pratos, só por hábito.
- Certifique-se de que todos os nutrientes estão presentes, para que o seu alimento seja completo.
- Faça somente 3 refeições por dia. Deve haver uma distância de aproximadamente 5 horas entre uma refeição e a próxima, para que seu aparelho digestivo tenha tempo de terminar seu trabalho e descansar um pouco. Assim ele estará preparado para digerir perfeitamente a próxima refeição. Nos intervalos, tome bastante água pura. Não a beba durante as refeições, pois ela iria diluir o suco gástrico e mudar a temperatura e o PH do estômago. Com isto, a digestão seria retardada, o que propiciaria uma fermentação anormal do alimento ingerido. Observe intervalos de ½ hora antes e de 2 horas após as refeições para tomar os 2 litros de água que seu organismo necessita diariamente.
- Lembre-se sempre da regra áurea da alimentação saudável: "Desjejum de rei, almoço de príncipe, jantar de pobre". Seu jantar deve ser leve, livre de gorduras ou proteínas concentradas. À noite o seu aparelho digestivo e o seu metabolismo já se ligaram na posição "descansar". Alimentos pesados comidos à noite engordam em dobro e perturbam o sono.
- Vegetais crus precisam ser devidamente higienizados para evitar possíveis contaminações. Há quem use permanganato, cloro ou outros produtos, mas existe um método muito simples e cientificamente comprovado para eliminar germes e parasitas intestinais: Deite as hortaliças cruas em uma solução de 1 litro de água com 3 colheres (sopa) de vinagre de vinho tinto e 1 colher (sopa) rasa de sal, por 15 a 20 minutos. Em seguida, lave-as em água corrente,

cuidadosamente. Tanto o sal como o vinagre é bactericida, e o sal dissolve a película com a qual os microscópicos ovos dos parasitas estão presos às folhas, soltando-os ao contato com a água corrente.

• Para eliminar boa parte dos agrotóxicos, mergulhe as hortaliças e frutas, por 15 minutos, em água com vinagre, depois enxague-os, seque-os levemente, e espalhe-os sobre uma bandeja para deixá-los secar ao ar livre. O vento se encarregará de levar os resíduos juntamente com a umidade restante. Os tomates podem ser lavados com esponja e sabão, mas melhor é retirar-lhes a pele após mergulhá-los por um instante em água fervente; corte-os ao comprido, para remover a parte mais branca do interior, perto do cabo, pois é ali que está a maior concentração de agrotóxicos.

• Ao cozinhar os vegetais, use a menor quantidade de água possível, para que não sobre nenhum caldo ao terminar o cozimento. Melhor ainda é cozinhá-los ao vapor, e sempre por pouco tempo, para que fiquem tenros, mas não macios demais. Não refogue, não frite. Tempere com um pouco de sal marinho, muito cheiro verde e ervas aromáticas, tais como tomilho, estragão, dill, coentro, mangerona e mangericão, além de cebola, alho, louro, gergelim e algumas gotas de limão. Os condimentos fortes como vinagre, pimenta e mostarda irritam a mucosa do estômago e devem ser evitados. O shoyu (molho de soja) é um tempero bastante apreciado pelos vegetarianos, desde que não contenha glutamato.

• Devido à grande incidência de alergias produzidas pelo leite de vaca e seus derivados, recomendo substituí-los por leites vegetais, de soja, castanhas, arroz integral, amêndoas, coco ou gergelim. O leite de soja pode servir para preparar iogurte, ricota, queijo tofu, creme chantili e maionese.

• Substitua as panelas de alumínio por recipientes de ágata, pedra, vidro ou aço inox. O alumínio se desprende dos utensílios durante o cozimento e contamina o seu alimento com resíduos tóxicos.

• Prepare somente o alimento que você usará em uma refeição. Alimentos requentados perdem muito do seu valor nutritivo. Os alimentos crus como saladas, sucos e frutas, devem ser preparados poucos minutos antes da refeição, para não perderem as vitaminas e as enzimas vivas que contêm.

Vá progredindo aos poucos, mas não seja fanático. Que o seu lema seja: "Racional sempre! Radical nunca!" Comece por introduzir as saladas ou frutas cruas no início da refeição, aumentando a proporção de alimentos crus gradativamente, até chegar aos 50%. Passe a usar pão integral, depois arroz integral, aveia e diversas leguminosas. Aos poucos vá eliminando as conservas, os congelados, as frituras, e substituindo os refrigerantes por sucos naturais. Sem perceber, você diminuirá a quantidade de carne em sua mesa, até notar que não a deseja mais. Aprenda a mastigar bem seus alimentos, pelo menos 30 vezes cada bocado. Coma com calma e gratidão, apreciando o sabor de cada prato. Durante a refeição, lembre-se: "Amanhã este alimento será o meu sangue." Logo ele lhe proporcionará tanta satisfação que o fará esquecer completamente dos lanchinhos intermediários. Continue estudando, adaptando, testando novas receitas. Existem tantos livros de receitas naturais que o difícil será escolher entre as delícias que você descobrirá. Capriche na apresentação dos pratos; isto lhe trará uma satisfação a mais.

Em poucas semanas, você e sua família estarão habituados a este novo estilo de vida, e conseguirão apreciar intensamente o saboroso alimento natural.

Exemplo de cardápio para um dia:
Ao levantar, tome 1 a 2 copos de água fresca ou quente.
Após 30 minutos, tome o seu desjejum: frutas frescas

(de preferência doces), aveia ou outro cereal integral, nozes ou castanhas, pão integral com patê vegetal, mel ou doce caseiro, 1 xícara de leite de soja ou de castanhas ou ainda uma pequena taça de iogurte natural de soja com mel ou frutas secas.

No meio da manhã: No mínimo 2 horas após terminar o desjejum, comece a tomar 2 a 3 copos de água pura, e, se desejar, um copo de suco de cenoura ou de verduras.

No almoço: Inicie com uma salada crua, bem variada, contendo no mínimo uma hortaliça de folha, uma de raiz e uma de fruto (escarola cenoura e tomate, ou alface, beterraba e abobrinha), que pode ser enriquecida com azeitonas, brotos, fatias finas de cebola, rodelas de rabanete, chucrute, pimentão etc., e temperada com azeite, limão e sal, ou creme de abacate, ou iogurte, ou cremes vegetais à base de soja. Pode-se adicionar gergelim moído e bastante cheiro verde. O prato quente pode consistir, por exemplo, de cereais integrais ou de feculentos (batatas, mandioca); leguminosas ou castanhas, glúten, ovos pochê, bife ou salsicha vegetal, ou assado de ricota de soja; hortaliças cozidas, recheadas ou assadas, suflê ou hamburguer de legumes, acompanhado de molho branco ou de tomate.

No meio da tarde: A começar no mínimo 2 horas após o almoço, tome 2 a 3 copos de água e, eventualmente, um copo de suco de frutas.

No jantar: De preferência somente frutas, ou frutas e torradas, ou frutas e iogurte natural com mel, ou ainda torta de frutas, ou empadinhas com palmito. Nos dias frios pode ser tomada uma sopa leve. Não use proteínas ou gorduras concentradas. Jante cedo, para poder dormir melhor.

Quero deixar claro que este não é um cardápio específico para perder peso, e sim para ganhar saúde. Mas você poderá ter boas surpresas ao subir à balança...

Os resultados em sua qualidade de vida serão gratificantes: nutrição completa, digestão perfeita, perda de peso gradativa para os obesos, nova beleza da pele e do cabelo, sono profundo, equilíbrio emocional e boa disposição, além de nova vitalidade e coragem para enfrentar a vida.

É A SAÚDE QUE VEM DO SEU ALIMENTO!

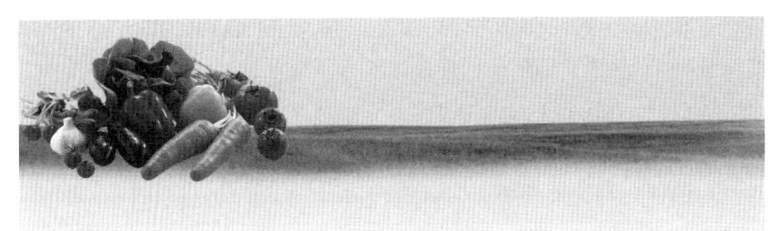

2. Peso ideal sem drogas e sem fome

A obesidade é um problema de saúde bastante comum, mas bem mais arriscado do que imaginávamos até há pouco. Nos E.U.A. aproximadamente 50% dos adultos apresentam peso excessivo; no Brasil a taxa é um pouco menor, mas está em curva ascendente, no mesmo ritmo em que o estilo de vida dos brasileiros se assemelha cada vez mais ao daquele país. Sendo uma moléstia crônica, incomoda e deprime o paciente durante anos, inibindo sua vida social e profissional, além de favorecer o aparecimento de doenças cardíacas, diabetes, hipertensão, artrose, sobrecarga da coluna vertebral, etc.

Você vê: a obesidade não é somente um problema estético. É muito mais um perigo para a saúde. Compreendendo devidamente as causas desta moléstia, teremos condições de revertê-la, com perseverança e um pouco de disciplina mental.

Sempre nos ensinaram que é gordo quem come demais, ou então quem tem preguiça de se mexer. Com isto, estigmatizamos a pessoa obesa como um pecador inveterado que não emagrece porque não quer, e o deixamos a sós com o seu problema. É verdade que deveria haver equilíbrio entre as calorias que ingerimos e as que gastamos. Quem come 2500 calorias por dia e só gasta 600, por levar vida sedentária, tem um superávit que o corpo armazenará em forma de gordura, como "reserva" para uma eventual época de fome. Como esta época não chega, o peso vai aumentando sempre, e em ritmo crescente. No entanto, não é esta a única condição que determina o excesso de peso. Basta observar um pouco a silhueta e os hábitos de seus vizinhos e familiares para notar que existem pessoas gordas que comem pouco e pessoas magras que comem muito. Creio que muitos de nós conhecemos um lar onde o marido come muito e nunca engorda, enquanto a esposa vive fazendo regime e não consegue emagrecer. Se o marido fosse lavrador ou cortador de lenha, teríamos a explicação do fenômeno, mas nem sempre é assim. Muitas vezes ele leva uma vida tão sedentária quanto a esposa, e continua sempre magro.

Se formos mais à base do problema, perceberemos que há vários motivos para que a pessoa se torne obesa, além da relação "ingerir/gastar" que todos conhecemos:

O obeso pode, por exemplo, ter sido hipernutrido na infância. O excesso de alimentação no primeiro ano de vida propicia a formação de um número excessivo de células adiposas, responsáveis pelo armazenamento da gordura. Quando a criança cresce, estas células exigem aporte de gordura muito superior ao normal, o que produz uma fome compulsória durante toda a sua vida. E em caso de um dos seus progenitores ser obeso, sua chance de também tornar-se obeso aumenta em 40%.

Pode haver hábitos culturais ou familiares que, na prática, acabam por viciar a pessoa gorda a continuar sua alimentação mal estruturada, mesmo após perceber que ela a prejudica.

Em outros casos, o obeso sofre de ansiedade ou estresse excessivo, o que o leva a comer em demasia. Cada vez que se sente deprimido, frustrado, ansioso ou solitário, procura consolo na comida. Sente instintivamente que seu sistema nervoso ficará mais calmo ao receber glicose concentrada, e come cada vez mais, principalmente doces e massas.

Mas a causa principal da obesidade é, sem dúvida, a má função do metabolismo. O Dr. M. O. Bruker, famoso nutrólogo alemão, defende a tese de que a alimentação pobre em elementos vitais fará degenerar as funções metabólicas após algumas décadas, se houver uma mínima predisposição genética. Isto pode resultar em artrose, diabetes, gota, cálculos biliares e principalmente obesidade. A tireoide e outras glândulas passam a funcionar em ritmo excessivamente lento, e o peso aumenta incontrolavelmente. Mesmo que o paciente passe a comer menos, e cada vez menos, disposto a fazer qualquer sacrifício para conseguir a perda de peso, constata que seu peso não diminui, mas continua aumentando. A ansiedade de emagrecer e o estresse da contínua sensação de fome estimulam a produção de cortisol, o que resulta em retenção de líquido. O obeso então resolve queimar sua gordura com exercício físico. Matricula-se em academia de ginástica, compra roupas para natação e jogging, bicicleta ergométrica, estepe e esteira, e larga tudo após poucas semanas, porque não aguenta o ritmo em seu estado de subnutrição, e porque não percebe na balança o resultado que esperava.

Alguns, ao chegar neste ponto, desistem. Outros começam a tomar fórmulas com ativadores de tireoide, moderadores de apetite, diuréticos, laxantes e calmantes. No início, o resultado parece satisfatório. No entanto, após alguns meses, começam a surgir efeitos colaterais, e o médico lhes recomenda interromper a medicação. Sabemos o que acontece: sem o estímulo artificial das drogas, a tireoide, os rins e os intestinos não conseguem mais funcionar, enquanto o organismo, após meses de subnutrição e agora sem o freio do moderador de apetite, clama ininterruptamente por alimento. Em poucas semanas o peso volta ao que era antes. E a cada tentativa, a tendência é engordar mais.

A SOLUÇÃO

É preciso iniciar o tratamento na raiz do problema: Limitar as calorias não solucionará distúrbios metabólicos. O ideal é praticar um jejum terapêutico de 2 a 3 semanas: Abstenção de alimentos sólidos e ingestão de sucos de frutas, hortaliças, caldos de verduras e chás de ervas. Esta dieta líquida, associada a tratamentos naturais que favoreçam a desintoxicação orgânica, depende de acompanhamento médico. Pode ser praticada em casa, após orientação de um médico experiente, e desde que se consiga reunir as condições necessárias. O melhor, no entanto, é recebê-la em uma Clínica Naturista especializada. Logo no início do tratamento haverá uma perda de peso acentuada, pois o corpo expulsará os líquidos retidos e atacará energicamente as gorduras acumuladas. É interessante notar que a dieta não deixa sensação de fome nem de fraqueza, apesar de somar somente 400 a 500 calorias diárias. Os sucos de vegetais frescos fornecem os nutrientes necessários, e a assimilação dos nutrientes, nesta forma, é perfeita. Esta perda inicial de peso não é, porém, o resultado mais importante do tratamento. Durante o jejum terapêutico, o organismo todo se empenha em encontrar um novo equilíbrio funcional. Ocorre uma reeducação do paladar e do aparelho digestivo, uma redução do tamanho do estômago, fazendo-o muitas vezes voltar ao seu tamanho natural, uma normalização das secreções internas e das funções de todos os órgãos, incluindo as do metabolismo. É o início da cura.

Animado por este êxito inicial, o paciente está pronto para ser levado a uma compreensão mais perfeita do processo e à motivação para a perseverança. A orientação é a de adotar, dali para frente, uma dieta natural e integral, rica em substancias vitais: vitaminas, sais minerais, oligoelementos, enzimas vivas, carboidratos complexos, proteínas vegetais não alteradas, e gorduras naturais. Para isto, é necessário eliminar do cardápio todos os alimentos refinados, industrializados e conservados. Mas não é preciso privar-se de pão, arroz, feijão, ou massas, desde que sejam integrais e bem mastigados.

Essencial é aprender a iniciar todas as refeições com alimentos crus, por conterem todos os elementos vitais que o metabolismo precisa para voltar a funcionar perfeitamente. Além disto, os crus contêm pouquíssimas calorias, enquanto auxiliam na perda de peso por sua riqueza em enzimas vivas e fibras, que ativam a digestão. Um exemplo destes benefícios: Uma generosa porção de salada crua, temperada com molho de iogurte desnatado, soma aproximadamente 100 calorias e deixará o seu estômago praticamente repleto. A pequena quantidade de alimento cozido que você ainda desejará ingerir em seguida completará sua satisfação com poucas calorias a mais.

Outra regra importante é a cuidadosa mastigação. Por exemplo, os carboidratos mal digeridos por falta da ptialina contida na saliva formam gordura facilmente. Além disto, para ter a mesma sensação de saciedade e satisfação, você precisará de menores quantidades de alimento se o mastigar bem e o conservar na boca por mais tempo. Claro que é mais fácil demorar-se na mastigação de cereais integrais e saladas cruas do que na de alimentos refinados. Seu organismo, satisfeito com os nutrientes completos que lhe são oferecidos, deixa de exigir comida a toda hora, como fazia antes. O que ele reclamava era o aporte de mais nutrientes, e o que recebia era uma quantidade maior de comida pobre, que nunca conseguia satisfazer suas necessidades.

É bom manter pelo menos 5 horas de espaço entre as refeições, e não comer absolutamente nada entre uma e outra, nem beber leite ou sucos, mesmo naturais. Beba somente água pura ou chá de ervas, e nunca beba líquido às refeições. Qualquer líquido dificultaria a digestão e dilataria o estômago. O jantar deve ser praticamente abolido. À noite, o metabolismo está mais voltado para o descanso do que para a assimilação correta de alimento. O mesmo alimento, comido de manhã, é transformado em energia, e comido à noite, em gordura. Tomando um desjejum completo e um bom almoço, você não necessitará mais do que uma fruta, um suco ou um copo de leite vegetal à noite.

Planeje suas refeições como um acontecimento importante e aprazível.

Nunca faça qualquer outra coisa enquanto estiver comendo. Desligue a televisão, guarde o jornal, esqueça as preocupações e os problemas. Concentre-se inteiramente no prazer de comer, para que a lembrança do sabor o satisfaça por muitas horas.

Os fatores psicológicos têm grande influência sobre o aumento de peso. Uma atitude mental correta poderá determinar a mudança total do quadro. As seguintes sugestões poderão ajudar:

- Decida chegar ao seu peso ideal, mesmo se tiver de perseverar no esforço por muito tempo. A superação completa da obesidade levará meses e às vezes anos. Não se contente com menos; ainda que seja vencido em uma ou outra batalha, não abandone a luta. Imagine-se magro, bem proporcionado e saudável, continuamente. Projete esta imagem de si mesmo sobre uma "tela" em seu cérebro. Seu sistema nervoso central se encarregará de transformar esta tela em realidade.

- Não tenha medo da fome. Ter fome é sinal de que o estômago está vazio, e, portanto, descansando. Permita-lhe o descanso, ele o merece. Enquanto isto, seu corpo consumirá as gorduras que você acumulou antes.

- Evite comer quando estiver ansioso, com raiva ou frustrado. Sua digestão funcionará muito mal nestas horas, e o resultado será novamente o aumento de peso.

- Faça uma lista das coisas que você gosta de fazer, além de comer. Consulte-a quando estiver em tentação de compensar algum mal-estar emocional com guloseimas. Distraia-se ouvindo música, arrumando gavetas ou telefonando para um amigo, leia uma revista, cuide de plantas, tome um copo de água, respire fundo, ou saia de casa para uma caminhada. Em último caso, coma *um* biscoito ou *uma* fruta seca e aguarde o efeito calmante da glicose em seu cérebro, o que se dará após 20 a 30 minutos. Se estiver muito impaciente, tome uma colher de sopa de mel e mantenha-a na boca por 5 minutos antes de engolir. A glicose concentrada do mel será absorvida pela mucosa da boca e conduzida ao cérebro rapidamente.

- Seja cuidadoso com o uso de adoçantes. Evite os alimentos dietéticos se contiverem ciclamatos ou aspartame em sua formulação. A mais aceitável é a Stévia; procure o produto puro, integral, ou adquira a erva, para prepará-la em casa, em forma de chá. Mas lembre-se que qualquer adoçante pode, no decorrer dos anos, prejudicar a função do pâncreas. Quando o sabor doce chega às papilas gustativas e estas transmitem a mensagem ao cérebro, o pâncreas receberá a ordem de produzir insulina para introduzir a glicose recém-chegada às células. A insulina é produzida, mas não encontra glicose, porque o adoçante é de zero calorias, e o pâncreas fica confuso. Se isto se repetir por muito tempo, ele deixará de atender à ordem do cérebro e produzirá cada vez menos insulina. Isto se chama de diabetes.

- Creia firmemente que seu metabolismo está a caminho da cura, e que, portanto, você pode voltar ao seu peso ideal.

- O exercício físico completará o tratamento. Ele gasta calorias, queima gorduras, ativa a circulação, faz você transpirar e com isto purifica o seu sangue, obriga-o a respirar mais oxigênio, o que aumenta a combustão das gorduras. Além disto, pode ajudá-lo a conseguir um corpo bem proporcionado, derretendo as gorduras localizadas e formando músculos onde você os quer. A atividade física ainda estimula a produção de endorfina, o hormônio da alegria, que gera satisfação e facilita o equilíbrio entre o alimento desejado e aquele que você realmente necessita.

• Exercite-se diariamente, mas não exagere. O estresse que você sente ao obrigar-se a "malhar" durante horas seguidas pode resultar em aumento de peso em vez de perda. Isto ocorre pela produção de cortisol, um dos hormônios da ansiedade, que favorece a retenção de líquido nos tecidos. Qualquer exercício físico gasta calorias. Mas o estímulo do metabolismo, necessário para a rápida combustão das gorduras já acumuladas, só é conseguido após, no mínimo, 45 minutos de exercício vigoroso. Por isto é bom planejar uma hora de exercício contínuo por dia, ou mais, se lhe for possível. Descubra sua atividade predileta e converse com seu médico a respeito.

PLANO DE DIETA ATÉ CHEGAR AO SEU PESO IDEAL

Após um período de pelo menos 10 dias de dieta líquida, passe a um cardápio ovo-vegetariano integral de calorias reduzidas, com muitos vegetais crus. Todas as semanas, reserve um dia para fazer uma dieta líquida de 24 horas. Todos os meses, passe 3 dias seguidos na dieta de frutas, ou comendo somente arroz integral sem sal.[26]

Para acelerar ainda mais a perda de peso, aqui vai outra sugestão:

2ª **feira:** dieta líquida

3ª **feira:** dieta de emagrecimento natural

4ª **feira:** monodieta (comer um alimento só, por ex.: arroz integral sem sal, ou melancia, ou maçã, ou banana, ou abacaxi, 3 a 5 vezes ao dia; nos intervalos, só água).

5ª **feira:** dieta de emagrecimento natural

6ª **feira:** dieta crudívora (só alimentos crus, 3 x ao dia; nos intervalos só água).

---

26. Veja detalhes das dietas no Capítulo "Dietas Terapêuticas - Dieta para Emagrecimento".

Sábado: dieta de emagrecimento natural

Domingo: Dieta liberada, desde que seja com bom senso

Corretamente seguido, este plano recompensará você com um corpo esbelto, além de uma nova saúde e vitalidade.

Acompanhe o relato de sucesso de uma senhora gorda, de meia idade:

Ela havia lutado contra a obesidade desde os seus 13 anos de idade, passando por todos os regimes imagináveis e tomando todas as fórmulas existentes, nacionais e estrangeiras, para emagrecer. Agora, aos 55 anos de idade, estava com 115 kg (seu peso ideal seria de, no máximo, 60kg). Estava, como sempre, fazendo regime e tomando fórmulas, só que agora engordando 1kg por semana. Ao ouvir falar da Naturopatia, convenceu-se de que esta finalmente a ajudaria. Veio para a nossa Clínica, decidida a ficar 21 dias e perder 21 kg. Entretanto, durante as 3 semanas de tratamento perdeu somente 3kg, o que era de se esperar, uma vez que para desintoxicar-se ela teve de deixar de lado as fórmulas que tomava. Chorou decepcionada, até que o médico lhe explicou que seu metabolismo estava completamente descompensado após tantos anos de fórmulas e regimes diversos. Sua tireoide havia sido artificialmente estimulada durante mais de 40 anos e agora, sem medicamentos, precisaria de algum tempo para reassumir o seu funcionamento normal. Era isto que havíamos procurado conseguir durante a sua estada na clínica. O médico pediu-lhe que fosse perseverante em seguir as orientações sobre dieta e exercícios que ele lhe estava entregando. Ela compreendeu, confiou, e seguiu as instruções. Dois anos mais tarde, ela retornou à Clínica, relatando a sua experiência: No primeiro mês após o retorno ao seu lar, ela conseguira eliminar 10kg, sem usar medicamentos e sem sentir fome.

No segundo mês, perdera mais 8kg, no terceiro mês 4kg, e desde então, "sem muito fanatismo na dieta", continuou perdendo de 1 a 2 kg por mês. Agora pesava 70kg e viera para eliminar os 10kg que ainda a separavam de seu peso ideal. Ficou 3 semanas na Clínica e conseguiu seu objetivo. A Naturopatia havia conseguido restabelecer o equilíbrio do seu metabolismo.

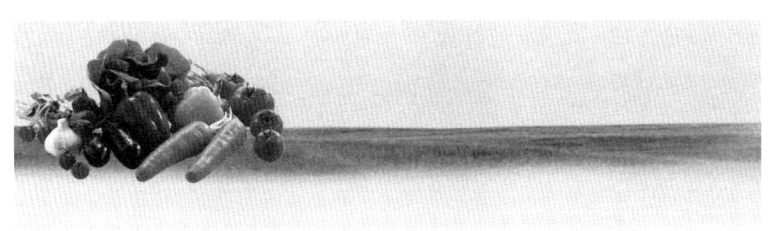

3. A PRÁTICA DA HIDROTERAPIA

Na parte II deste livro você encontra a descrição do que significa Hidroterapia, quando e como ela surgiu, e como evolui até a nossa era.

Neste capítulo você verá como praticar, em sua casa, as principais formas de Hidroterapia e de outros tratamentos naturais, e perceberá que na maioria dos casos estas aplicações tão eficazes não requerem muita habilidade nem equipamentos especiais.

Desejo-lhe bom proveito para a sua saúde e a de sua família.

COMPRESSAS FRIAS[27]

As compressas frias são usadas para combater inflamações, baixar a febre, aliviar dores de cabeça congestivas, queimaduras, contusões e náuseas, e acalmar funções orgânicas aceleradas.

Vamos imaginar que sua filha esteja com náuseas: você coloca uma compressa fria em seu estômago, dá-lhe um pouco de suco de limão puro, ou misturado em partes iguais com água, serve-lhe uma colher de chá a cada 3 minutos, e dentro de uns 15 minutos ela provavelmente estará bem.

---

27. Bibliografia: Moor, Dr. Fred B., *Manual de Hidroterapia e Massagem*. Casa Publicadora Brasileira, São Paulo, 1967.

Para aplicar uma compressa fria, você deve forrar a cama com plástico e um lençol de algodão. Note bem: o plástico nunca será usado para envolver o paciente, somente para proteger a cama da umidade. Molhe em água fria uma toalha felpuda de tamanho adequado, torcendo-a para tirar o excesso de água, e aplique-a ao local a ser tratado (no caso, o estômago). Cubra de leve com uma camada de flanela e deixe por cerca de 15 minutos. Depois disto, troque-a por outra fria. Conforme a necessidade, repita o procedimento até completar uma hora de tratamento.

No caso de uma contusão, você aplica uma compressa fria e acrescenta um pouco de vinagre ou água vegeto-mineral, e haverá rápido alívio à dor. Em caso de febre, uma das maneiras de baixá-la é envolver ambas as pernas em compressas frias e trocá-las a cada 15 minutos até completar uma hora. Com isto, você estará derivando o calor excessivo do corpo para as toalhas molhadas nas pernas; você pode notar que elas se aquecem rapidamente e que a febre baixa na mesma proporção, mesmo sem medicamentos.

Se houver dor de cabeça, o primeiro tratamento a ser tentado é a compressa fria na testa, que é trocada cada vez que se aquecer. Em geral, o alívio começa imediatamente. Anote: não devem ser usadas compressas frias na testa em caso de sinusite.

A compressa fria aplicada à região do coração, trocada a cada 5 minutos para que se mantenha bem fria, pode acalmar uma taquicardia (palpitações) em 15 a 20 minutos.

Para quem sofre de insônia, a compressa fria aplicada à coluna vertebral pode ser uma grande ajuda. Neste caso, forre a cama com plástico, cubra-o com um tecido de algodão, molhe uma toalha de rosto em água fria, e depois de torcê-la, dobre-a em três partes, ao comprido. Coloque-a sobre o plástico coberto e deite-se sobre ela de modo que ela venha a abranger sua coluna, da região cervical até o cóccix. Cubra-se normalmente e tente relaxar. A compressa fria facilitará a chegada do sono.

COMPRESSAS QUENTES

Elas relaxam músculos e tecidos tensos, aumentam a circulação do sangue para o lugar tratado de maneira imediata, e aliviam dores causadas por espasmos, como cólicas e cãibras. Se alguém em sua casa estiver com empachamento ou com cólicas na vesícula, um dos tratamentos básicos seria a compressa no fígado.

Forre a cama com uma faixa de flanela ou moleton soft e faça o paciente deitar-se sobre ela. Coloque sobre a região do fígado uma toalhinha (tipo visitas) úmida, e sobre ela uma bolsa de borracha com água quente de 40°C. Enrole a faixa no tronco do paciente, para manter a compressa no lugar. Deixe-a por 1 hora.

Esta aplicação é muito usada na naturopatia para estimular a desintoxicação, uma vez que o fígado é um dos órgãos mais ativos na eliminação de impurezas.

FOMENTAÇÕES

As fomentações geralmente são aplicadas alternando quente com frio, para aumentar a sua eficácia. São excelentes no tratamento da tosse, inclusive da coqueluche e da bronquite asmática, porque produzem uma forte dilatação dos brônquios e a fluidificação do catarro que eles contêm. Com isto facilitam a expulsão do muco e a respiração fica mais livre. A tosse poderá aumentar um pouco no início do tratamento, por este estimular a expulsão do catarro, mas logo em seguida se acalmará.

Coloque perto da cama do paciente uma mesinha com um fogareiro elétrico. Ponha a ferver, na cozinha, uma panela de tamanho médio com água e folhas ou essência de eucalipto. Coloque-a sobre o fogareiro elétrico já ligado antes, para mantê-la fervendo. Coloque sobre a panela aberta uma peneira de metal do mesmo diâmetro, na qual você colocou 2 toalhas de rosto úmidas, enroladas e dobradas no tamanho da região que vai tratar. Tampe a panela e aguarde por alguns minutos, até que elas tenham absorvido o vapor de eucalipto.

Levante a tampa e retire uma das compressas, teste o calor na pele de seu rosto, para não queimar o paciente, e aplique-a sobre a região que quer tratar, neste caso sobre os brônquios. Cubra a compressa com uma toalha de banho seca dobrada e abrigue o paciente com um cobertor. Deixe o fomento por 3 a 5 minutos, e troque-o por outro antes de esfriar (é bom verificar a temperatura após 3 minutos).

Recoloque a primeira toalha na peneira, para que se aqueça com o vapor até que a outra precise ser trocada. Depois destes 3 fomentos, aplique no mesmo local outra toalha de rosto, bem úmida e fria, por 1 minuto. Repita toda a série de 3 compressas quentes e 1 fria por mais 2 ou 3 vezes, terminando sempre com a compressa fria. Peça ao paciente que mantenha pelo menos meia hora de repouso após o tratamento. Em vez de aquecer as toalhas no vapor do chá de eucalipto, você pode optar por mergulhá-las diretamente no chá de eucalipto quente, usando luvas de borracha para retirá-las e torcê-las. O procedimento é mais fácil, mas temos notado que o tratamento com vapor é mais eficaz.

COMPRESSAS AQUECEDORAS

As compressas aquecedoras são aplicadas úmidas e frias, cobertas com um envoltório aquecedor, para conseguirmos uma forte reação de calor ou de transpiração. A médio prazo, são mais eficazes do que as compressas quentes, por estimularem a reação correta do próprio organismo.

São muito benéficas quando aplicadas em crianças e em jovens ou adultos com boa reação ao frio. No entanto, quando estamos tratando de uma pessoa debilitada ou friorenta, é melhor aplicarmos a compressa quente, pois a eficácia das compressas aquecedoras depende da capacidade do paciente de produzir calor como reação ao frio.

Compressa na garganta: Quando a região tratada é pequena, como no caso da compressa aquecedora na garganta, todas as pessoas reagem produzindo calor, mesmo as idosas ou debilitadas. Esta compressa é usada para combater as dores de garganta, a amigdalite ou tonsilite aguda, e tem ótimos resultados em casos de rouquidão. É muito simples de aplicar: Molhe em água fria e torça bem um lenço de algodão, e dobre-o no tamanho certo. Coloque-o na garganta, entre uma orelha e outra, de modo a abranger as amígdalas. Enrole no pescoço um cachecol de lã ou uma faixa de moleton soft que cubra completamente o lenço úmido, e prenda-o com alfinete de gancho.

A pessoa tratada deve deitar-se e cobrir-se bem, incluindo o pescoço. A compressa permanece a noite toda e amanhece seca e quente. Isto significa que no calor da cama o corpo reagiu à aplicação fria, levando muito sangue quente, repleto de leucócitos, à região inflamada, combatendo assim a infecção.

No caso da rouquidão, o calor úmido que permanece no local durante toda a noite favorece a recuperação das cordas vocais.

Faixa derivativa: Esta é uma compressa aquecedora no tronco, aplicada em casos de má digestão, gases, intestino preso, dores abdominais ou dificuldade para adormecer. O princípio é o mesmo: Forre a cama com plástico (para proteger o colchão), e estenda sobre ele uma flanela grossa ou moleton, e sobre esta uma faixa de tecido de algodão úmido, com largura suficiente para envolver o paciente do estômago até as virilhas e no comprimento certo para dar uma volta completa em seu tronco. Faça-o deitar-se sobre a faixa úmida, envolva-o com ela e com a faixa de flanela ou de moleton, e prenda a compressa com um alfinete de gancho. Cubra-o bem e deixe-o por pelo menos uma hora, mas, de preferência, a noite toda. Note bem: É importante que o paciente esteja se sentindo confortavelmente quente antes de iniciar a aplicação. Caso esteja sentindo frio, aqueça-o servindo-lhe chá quente ou preparando-lhe um escalda-pés. Ao retirar a compressa, lave a região com água morna.

Se quiser se convencer da eficácia deste tratamento, confira a eliminação de impurezas que ela promove, colocando a faixa úmida, após o uso, em uma bacia com água limpa, e veja como a água fica turva.

Faixa alta: Em casos de pressão arterial elevada, esta mesma compressa pode ser aplicada, usando-se uma faixa mais larga, suficiente para abranger desde a região logo abaixo do coração até as virilhas. É muito benéfica quando usada no meio do dia, pois ao baixar a pressão arterial neste horário pode evitar um aumento perigoso da mesma no final da tarde. É vantajoso fazer um pedilúvio de calor crescente antes de aplicá-la, pois este também tem a tendência de fazer a pressão arterial baixar. Seguindo as regras gerais da hidroterapia, porém, estes tratamentos devem ser feitos longe das refeições.

Envoltório geral: Nas doenças acompanhadas de febre, é surpreendente o efeito do envoltório geral, que produz um forte suador e com isto, além de baixar consideravelmente a febre, favorece a eliminação das toxinas pelo suor e apressa a "declaração" da doença, trazendo grande alívio ao paciente.

Verifique se a pessoa está se sentindo quente. Sirva-lhe uma a duas xícaras de chá de tília ou alfavaca, bem quente com mel. Forre a cama com um plástico grande, e coloque uma toalha de rosto felpuda e seca sobre o travesseiro. Sobre o plástico coloque um cobertor ou manta que alcance desde o travesseiro até os pés. Sobre este, estenda uma faixa de tecido de algodão úmido do tamanho do paciente, desde as axilas até os tornozelos. Faça-o deitar-se e envolva-o, alisando bem a faixa; depois envolva-o na manta, que deve cobri-lo desde os ombros até os pés inclusive; envolva sua cabeça na toalha seca que está sobre o travesseiro. Coloque perto de seu corpo três bolsas de borracha ou garrafas com água quente a 40°C, sendo uma nos pés e uma de cada lado do paciente. Cubra-o com vários cobertores ou edredons e verifique se começa a transpirar (gotas de suor na testa), o que ocorrerá no máximo dentro de 20 minutos. Depois disto, deixe-o transpirar por uma hora ou mais; se adormecer, não o acorde, pois é bom que permaneça no suador o máximo de tempo possível. Em seguida, ao tirar o envoltório, lave o paciente rapidamente com água morna, tendo o cuidado de antes fechar as portas e janelas, para evitar corrente de ar. Faça-o descansar na cama, vestido de pijama e coberto com uma manta.

Com este tratamento, consegue-se baixar a temperatura de um doente, muitas vezes, em 1 a 2 graus, sem medicamentos. Isto é importante, porque os remédios antitérmicos tendem a baixar a temperatura bruscamente. Sabendo que a febre representa uma ajuda preciosa no combate à infecção, é preferível mantê-la sob controle de maneira cuidadosa.

Se conseguirmos manter a temperatura em 38 a 38,5°C com tratamentos naturais, não haverá perigo de convulsão ou outros danos, e estaremos mantendo as condições que o corpo necessita para aumentar poderosamente o número de leucócitos no sangue. Lembre-se que os leucócitos são os soldados de defesa contra os germes.

Veja como se consegue estimular as autodefesas contra a infecção: O paciente febril deve fazer repouso no leito, abster-se de alimento sólido por 1 a 2 dias, e tomar muito líquido, principalmente sucos de frutas cítricas, chá de alho ou chá de ervas com Própolis e mel, além de muita água pura. O tratamento, mesmo que a doença ainda não esteja declarada, deverá começar com uma limpeza intestinal, por laxante (sal amargo, chá de cáscara sagrada, etc.), ou ainda melhor, por um clister.

CLISTER (ENEMA/ENDOCLEAN/LAVAGEM INTESTINAL)

O clister é considerado um verdadeiro pronto-socorro contra as febres. Se as mães soubessem como é fácil e rápido aplicar um clister, e como esta técnica totalmente inofensiva pode evitar complicações nas doenças febris, começariam a usá-la imediatamente em todos os casos de febre de seus filhos, e com isto pouparia muita angústia, dor, tempo, dinheiro e corridas ao hospital. O clister seria sempre a primeira medida, mesmo antes de se manifestar a natureza da infecção, com exceção de alguns casos mencionados logo adiante.

Em toda doença infecciosa, o organismo empurra para o intestino grosso, ininterruptamente, as toxinas, os dejetos do metabolismo e outras substâncias prejudiciais, para se ver livre destes "inimigos internos" enquanto está ocupado em lutar contra a doença.

É como se um país em estado de guerra pusesse na cadeia os espiões e sabotadores que lá habitam, para evitar que estorvem as medidas de defesa contra o inimigo externo. Se o tratamento não começar pela limpeza intestinal, os "inimigos internos" voltarão para o sangue, o que poderá impedir a vitória do corpo sobre a doença e trazer graves complicações. Portanto, quanto mais frequente e completa for a limpeza intestinal, principalmente no primeiro e no segundo dia, mais rapidamente a doença será vencida. Isto significa que teremos de aplicar de 4 a 6 clisteres no primeiro dia, de 3 a 4 no segundo, e de 1 a 2 por dia até a superação da febre, o que, na maioria dos casos, deverá acontecer no terceiro dia.

Mesmo que haja evacuações espontâneas nos intervalos dos clisteres, e mesmo que a água do clister tenha voltado aparentemente limpa, não se iluda: Ela está carregada de micróbios e matérias tóxicas e é preciso continuar com a série. A melhor prova disto é o grande bem-estar do paciente e a diminuição da febre que se seguem a cada limpeza intestinal.

O Dr. Alfred Brauchle declara em seu livro *Naturheilkunde Fuer Den Praktischen Arzt* ("Naturopatia para o Médico Clínico Geral"), que a aplicação de clisteres frequentes ao primeiro sinal de uma infecção pode mudar decisivamente a evolução da doença, tornado-a mais branda e facilitando sua rápida superação.

Material necessário: 1 vaso irrigador de plástico ou inox de 2 litros, com mangueira de borracha ou látex de aproximadamente 2 metros de comprimento; 1 sonda descartável (compre sonda retal ou uretral, número 18 para adultos, número 20 ou 21 para crianças); chá de cavalinha, carqueja ou camomila coado, ou água fervida com 1 colher de chá de sal, tépida ou morna, isto é, entre 22 e 26°C (a água tépida ajuda a abaixar a febre, por refrescar os intestinos); vaselina para lubrificação da sonda; e 1 prendedor de roupa grande.

Modo de proceder: Pendure o vaso irrigador em um gancho da parede, a aproximadamente 1,5m de altura. Dobre a mangueira a um palmo do final e prenda a dobra com o prendedor. Coloque o chá coado ou a água fervida no vaso irrigador. Para bebês até 9 meses, use 1/4 de litro; de 10 meses até 3 anos, ½ litro; dos 3 aos 10 anos, 1 litro; dos 10 aos 15 anos, use 1,5 litro; adultos podem usar 2 litros. Encaixe a sonda no terminal da mangueira, e lubrifique sua ponta com vaselina; retire o ar da mangueira e da sonda, soltando o prendedor por um instante e desprezando uma pequena quantidade do líquido; dobre a mangueira novamente e prenda-a com o prendedor, até ter introduzido uma parte da sonda cuidadosamente no intestino; então retire o prendedor e regule o fluxo do chá, dobrando ou soltando a mangueira, até o chá terminar; oriente a criança a manter o líquido no intestino pelo máximo de tempo que puder.

A criança deve ficar deitada sobre o seu lado esquerdo, com a perna esquerda esticada e a direita flexionada, virada de costas para a mãe. Caso ela tenha idade suficiente, explique-lhe o procedimento com palavras simples, prometendo-lhe que ela ficará limpinha por dentro e com isto logo vai sarar e poder brincar novamente. Já na segunda aplicação ela ficará bem à vontade e colaborará com o tratamento, principalmente ao perceber como se sente melhor após fazê-lo. O adulto que quiser aplicar o clister em si mesmo ficará na posição de gatinhas em frente ao vaso sanitário, apoiado sobre os joelhos e cotovelos, de modo a manter as nádegas mais altas que o abdomen.

O enteroclisma ou clister, além da indicação na febre, é útil no combate a muitas moléstias: obstipação intestinal crônica, intoxicação alimentar ou medicamentosa, gases, diarreias, usando-se neste último caso chá de camomila morno com dolomita ou caulim.

NOTA IMPORTANTE: Não aplique o clister sem orientação médica em casos de sintomas agudos no ventre, como apendicite, úlceras intestinais ou suspeita de doenças semelhantes, pois neste caso ele poderia ser contra indicado. Consulte seu médico.

Medidas adicionais nas doenças febris: Os banhos gerais tépidos, as compressas frias nas pernas, abdomen e testa, bem como o suador com envoltório geral, ajudam a manter a febre abaixo de 38,5°C, temperatura em que ela não oferece nenhum perigo. Quando aparecerem outros sintomas, que identifiquem a doença como gripe ou resfriado, caxumba, catapora, rubéola, amigdalite, infecção urinária etc., devemos aplicar os tratamentos naturais específicos, sempre que possível com a orientação de um médico especializado, até a rápida e completa superação da crise.

BANHO DE AR, MASSAGEM DE ESCOVA E FRICÇÃO COM LUVA MOLHADA

Comece o dia expondo a pele de todo seu corpo ao ar fresco da manhã. Para isto, tire a roupa e faça exercícios respiratórios e alongamentos diante da janela aberta por alguns minutos, sempre que o clima o permita. Em seguida, aplique a massagem de escova e a fricção com luva molhada.

Para isto, você vai precisar de uma escova de cerdas naturais, com cabo; escove a pele com traços firmes e longos, começando dos pés e pernas, depois mãos e braços, depois o tronco, levando os traços sempre em direção ao coração, por 1 a 2 minutos em cada região. Caso você queira aplicar a massagem em você mesmo, prefira uma escova de cabo mais longo. Em seguida, faça uma fricção com toalha molhada no corpo todo, na mesma sequência. Para isto você pode usar uma luva de toalha ou uma pequena toalha felpuda molhada em água fria e levemente torcida. Agora, vista-se sem se enxugar e volte para a cama por 10 a 15 minutos. Você sentirá um bem-estar imediato. Se você aplicar a escova e a fricção diariamente, o resultado será: pele mais bonita, circulação do sangue ativada, prevenção de infecções pelo estímulo ao sistema imunológico, e eliminação de impurezas pela pele. Ela é igualmente benéfica para crianças e adultos. Pode substituir o suador em pessoas debilitadas que estão com febre. Neste caso é aplicada 6 vezes ao dia, e pode ser feita em pacientes acamados. Caso o paciente esteja sentindo frio, podemos usar água morna para fazer a fricção, cobrindo imediatamente cada parte friccionada, para que não esfrie.

Aditivos naturais

Podemos aumentar o efeito curativo da água, em casos específicos, acrescentando ervas medicinais, vinagre, sal marinho, própolis, carvão, argila ou dolomita.

Exemplos: camomila ou malva como analgésicos ou anti-inflamatórios, alfafa para desintoxicar, cavalinha contra infecções (especialmente urinárias), carqueja para ativar a circulação, confrey para cicatrizar, vinagre como bactericida, o própolis também como bactericida e contra fungos (micoses).

A água com sal marinho restitui ao organismo os elementos que lhe faltam, pois contém mais de 50 nutrientes e oligoelementos, que penetram no sangue, através da pele, com grande facilidade.

O carvão vegetal tanto pode ser ingerido para combater intoxicações digestivas com vômitos e diarreias (em cápsulas que se adquirem em farmácias de ervas), como também transformado em cataplasma e aplicado externamente sobre o estômago e o ventre.

CATAPLASMAS DE ARGILA E DE DOLOMITA

A argila medicinal pode ser adquirida em lojas naturistas de grande porte. Se não a encontrar, tente achar um barranco de terra limpa, sem lixo e sem aterro. Você vai cortar e desprezar uma camada vertical de aproximadamente 20cm de espessura, e cavar para dentro do barranco, a 1,5m de profundidade, até conseguir a quantidade desejada. A argila deve ser amarela, vermelha ou cinzenta e dar boa liga quando misturada com água. Se possível, expô-la ao sol e peneirá-la para facilitar a sua dissolução. A dolomita também pode ser adquirida em lojas naturistas, e é de manuseio mais fácil do que a argila. Tendo praticamente as mesmas aplicações da argila, a dolomita é uma pedra moída para fins medicinais, resultando um pó branco e muito fino, de fácil absorção pela pele. Para preparar a argila ou a dolomita, você deve usar uma bacia de louça, vidro ou ágata e uma colher de pau para mexer, até ficar na consistência de massa de bolo mole. Dobre um jornal no tamanho do cataplasma desejado e coloque-o sobre uma bandeja. Cubra-o com um papel limpo. Se você adquiriu a película permeável que acompanha a dolomita, use-a em forma de envelope, o que facilita a aplicação. Se for aplicada fria sobre entorses ou contusões, dará alívio rápido às dores. Em caso de febre, gases e má digestão, deve ser colocada fria sobre o abdomen. É excelente para secar espinhas e furúnculos, absorver o veneno após picadas de insetos, cicatrizar úlceras e feridas antigas, acelerar a cura de fraturas. Por sua radioatividade natural, é capaz de revitalizar órgãos enfraquecidos. Os cataplasmas podem ser aplicados quentes ou frios, seguindo os mesmos critérios das compressas. Conforme o caso, você pode acrescentar essências, chás medicinais, mel, cebola ou cenoura ralada, para aumentar o efeito curativo. A dolomita também pode ser ingerida, dissolvida em chá de camomila, para aliviar a gastrite, a colite e a azia, e para prevenção e tratamento da osteoporose, pois é rica em cálcio e magnésio. Em caso de aftas, estomatite ou infecções dentárias, faça bochechos com dolomita dissolvida em água ou chá. Para estes usos, adquira a dolomita em potes, para uso interno.

ESCALDA-PÉS ALTERNADO

Indicado no tratamento de pés frios crônicos e varizes, bem como em contusões e entorses após 48 horas; proporciona bom estímulo à circulação, por reeducar as artérias e veias a se dilatarem e contraírem alternadamente; útil para a eliminação de edemas; produz aquecimento geral do sangue, o que pode auxiliar no combate às infecções; proporciona alívio ao esforço do coração, por facilitar a circulação do sangue.

Encha um balde de água quente (39 a 40°C) e outro de água fria da torneira (15 a 19°C). Coloque os pés e as pernas na água quente por 3 a 4 minutos; em seguida, na água fria, por ½ a 1 minuto. Enquanto os pés estiverem na água fria, acrescente água fervente ao balde de água quente, para manter a temperatura inicial. Caso haja feridas expostas, convém usar chá de cavalinha ou carqueja para o banho quente, e medir cuidadosamente a temperatura, que nestes casos não deve passar de 38°C, para evitar queimaduras na pele sensível. Alterne 5 vezes, terminando com a aplicação fria. Mantenha repouso de 15 a 20 minutos.

PEDILÚVIO CRESCENTE

Indicado para aliviar dores de cabeça congestivas, obstrução das artérias das pernas (a chamada claudicação intermitente), para combater as crises de asma e de pressão arterial elevada.

Encha um balde de água temperada (38°C) e coloque nela os pés e as pernas até quase os joelhos. Em dias frios, convém envolver-se em um cobertor leve. Faça ferver 2 litros de água em uma chaleira, e vá juntando esta água lenta e uniformemente à água do balde, até chegar à temperatura de 45°C, em 10 a 15 minutos. Permaneça na água quente por mais 5 minutos, enxugue os pés e as pernas e faça repouso no leito. Para intensificar o efeito do pedilúvio, você pode aplicar uma compressa aquecedora às pernas por ½ a 1 hora. Caso haja transpiração, faça ablução fria ou morna com toalha felpuda, quando cessar de transpirar.

BANHO DE BRAÇOS FRIO

Esta técnica é muito eficaz para acalmar palpitações cardíacas aceleradas ou arrítmicas. Além de diminuir a taquicardia, fortalece o músculo do coração. *Entretanto, só deve ser aplicado se não houver insuficiência das coronárias (artérias cardíacas estreitadas ou obstruidas). Em caso de dúvida, consulte seu médico; não se arrisque a fazer experimentos por conta própria, principalmente quando se trata do coração.*

Use uma banheira especial para braços, ou uma banheirinha das que se usa para bebês, ou um lavatório de banheiro suficientemente grande. Encha-a de água fria e mergulhe ambos os braços até acima do cotovelo, por 3 a 5 minutos. Repita a aplicação 2 a 3 vezes por dia.

BANHO DE BRAÇOS CRESCENTE

Este banho só deve ser aplicado com prescrição médica, e mesmo assim, por pessoa entendida e treinada. É contraindicado em casos de taquicardia e insuficiência cardíaca, mas pode ser um grande auxílio no tratamento da insuficiência das coronárias e nas crises de angina pectoris.

Colocam-se ambos os braços em uma banheirinha ou lavatório grande, cheia de água a 37°C, a ponto de cobrir os cotovelos. Se estiver fazendo frio, cobre-se o paciente e a banheira com um cobertor. Acrescenta-se aproximadamente 2 litros de água fervente, lenta e continuamente, até que no prazo de 10 minutos a temperatura suba até 43°C. Verifica-se continuamente o pulso do paciente, a cor da pele do rosto e a respiração. Se aparecer agitação, palidez ou aceleração do pulso, deve-se interromper o banho e fazer o paciente repousar. Se houver reação boa (rosto rosado, bem estar, transpiração na testa), ele poderá ficar no banho por mais 5 minutos. Em seguida, enxugar os braços e fazê-lo repousar por pelo menos 30 minutos. Verifica-se então se ele transpirou mais e, neste caso, faz-se uma fricção fria. O efeito pode ser intensificado se usarmos compressas aquecedoras nos braços, logo em seguida ao banho crescente.

VAPORIZAÇÃO

Indicada para resfriados, tosse, sinusite, rinite alérgica, rouquidão. A maneira mais simples de aplicá-la é usando um vaporizador elétrico, ligando-o e colocando as essências indicadas, de acordo com o manual de instruções. Geralmente, usa-se essência de camomila ou eucalipto. O paciente deve sentar-se defronte ao vaporizador, que ficará sobre um banquinho da mesma altura do seu assento, e debruçar-se sobre ele, respirando o vapor durante 15 minutos, pelo nariz e pela boca.

Durante a vaporização a pessoa tratada deve estar coberta, incluindo a cabeça, por um lençol de algodão, para formar como que uma tenda para o vapor, o que torna o tratamento mais eficaz. Em seguida, faça-lhe uma ablução fria na cabeça, no rosto e no pescoço e faça-a repousar, por pelo menos 30 minutos.

Na falta de um vaporizador, você pode improvisar, colocando sobre o banquinho um fogareiro elétrico e uma panela com chá de camomila ou eucalipto preparado previamente. O restante do procedimento é o mesmo. Tome cuidado para não provocar queimaduras com a panela quente.

JATO DE VAPOR

Combate dores de ouvido, labirintite, nódulos endurecidos e dores localizadas, como bursite ou ciática. Faça ferver em uma panela de pressão 1 litro de chá de camomila ou eucalipto previamente coado. Mantenha-o fervendo sobre um fogareiro elétrico. Faça o paciente assentar-se ao lado do fogareiro. Retire da panela de pressão a válvula de segurança e coloque sobre o orifício um pedaço de mangueira de borracha de aproximadamente 40 cm de comprimento. Pode ser usado um pedaço de mangueira de jardim ou um tubo flexível de látex. Dirija o jato de vapor para a região a ser tratada, aproximando-o o mais possível dela, mas tomando cuidado para não queimar a pele. A duração do tratamento é de 15 minutos. Em seguida, faça uma ablução fria da região tratada e, se for o ouvido, coloque uma pequena rolha de algodão para evitar o resfriamento brusco do conduto auditivo.

Este tratamento leva ao local doente não somente os benefícios do calor, mas também o das ervas medicinais contidas no vapor. Em casos de infecções do ouvido, o vapor penetra tão profundamente nele que é capaz de resolver casos de otite média ou de labirintite crônica, especialmente se o completarmos pingando algumas gotas de suco de cebola morno no ouvido, antes de colocar o algodão.

GARGAREJOS

Nas amigdalites, ou logo ao primeiro sinal de resfriado, aplique este tratamento, que as crianças acham muito divertido, principalmente se um adulto os acompanhar nos gargarejos, fazendo brincadeiras. Prepare meio copo de água quente, acrescente 1 colher (sopa) de vinagre ou o suco de 1/2 limão e 1 colher (café) rasa de sal. Ensine as crianças a fazer de 3 a 4 gargarejos prolongados com esta mistura, repetindo-os de hora em hora no primeiro dia, de 2 em 2 horas no segundo dia, e provavelmente nenhum no terceiro, porque não será mais necessário. Caso a garganta esteja tão irritada que o vinagre provoque dor, mude para gargarejos com chá de camomila ou malva, eventualmente com acréscimo de dolomita em pó. Crianças maiores podem usar, com bons resultados, gargarejos de ½ copo de água quente com 30 gotas de extrato de própolis. Crianças pequenas às vezes o rejeitam pelo seu sabor.

BANHO DE ASSENTO FRIO

É um banho revitalizante e refrescante para todos os órgãos do baixo ventre, capaz de combater a febre interna e melhorar o tônus da musculatura da bexiga e dos intestinos.

Para prepará-lo, você precisa de uma "banheira de assento" redonda, de aço inox ou fibra de vidro. Encha-a pela metade de água fria (15 a 19°C). Escolha uma hora em que seu corpo esteja aquecido, por exemplo, ao levantar-se da cama, após exercícios físicos ou após o banho de sol.

Sente-se lentamente na água fria, e faça uma fricção vigorosa no baixo ventre, com as mãos ou com um pano macio; permaneça no banho não mais do que meio minuto nas primeiras vezes, aumentando a duração gradativamente, até 2 ou 3 minutos. Em seguida, recolha-se ao leito para aquecer-se, por aproximadamente 30 minutos.

BANHO DE ASSENTO QUENTE

Este banho é relaxante, calmante de cólicas intestinais e cólicas menstruais, além de ser desintoxicante, por apoiar o trabalho do fígado e dos rins, o que pode ser intensificado acrescentando chá de alfafa. Combate as infecções do baixo ventre, especialmente as infecções urinárias, com acréscimo de chá de cavalinha com 2 copos de vinagre, e as infecções dos órgãos femininos, com chá de tanchagem e vinagre. Pode também ajudar no tratamento do diabetes, por abranger a região do pâncreas. As propriedades medicinais das ervas são absorvidas pelo corpo através dos poros que se dilatam no calor do banho.

Para preparar o banho de assento quente, use a banheira de assento redonda mencionada no tratamento anterior; encha-a de água quente (39 a 40°C) à qual você acrescentou um chá concentrado de ervas medicinais específicas para seu caso. Prepare uma bacia com água na temperatura de 37 a 38° C, para colocar os pés. Assente-se na banheira, recostando-se confortavelmente, e ponha os pés na bacia. Se você tiver tendência a taquicardia, ponha uma compressa fria sobre o coração, e se houver tendência a dor de cabeça, coloque uma compressa fria sobre a testa. Se o banheiro estiver frio, aqueça-o com um aquecedor elétrico antes de iniciar o banho, ou cubra-se com uma toalha. Acrescente água quente de vez em quando, para conservar a temperatura inicial. O banho deve durar de 20 a 30 minutos. Em seguida, tome uma rápida ducha fria ou tépida e faça repouso de 30 minutos, de preferência no leito. Em caso de infecção urinária, faça apenas uma fricção do tronco com uma toalha molhada em água fria, em vez de tomar a ducha fria.

BANHO DE ASSENTO ALTERNADO

É indicado nos casos de obstipação intestinal crônica e hemorroidas. Para este banho, necessitaremos de duas banheiras de assento. Encha uma das banheiras com água quente de 39 a 40°C, e uma bacia para os pés com água de 37 a 38°C, como no banho anterior. A outra banheira deve conter água fria (15 a 19°C). Sente-se na água quente por 5 minutos, colocando os pés na água quente também, depois passe para a água fria por alguns segundos apenas, sem por os pés na água. Volte para o banho quente, depois para o banho frio, por mais 2 a 3 vezes, terminando com o frio. Faça repouso de 30 minutos, bem coberto, no leito.

BANHO DE ASSENTO CRESCENTE

Este é um banho muito eficaz no tratamento de cólicas renais ou cólicas da vesícula. Além disto, por produzir uma forte dilatação dos condutos favorece a expulsão das pedras que estão provocando as cólicas, e alivia os espasmos. Consulte seu médico antes de aplicar este tratamento, porque o êxito em expulsar os cálculos depende do tamanho dos mesmos, que precisa ser verificado por exames laboratoriais.

Encha a banheira com água a 38°C, e faça a pessoa assentar-se confortavelmente, com os pés em uma bacia com água morna, como no banho de assento quente. Com uma chaleira, acrescente água fervente, lentamente, até alcançar a temperatura de 45°C, em 20 minutos. Peça-lhe que permaneça mais 5 minutos na água, se suportar bem, e que depois se enxugue sem tomar a ducha fria. O repouso é de, no mínimo, 30 minutos. Depois disto, pode ser feita uma fricção com água fria ou morna.

SEMICÚPIO OU BANHO VITALIZANTE

O semicúpio, idealizado no século XIX por Louis Kuhne, é um dos banhos mais eficazes conhecidos na medicina natural.

Chama-se também banho vitalizante, porque renova a força vital e a reação do organismo contra a doença, por causa de sua atuação benéfica sobre todo o sistema nervoso. É aplicado ao baixo ventre, onde abrange grande quantidade de nervos e vários órgãos vitais. Opera como uma massagem refrescante, removendo a febre interna e descongestionando o cérebro. Tem grande poder eliminador, atraindo aos órgãos de eliminação situados no baixo ventre, as toxinas e matérias estranhas de todo corpo.

Este banho é indicado em casos de prisão de ventre crônica, de retenção da urina, de menstruação dolorosa ou irregular, de esgotamento nervoso e na insônia, bem como em todas as inflamações, especialmente as do abdômen, por ativar, como já foi dito, a reação própria do organismo. Pode ser aplicado em seguida a tratamentos quentes, por exemplo ao banho de sol, vapor ou sauna, após uma inalação ou jato de vapor, quando derivará para os órgãos de eliminação as toxinas dissolvidas pela aplicação quente.

A maneira mais prática de fazer o semicúpio é assentando-se no bidê do banheiro, ou, na falta deste, no vaso sanitário diante do qual se coloca um balde alto. Encha o recipiente de água fria (no máximo 19°C). Tome na mão um pano de algodão macio, molhe-o bem na água fria, e passe-o suavemente em sua pele, começando no lado interno da coxa direita, subindo em linha reta para o abdome, e atravessando-o abaixo do umbigo, da direita para esquerda, acompanhando o intestino grosso, e descendo pelo lado interno da coxa esquerda. Continue molhando o pano e fazendo o mesmo movimento, suavemente, por um prazo que varia de 10 a 30 minutos, e que em casos especiais de dor ou febre, pode ser prolongado até 1 hora. Comece com 10 minutos nos primeiros dias, aumentando o tempo em 5 minutos a cada dia, e aplique-o então por 30 minutos todos os dias. Se a água se aquecer durante o banho, deve ser renovada, ou acrescida de algumas pedrinhas de gelo, porque a eficácia do banho depende de a água estar realmente bem fria. A condição número um para praticar o semicúpio é que você esteja com o corpo quente antes de começá-lo, podendo aquecer-se, caso necessário, com exercícios ou escalda-pés. Durante o banho, você pode abrigar-se usando blusa e meias de lã, ou pondo os pés em uma bacia com água quente. O importante é conseguir uma forte reação de calor no baixo ventre, a ser produzida por seu organismo após o banho. Para que isto possa ocorrer, é necessário abrigar-se na cama ou praticar exercícios vigorosos, logo após terminar. Também neste tratamento é válida a regra vigente para todos os banhos medicinais: Devem ser aplicados com uma distância de no mínimo 1 hora antes e de no mínimo 2 horas depois das refeições. O semicúpio não deve ser praticado durante os primeiros 5 dias da menstruação, para não alterar o fluxo, e é contraindicado na cistite aguda.

Possivelmente, ao começar o tratamento diário pelo semicúpio, venham a aparecer crises curativas, como por exemplo: erupções na pele do baixo ventre ou eliminações fortes pela urina ou pelas fezes. Isto é sinal de boa reação e deve encorajar a continuar perseverantemente. Depois de pouco tempo você notará uma nova energia do corpo e da mente, e o alívio de muitos sintomas incômodos.

DUCHA CONTÍNUA

Esta ducha é aplicada com grande êxito em muitas clínicas naturistas da Europa. No Brasil é pouco conhecida, e somente algumas poucas clínicas naturistas a instalaram. Sua origem é muito interessante: Em meados do século passado, um jovem atleta grego viajou para os EUA para participar de uma competição esportiva.

Durante os treinos para a disputa, sentiu uma dor repentina na região inguinal direita, que o obrigou a parar o exercício. Procurou um médico que, após o exame, lhe deu uma péssima notícia: O jovem havia contraído uma hérnia inguinal importante, e teria de ser operado imediatamente. Quanto à competição, nem pensar! Foi orientado a dirigir-se ao Hospital na manhã seguinte, para fazer os exames pré-operatórios. Desanimado, e sentindo muitas dores, voltou ao hotel, para tentar dormir. Enquanto tomava um chuveiro, notou que sentia certo alívio da dor quando a água quente da ducha atingia o local da hérnia. Resolveu aproveitar melhor o tratamento que acabara de descobrir. Para isto, dobrou algumas toalhas de banho e as colocou no fundo da banheira. Deitou-se sobre elas de tal maneira que o jato de água quente atingia exatamente a região inguinal. A dor foi diminuindo, e ele adormeceu. Quando acordou, percebeu que havia estado deitado sob a ducha durante 8 horas, e que a dor havia sumido. Apresentou-se ao médico, que constatou com espanto o desaparecimento da hérnia: a ruptura muscular havia cicatrizado completamente durante as 8 horas de ducha quente localizada. O jovem atleta pôde voltar aos treinos.

Inconformado com o fenômeno a que acabara de assistir, o Dr. Lust entrou em contato com um colega alemão, o Dr. Sommer, e juntos começaram a estudar o mecanismo de ação da prolongada massagem de água quente sobre rupturas musculares no corpo humano. Conseguiram encontrar a explicação científica do fenômeno, e fizeram outras descobertas surpreendentes sobre a atuação da ducha contínua de água quente. Inventaram então uma maneira confortável e prática de receber a aplicação:

O paciente fica deitado sobre um colchão de água e recebe a ducha em determinada sequência, em aplicações que variam de 1 a 6 horas de duração. O cabeçote especial da ducha é instalado em um carrinho que corre em trilhos, de maneira que a água alcança facilmente todas as partes do corpo.

A pressão da água quente, de intensidade controlada e uniforme, proporciona uma suave massagem do corpo todo, resultando em relaxamento total e em remoção de dores e espasmos musculares. Há um aumento de circulação do sangue nas partes tratadas e um intensivo treinamento circulatório para os vasos. A ducha estimula todos os órgãos de eliminação (pele, rins, fígado, pulmões), que passam a trabalhar em ritmo acelerado. Pelo seu efeito relaxante e reconfortante sobre o sistema nervoso, e também pela ionização negativa do ambiente, produz grande alívio nas crises de enxaqueca. A ducha contínua também é muito usada em casos de reumatismo, artrite, artrose, ciática, hérnias inguinais e hérnias de disco, lombalgia, torcicolo, doenças da pele, hipertensão arterial e distonia neurovegetativa. São extraordinários seus efeitos no tratamento pós-cirúrgico e pós--acidente (fraturas, contusões, hematomas), e sua grande capacidade de aumentar a cicatrização.

Reconhecendo seu grande poder terapêutico, muitas Clínicas Naturistas da Europa aplicam a Ducha Contínua há dezenas de anos e relatam grandes resultados de cura. Citamos em especial a Clínica do Dr. Dorschner na Alemanha, que a usa como único tratamento hidroterápico em inúmeras doenças crônicas, em aplicações diárias de até 8 horas de duração.

No tratamento caseiro, você pode usar a água quente do chuveiro ou da duchinha, aplicando-a por 30 minutos só no local da dor, como por exemplo em casos de ciática, torcicolo, artrose nos joelhos. A eficácia não será exatamente a mesma, porque será difícil conseguir a necessária intensidade da pressão de água, mas haverá bom alívio, se a ducha for aplicada com perseverança, uma ou duas vezes ao dia.

SAUNA FINLANDESA (SECA) E BANHO TURCO (VAPOR)

Estes banhos são tomados geralmente em clínicas, academias ou clubes, com supervisão profissional; mas há pessoas que instalam uma sauna caseira em seu lar. É um tratamento eficaz para conservar e recuperar a saúde, por seus diversos efeitos terapêuticos: Ajuda a perder peso enquanto se faz uma dieta hipocalórica; ativa a circulação do sangue, por causa do contraste entre o calor da sauna e das duchas frias que se intercalam; aumenta poderosamente as autodefesas, por produzir uma "febre artificial", que chega a aumentar o número de leucócitos para até 120.000 por mililitro de sangue; com isto, cresce a resistência às infecções e cria-se uma melhor reação ao frio e ao calor; purifica o sangue, pois pela transpiração abundante consegue-se uma grande eliminação de matérias tóxicas pelos poros.

Durante um estudo sobre a eliminação de toxinas pelos poros, foi colhido o suor de algumas pessoas saudáveis enquanto tomavam sauna, e em seguida injetado em camundongos. Todos os animais morreram. É que os camundongos são pequenos e não suportam tanto veneno, enquanto nós somos grandes e o suportamos... Mas seremos mais sábios se cuidarmos de desintoxicar-nos regularmente, para conservarmos a nossa saúde.

A sauna pode ser tomada uma a duas vezes por semana por pessoas que se encontram em bom estado geral, com pressão arterial equilibrada entre 11x7 e 15x9, e que não sejam portadoras de problemas cardíacos. Antes de iniciar o tratamento, certifique-se do horário de sua última refeição, que deve ter sido completada há pelo menos 2 horas. A temperatura ideal e o tempo de aplicação variam de pessoa para pessoa. Geralmente, o banho turco é tomado a 45°C e a sauna seca entre 70 e 80°C; a duração é de 20 a 40 minutos, dependendo da sua resistência, do seu hábito e do seu bem-estar. Tome um chuveiro frio ou morno antes de entrar na sauna e uma ducha fria de 10 em 10 minutos durante o tratamento.

Termine sempre com uma ducha fria ou, se houver, com uma ducha escocesa. Beba um copo de água fria ou duas xícaras de chá quente (para estimular a transpiração) antes de entrar na sauna, e 1 a 2 copos de água fria ao sair. Repouse durante pelo menos 30 minutos. Caso você venha a transpirar novamente, tome mais uma ducha fria ou faça uma fricção com toalha molhada. Após enxugar-se, é útil aplicar um creme hidratante ao corpo todo.

DUCHA ESCOCESA

Aplicada após a sauna, em clínicas e academias, a ducha escocesa une o efeito térmico (aplicação quente e depois fria) ao efeito mecânico produzido pela forte pressão de água. Se aplicada na sequência correta, estimulará a circulação do sangue, sucessivamente, em todas as partes do corpo. É contraindicada a pessoas que sofrem de fragilidade capilar ou de varizes acentuadas. Mas é excelente no tratamento de gorduras localizadas, além de possuir efeito revitalizante.

HIDROGINÁSTICA

Se a ginástica é boa para a saúde, imagine a hidroginástica! Com água, tudo fica melhor. Você não precisa se preocupar com o perigo dos impactos sobre a coluna, os joelhos e tornozelos, nem ter medo de cair: A água o sustenta e apoia, torna-o leve e ágil. Você queima calorias sem o desconforto da transpiração; você desenvolve um corpo escultural sem ficar exausto; você melhora sua capacidade cardiorrespiratória, sua circulação sanguínea, sua coordenação motora, sua flexibilidade, seu equilíbrio e sua consciência corporal.

A água da piscina deve estar entre 25 e 30°C. O seu exercício na água morna, além de ser divertido - porque todos gostamos da água - também lhe proporcionará relaxamento e um grande bem estar, enquanto o estresse se esvai.

Nada melhor do que a hidroginástica para induzir um sono profundo e reparador para a noite e um benéfico relaxamento para músculos e nervos tensos.

HIDROMASSAGEM

Algo semelhante acontece na hidromassagem, só que neste caso é a água que faz o movimento, enquanto você fica deitado na banheira, relaxando. A imersão na água quente movimentada pelos jatos de ar aumenta a circulação periférica e abre os poros da pele, o que facilita a expulsão das toxinas.

A temperatura ideal é de 38 a 39°C, e a duração de 20 a 30 minutos. Pessoas com pressão arterial baixa devem tomar algum cuidado com este banho, pois ele pode reduzir a pressão arterial. Observe como você se sente, e ao terminar, levante-se com cuidado. Em seguida tome uma rápida ducha fria.

Geralmente se acrescentam à água deste banho algumas essências de plantas medicinais, como jasmim, limão, rosmarinho, alfazema e outras. Isto aumenta o prazer do banho, além de relaxar tensões, tonificar tecidos flácidos, e remover dores. Em casos de artrite e reumatismo, acrescenta-se sal marinho, extrato natural de samambaia do mato e dolomita. O turbilhão da água aumenta o efeito terapêutico.

TRATAMENTO DE ZONAS REFLEXAS

Todos os órgãos e glândulas, incluindo o cérebro, possuem zonas de ação reflexa na nossa pele e nos nossos tecidos. Ao tomarmos conhecimento delas, poderemos estimular ou frear as funções orgânicas aplicando alguns simples tratamentos externos. Por exemplo, as solas dos pés são a zona reflexa do cérebro e de diversos órgãos do baixo ventre. Se você caminhar na grama molhada por 5 a 10 minutos, o frio do orvalho e a massagem da relva nos seus pés poderão revigorar o seu sistema nervoso. Você pode intensificar este efeito, caminhando na areia, sobre pedrinhas roliças e depois em um tanque de água fria. A alternância entre a água fria e as pedras aquecidas pelo sol ativará a circulação no corpo todo. Além disto, você estará ligando o seu "fio terra" quando seus pés descalços, sem a interferência das solas de borracha, estabelecem o contato com a terra, a grama e a água. Com isto, você descarrega automaticamente a eletricidade excessiva acumulada em seu corpo. Por isso é excelente para a saúde andar na areia e na água da praia. Em casa você pode "caminhar" dentro da sua banheira com 20 cm de água fria.

Pelo mesmo princípio das zonas reflexas, uma cólica menstrual pode ser prontamente aliviada colocando-se uma bolsa de água quente sobre a região lombar. E se alguém estiver com taquicardia (palpitações), o primeiro auxílio pode ser a aplicação de uma compressa bem fria sobre o peito, na região pré-cordial. Este efeito ainda poderá ser aumentado se fizermos um banho de braços frio por 5 minutos, no lavatório ou em uma banheira de bebê. Em dores do peito (angina pectoris) temos conseguido alívio imediato com um banho de braços crescente. No entanto, não recomendamos a aplicação dos banhos de braços sem orientação médica, pois poderíamos confundir os sintomas e, talvez, prejudicar a pessoa. Aliás, repetimos ser imprescindível buscar a orientação de um médico experiente se tivermos qualquer dúvida sobre a natureza da doença, ou se os sintomas não melhorarem logo.

Você ficou entusiasmado com a variedade de tratamentos que a hidroterapia lhe oferece? Gostou da simplicidade das técnicas? Então comece a experimentá-la pessoalmente, e verá o quanto ela funciona!

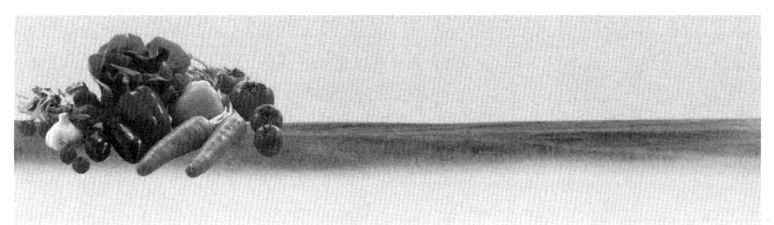

4. Pronto socorro natural caseiro

Na rotina do dia a dia, podem ocorrer com você ou com alguém da sua família pequenos acidentes, como queimaduras, contusões ou mal-estares comuns que não chegam a representar perigo, mas que incomodam e podem impedir a realização plena do trabalho e do lazer. Ou então o seu filho acorda com dor de ouvido justamente na primeira noite de um fim de semana prolongado, e o seu pediatra viajou. Ou o remédio que você toma habitualmente não está mais fazendo efeito, e você procura algum tratamento adicional que possa lhe proporcionar alívio. Estes casos podem, na maioria das vezes, ser resolvidos através de alguns simples tratamentos caseiros, acessíveis a qualquer pessoa que não receie ter o trabalho de aplicá-los.

É importante ressaltar que moléstias mais graves ou doenças crônicas requerem orientação médica. As sugestões que se seguem não visam substituir a visita ao seu médico, mas apenas ensinar as primeiras medidas naturais de apoio que podem ser aplicadas quando alguém em sua casa não se sente bem. Desta maneira, podem ser evitados os riscos da automedicação com remédios químicos. Se o incômodo persistir, procure assistência médica. Algumas doenças crônicas podem apresentar melhora surpreendente após um período de repouso e desintoxicação orgânica em uma clínica naturista.

Existem algumas regras básicas a serem observadas ao se aplicarem os tratamentos naturais caseiros:

- Antes de realizar um tratamento, tenha certeza de que compreendeu bem a técnica.
- Entenda que a doença aguda (febre, vômitos, diarreia, erupções), é um esforço de seu organismo para se livrar de matérias tóxicas, e tente auxiliá-lo neste esforço.
- Observe a necessidade de um período de, pelo menos, 2 horas entre a última refeição e qualquer aplicação de calor ou frio. Mantenha um repouso de 30 minutos após cada banho quente, e aqueça-se por meio de exercícios ou com cobertores após cada tratamento frio.
- As aplicações de hidroterapia, para terem efeito satisfatório, precisam sempre ser associadas a uma dieta adequada ao caso e a outras medidas que promovam a purificação do sangue e dos tecidos no organismo.
- Todos os tratamentos naturais com água, vapor, dolomita, etc. são detalhadamente explicados no capítulo "A Prática da Hidroterapia" e demonstrados no vídeo "Hidroterapia e Tratamentos Caseiros", também da autora. Deveriam ser estudados e ensaiados antecipadamente, para evitar dúvidas em caso de alguma emergência. Veja também a "Lista do Material Básico Necessário" e a "Farmácia Natural Caseira", nos próximos capítulos, bem como o índice alfabético no final deste capítulo.

CRISES DE DOR

Dor de cabeça: Coloque compressas bem frias sobre a testa e uma bolsa de água quente na nuca. Se a dor não passar, faça um pedilúvio crescente e/ou uma inalação de vinagre de maçã:

Coloque 2 colheres de sopa de vinagre em um copo de água fervente, ou molhe um algodão em vinagre de maçã, e aspire o cheiro por aproximadamente 100 vezes. Se houver prisão de ventre, faça um enema (clister) com 2 litros de chá ou água morna. Um semicúpio de 30 minutos de duração também pode dar bom resultado. Ou misture 1 colher de chá bem cheia de gengibre em pó a meio copo de água e tome bem devagar. Em último caso, pode-se tomar uma ponta de faca de guaraná em pó e conservá-lo na boca por 5 a 10 minutos, antes de engoli-lo. Mas o guaraná em pó tem efeitos colaterais, por isso é melhor evitá-lo.

Crise de enxaqueca: Além das medidas acima, tente repousar em um quarto escuro e silencioso, e repita as aplicações se a crise retornar. Se houver náuseas, aplique uma compressa fria no estômago e tome o suco de 1 limão grande em igual quantidade de água, sorvendo somente um pequeno gole de 3 em 3 minutos, até as náuseas passarem. Para tentar livrar-se das crises de enxaqueca, é preciso eliminar da dieta alguns itens que favorecem o aparecimento destas crises: qualquer tipo de queijo, leite de vaca, carnes, frituras, chocolate e amendoim. Procure um fisioterapeuta que saiba aplicar a Massagem de Zonas Reflexas; ela costuma dar bons resultados. Se as crises persistirem, pense em agendar um tratamento em uma clínica naturista.

Dor de dente: Para evitar o uso de analgésicos, faça uma vaporização com chá de anis ou losna com a boca aberta, seguida de cataplasma de argila ou dolomita fria, externamente. Coloque alho triturado ou um algodão embebido em óleo de cravo no dente dolorido. Se houver inflamação, faça bochechos de chá de camomila morna com 15 gotas de extrato de própolis, até conseguir consultar seu dentista.

Dores na coluna vertebral ou nas costas: Aplique um jato de vapor local com camomila, ou fomentações, ou cataplasma de dolomita quente. Friccione com loção de erva baleeira com cânfora. Se persistirem, procure um fisioterapeuta especializado em quiropatia, pois pode ter acontecido um deslocamento de uma ou mais vértebras, que possivelmente estarão comprimindo os nervos.

Crise de ciática: Além das medidas descritas no item acima, mantenha bastante repouso, sempre deitado sobro o lado sem dor, com as pernas encolhidas, e faça seguidas aplicações de calor com bolsa de água quente, fomentações, cataplasma de dolomita quente ou cinta térmica. Quando caminhar, não use sapatos rasos, mas com saltos de 3cm de altura, para evitar a distensão do nervo ciático. Procure um fisioterapeuta que saiba aplicar a massagem de Zonas Reflexas para ciática.

Dores de reumatismo e artrite: Além das aplicações de calor e das massagens com loção de erva baleeira para aliviar as dores, friccione o local com pomada de veneno de abelha duas vezes ao dia. Passe para uma dieta alcalinizante (veja no capítulo "Dietas Terapêuticas"), para desacidificar o sangue.

Dores de artrose: Localmente, aplique compressas quentes, cataplasmas de dolomita e loção de erva baleeira canforada, como descrito acima. Para uso interno, dilua 33g de cloreto de magnésio em 1 litro de água filtrada, agite bem e tome 2 colheres de sopa, 3 vezes ao dia, sempre antes das refeições, durante pelo menos 2 ou 3 meses. Guarde em geladeira. Peça ao seu médico a prescrição de uma fórmula que contenha Condroitina, Glucosamina e MSM (Metil Sulfonil Metano), para estimular a regeneração das cartilagens degeneradas. Adote uma dieta saudável, conforme o nosso "Regime de Saúde Básico". Tome muita água e algum suplemento de sílica, como cápsulas de cavalinha ou dolomita em pó. É preciso conceder certo repouso às articulações afetadas, mas também é necessário movimentá-las. O ideal é procurar um fisioterapeuta, que aplicará os exercícios cuidadosamente, até o limite da dor, de preferência sob aquecimento, por exemplo em uma piscina aquecida. Se a artrose estiver nos joelhos, caminhe somente no plano, evitando ladeiras e escadas. Se houver excesso de peso, procure eliminá-lo, com urgência. Você ficará surpreso com a sua melhora.

Osteoporose: É importante fazer exercícios regularmente, a fim de transmitir aos seus ossos a mensagem de que você precisa deles, para que não ocorra uma atrofia prematura. Uma boa caminhada de 40 a 60 minutos por dia, ou 30 minutos diários de musculação, poderá restabelecer a sua massa óssea. Siga uma alimentação saudável, baseada no equilíbrio ácido-básico, incluindo diariamente vegetais crus numa proporção de pelo menos 50%. Sabendo que seu sangue passará a extrair cálcio de seus ossos se sua dieta for muito acidificante, evite comer carne, açúcar, gorduras e leguminosas em excesso, e procure abolir o café. Os médicos têm recomendado a ingestão de cálcio e magnésio, não somente quando já existe osteoporose, mas também como medida preventiva, principalmente na época do início da menopausa. Existem vários suplementos naturais que contém estes elementos, sendo o mais comum e econômico a dolomita em cápsulas, que fornece o cálcio e o magnésio na proporção ideal. Mas não se esqueça de que os dois nutrientes não serão fixados nos ossos a não ser que haja suficiente vitamina D no sangue. Uma boa maneira de conseguir a vitamina D é procurar tomar sol diariamente, de preferência na parte da manhã, ou então à tardinha, sem protetor solar. Trinta minutos diários, se possível no corpo inteiro ou, pelo menos, no rosto, braços e pernas, já são suficientes. O ideal seria programar uma boa caminhada ao sol da manhã sempre que lhe for possível.

PEQUENOS ACIDENTES

Hemorragia pelo nariz: Coloque os pés em água bem gelada até a hemorragia cessar completamente. Enquanto isto, cheire vinagre ou instile limão no nariz e beba suco de limão puro, fazendo também bochechos com este suco. Bolsa da gelo ou compressas bem geladas sobre o nariz também ajudam. Se a hemorragia for muito forte, é melhor procurar um Pronto Socorro para a cauterização do vaso rompido. Não se assuste, parece grave mas não é.

Contusões: Nas primeiras 48 horas, aplique compressas de água gelada ou cataplasmas de argila ou dolomita bem fria com extrato de arnica várias vezes seguidas. Depois de 48 horas, aplique banhos ou compressas alternadas. A loção de erva baleeira com cânfora alivia bem as dores. Beba suco de couve, e 10 gotas de extrato de arnica em 1 copo de água, 2 a 3 vezes ao dia.

Queimaduras: Se forem graves ou extensas, não aplique nada sobre elas, mas procure assistência médica imediatamente. No entanto, se forem leves, mergulhe a parte queimada em água fria demoradamente, até que a dor tenha cessado por completo. Se ela voltar após a retirada da água, repita a aplicação. Em seguida, passe clara de ovo ou a mucilagem de um pedaço de folha de babosa no local. Folhas de confrei macetadas ou cataplasma de batata com cenouras cruas raladas, misturadas com um pouco de azeite, auxiliam a rápida recuperação da pele. Continue hidratando o local seguidamente.

Desmaio: Se não houver um motivo conhecido, deite a pessoa sobre a cama, sem travesseiro, e erga seus pés escorando-os por uma almofada alta e firme, desaperte suas roupas, ponha compressas frias em seus pulsos, coloque um tecido embebido em vinagre ou em água de colônia sobre seu nariz, massageie seus pés e suas mãos, e dê leves tapinhas em seu rosto, enquanto fala calmamente com ela, até que ela volte a si. Se isto demorar mais de 5 minutos, chame assistência médica imediatamente.

Convulsões: É preciso abrir todas as roupas apertadas, colocar um lenço dobrado entre os dentes do doente, para que ele não morda a língua, apoiar sua cabeça sobre algo macio para que ele não se machuque e aplicar compressas frias com toalhas bem molhadas na região do baixo ventre. Depois de passada a crise, faça-o repousar na cama, converse calmamente com ele e dê-lhe água fresca para beber. _Não lhe dê água durante a crise!_ Para evitar que as crises se repitam, a orientação é adotar um regime vegetariano bem natural, dar atenção à perfeita função intestinal, fazer fricções de luva fria e banhos de ar, semicúpio ou banhos de tronco frios diariamente, e proteger-se do excesso de atividades e do calor, em especial do sol na cabeça. Pelo mesmo motivo, não tomar sauna. Consultar um neurologista. O chá de Galega (em crianças) ou de sabugueiro e visco (em adultos) poderá ajudar bastante.

Picadas de insetos: Corte uma cebola pelo meio e esfregue-a no local, até a dor passar. Aplique cataplasma de dolomita fria no local. A loção de erva baleeira canforada tira o prurido de pequenas picadas, e o Extrato de Melaleuca faz a picada sarar rapidamente. Em caso de picada de abelha, é preciso retirar o ferrão antes de tomar qualquer outra providência.

MOLÉSTIAS DE PELE, CABELOS E UNHAS

Espinhas, acne: Duas a três vezes por semana faça uma vaporização local com chá de cavalinha, por 15 minutos; em seguida, aplique uma máscara de argila ou dolomita fria por 30 minutos. Lave com água morna, depois com água fria, e passe uma loção tônica e um bom hidratante, que não contenha ingredientes gordurosos. Sugerimos algum produto à base de Aloe Vera (Babosa). Nunca esprema cravos ou espinhas, para não deixar cicatrizes permanentes. Se as lesões forem graves, procure um dermatologista ou uma esteticista profissional para fazer um tratamento de pele. Mas tome cuidado com os medicamentos de uso interno, que podem ter efeitos colaterais graves. Uma ou duas aplicações de *ozônio* podem dar excelente resultado. Este tratamento é realizado por alguns médicos ortomoleculares. Faça uma minidesintoxicação com dieta de frutas e verduras cruas pelo período de uma ou duas semanas. A seguir passe para uma alimentação vegetariana natural, com exclusão de frituras, açúcar e chocolate, e moderação no uso de ovos. Tome 3 xícaras de chá de bardana por dia, durante 3 meses. Fique atento ao bom funcionamento de seu intestino (confira o tratamento para obstipação crônica). Tome de 6 a 8 comprimidos de levedo de cerveja por dia, às refeições. Faça uma sauna uma vez por semana, e tome banhos de sol no local das espinhas, pela manhã.

Feridas e furúnculos: Lave com chá de cavalinha ou carqueja quente, e em seguida aplique um cataplasma de dolomita frio por cerca de uma hora. Para abrir um furúnculo, aplique um jato de vapor local com camomila e a seguir um cataplasma de dolomita misturada com uma cebola ralada e mel; ou então aplique um saquinho de gaze com sementes de linhaça fervidas, ainda bem quentes, sobre o local, por ½ hora. Repita, se for necessário. Faça a dieta de frutas e verduras cruas por alguns dias. Caso seu intestino esteja preso, aplique um enema (clister) de 2 litros de chá de cavalinha, para evitar que haja migração de impurezas para o sangue. Tome 9 comprimidos de levedo de cerveja por dia, às refeições, durante 2 a 3 meses para evitar recaídas.

Erupções na pele: Na maior parte dos casos as erupções representam um esforço do organismo para expulsar as matérias tóxicas que circulam no sangue. Por isso, a atitude mais inteligente será fazer uma desintoxicação com dieta de frutas e vegetais crus acompanhada de uma limpeza intestinal por clister, por alguns dias. Se houver prurido, banhe a área repetidamente com água gelada, ou aplique compressas frias com vinagre de maçã. Em alguns casos, o talco mentolado dá bons resultados, e em outros casos a babosa ou uma pomada de aloe vera funciona muito bem. Se a erupção for de escamas, tipo psoríase, além das medidas de desintoxicação já explicadas, aplique compressas ou banhos de aveia cozida às partes afetadas, diariamente. Se as lesões forem extensas, e a desintoxicação caseira não der o resultado esperado, considere a possibilidade de fazer o tratamento em uma clínica naturista.

Aftas: Muitas vezes as aftas são o meio que o organismo encontrou de expulsar as matérias estranhas pela mucosa bucal. Por este motivo, é importante usar uma dieta desintoxicante ou uma dieta alcalinizante. Também é bom bochechar com limão puro ou chá de camomila com dolomita, ou ½ copo de água com 1 colher (chá) de bicarbonato de sódio, e colocar extrato de própolis diretamente sobre as aftas, com a ajuda de um cotonete.

Gengivite: Faça bochechos com chá de camomila morna e dolomita várias vezes ao dia. Bochechos com água oxigenada (não engolir) também são indicados. Massageie as gengivas com as pontas dos dedos molhados em azeite de oliva, 3 vezes ao dia, após as refeições e depois de escovar os dentes cuidadosamente com uma escova macia.

Caspa e queda de cabelo: Lave a cabeça com shampoo de lama negra, alternado com shampoo de jaborandi. Friccione o couro cabeludo com suco de limão puro e coado, ou com uma loção natural contra caspa. Faça fricções com as pontas dos dedos molhados na loção todos os dias, mesmo quando não lavar a cabeça, por um mês, para resolver o problema da caspa. Se a queda de cabelo continuar, faça fricções com chá de avenca ou com sumo de espinafre por cerca de 1 a 2 meses. No entanto, convém lembrar que a causa da queda de cabelo pode estar na má alimentação, no estresse intelectual ou na herança genética. Outra causa comum é a falta de silício no sangue. Ele pode ser suplementado, bebendo 3 xícaras de chá de cavalinha bem concentrado por dia, durante 3 meses, ou tomando 2 comprimidos de cavalinha por dia.

Unhas quebradiças: Deixe suas unhas livres de esmalte por algumas semanas, e banhe-as 2 vezes ao dia em água quente contendo glicerina pura e suco de limão. Outra sugestão é molhá-las em azeite. A água do mar também é muito útil, sempre que estiver disponível. Quando as unhas estiverem completamente restabelecidas, pode ser usado um esmalte fortalecedor. Mas lembre-se que o melhor para suas unhas é deixá-las livres de qualquer esmalte, para poderem respirar livremente. Procure também corrigir a causa. Esta pode ser a acidificação excessiva do sangue, a falta de cálcio ou silício na alimentação, ou até mesmo um problema na tireoide.

Rachaduras nos calcanhares: Deixe os pés de molho em água quente, lixe os calcanhares cuidadosamente, enxugue-os e massageie-os com óleo de fígado de bacalhau. Tome também 3 cápsulas deste óleo por via oral, após as refeições, durante 3 semanas.

Calos duros: Faça um emplastro de alho amassado com azeite de oliva, somente sobre o local do calo, à noite. Prenda com gaze e esparadrapo e a seguir calce uma meia de algodão. Repita por várias noites, se necessário.

Suor nos pés: Lave-os com vinagre de maçã e água em partes iguais. Em seguida, pulverize com dolomita. Evite o uso constante de tênis e de outros sapatos fechados que tenham sola de borracha. Use somente meias de algodão. Ande descalço ou de sandálias sempre que for possível. Troque e areje seus calçados todos os dias.

Suor nas axilas: Para evitar o uso de desodorantes, que costumam conter alumínio em sua fórmula, aplique sobre as axilas uma solução de vinagre de maçã e água em partes iguais, ou de leite de rosas, ou de suco de limão. Caso use o limão, não exponha a pele ao sol, para evitar manchas.

Olheiras: Experimente aplicar um emplastro de batata ralada, ou coloque saquinhos de chá preto ainda morno por ½ hora. Ou faça compressas quentes e frias, alternando diversas vezes, para ativar a circulação local. Se houver bolsas sob os olhos, faça compressas de chá de alecrim.

Limpeza da pele do rosto: Misture 2 colheres de fubá com 1 colher de açúcar refinado e molhe com suco de limão. Lave o rosto com água morna e deixe-o úmido. Aplique a pasta de fubá e massageie cuidadosamente toda a face. Lave com água fria ou gelada, enxugue e aplique sua máscara preferida ou um hidratante natural de aveia.

Para clarear os dentes: Escove-os com pó de carvão ou esfregue-os com folhas de sálvia, uma vez por mês.

MOLÉSTIAS INFLAMATÓRIAS, ALÉRGICAS E FEBRIS

Gripes e resfriados: Logo ao primeiro sinal, beba 2 xícaras de chá de alecrim bem quente, com mel e limão. Tome sauna ou banho de vapor, para aumentar o número de leucócitos (autodefesa). Faça gargarejos de água quente, limão e sal, ou de água quente com extrato de própolis várias vezes seguidas. Pingue soro fisiológico, água com sal, ou Sorin, mornos, no nariz, de hora em hora, logo no primeiro dia. Coma somente frutas, especialmente as cítricas, e tome bastante suco de laranja ou suco de limão com mel e alho. Acrescente 30 gotas de extrato de própolis ao suco ou ao chá, 3 vezes ao dia. Outro remédio eficaz é o produto P-10 (peróxido de hidrogênio), que no caso de gripe ou resfriado impede a proliferação dos germes. Usar 3 doses diárias de 25ml do Oligoelemento Cobre também tem dado ótimos resultados dentro de 1 a 2 dias. Evite usar doces e cereais refinados (pão, bolachas) e leite de vaca, pois estes alimentos aumentam o muco. À noite, faça uma vaporização com eucalipto e durma o mais cedo possível, colocando uma compressa aquecedora em volta do pescoço. Parece-lhe muito trabalhoso? Pois é assim que quase sempre se consegue cortar uma gripe pela raiz, em poucos dias. Para evitar que você pegue uma gripe em épocas de epidemia, use alho cru ou em cápsulas, frutas cítricas, P-10 em água 3 vezes ao dia, além de 20 gotas de extrato de própolis, também 3 vezes ao dia. Tome uma sauna uma vez por semana, regularmente. Se houver febre, siga o tratamento indicado em "doenças febris", explicado mais adiante.

Inflamação da garganta: Se a inflamação for leve, ou estiver bem no início, é suficiente fazer gargarejos com água quente, limão e sal ou vinagre de maçã e sal ou água quente com 30 gotas de própolis de hora em hora, no primeiro dia. No segundo dia, os gargarejos podem se feitos de 2 em 2 horas, e no terceiro dia, somente 3 vezes ao dia. Se o doente for uma criança pequena, que não sabe gargarejar, dê-lhe de beber chá de camomila quente com algumas gotas de própolis e mel, várias vezes ao dia. Faça uma dieta crudívora por um ou dois dias. À noite, aplique um pedilúvio crescente e durma com uma compressa aquecedora em volta do pescoço. Se houver febre, siga as instruções para doenças febris.

Inflamação de ouvido: Para aliviar a dor imediatamente, aqueça meia colher de azeite, riscando um fósforo por debaixo dela, teste a temperatura, e pingue 3 gotas no ouvido doente, com um conta-gotas. Em seguida, mantenha o ouvido aquecido com uma bolsa de água quente ou uma compressa. Depois prepare meio litro de chá de camomila ou de malva bem forte, coe e coloque na panela de pressão, para fazer o jato de vapor no ouvido por 15 minutos. A seguir, rale meia cebola no ralador fino, coe, aqueça este sumo do mesmo modo como fez com o azeite, e pingue 3 gotinhas no ouvido doente. Deite-se sobre o outro lado por 15 minutos, para que o sumo penetre bem no interior do ouvido doente, e coloque nele uma pequena rolha de algodão. Repita este procedimento 3 vezes ao dia, durante 1 ou 2 dias. A eficácia deste tratamento simples se deve ao fato de que a cebola contém um antibiótico que age no local e a camomila é anti-inflamatória, além de ser analgésica.

Labirintite: Em alguns casos consegue-se grande melhora aplicando o jato de vapor de camomila no ouvido por 15 minutos, 3 vezes ao dia. O escalda-pés alternado e o Ginkgo Biloba também ajudam, por estimularem a circulação. Se não houver melhora, procure um médico ou fisioterapeuta especializado em manipulação da coluna, pois há casos em que as vertigens são provocadas por um desajuste de vértebras cervicais e consequente pinçamento de raízes nervosas.

Inflamação dos olhos ou das pálpebras: Lave a área dos olhos com algodão embebido em água boricada e 4 gotas de P-10 ou água oxigenada, ou com chá de camomila morno, de hora em hora. Se houver uma conjuntivite infecciosa, o suco de limão é o melhor remédio. Use-o da seguinte maneira: Coloque 10ml de água destilada ou soro fisiológico em um frasquinho de conta-gotas e acrescente 10 gotas de suco de limão. Pingue 3 gotas no olho doente 5 vezes ao dia, até sarar por completo. O melhor é pingar as gotas também no outro olho, como prevenção. Se os olhos estiverem irritados, aplique um cataplasma de gaze com leite coalhado sobre as pálpebras fechadas, por meia hora, 2 vezes ao dia. À noite, faça uma vaporização com camomila ou cavalinha, e em seguida um semicúpio de 15 minutos. Seria bom adotar uma dieta crudívora por 1 ou 2 dias. Se a inflamação for nas pálpebras, lave os olhos de manhã e à noite com shampoo para crianças e enxague bem. Depois aplique um algodão com água boricada e 4 gotas de P-10 por alguns minutos. Em seguida, use uma pomada de camomila.

Sinusite: Durante a crise, faça vaporizações com camomila, instile salmoura morna nas narinas e aspire suavemente; coloque um cataplasma de dolomita quente na testa e em ambos os lados do nariz. Para ter um alívio rápido da dor, mesmo que ele dure apenas ½ hora, aqueça a região nasal com o auxílio de um secador de cabelos. Não use vaporizações de buchinha do norte, pois podem produzir estenose do esôfago. A maneira certa e eficaz de usá-la é a de fazer 4 instilações do chá da buchinha nas narinas. Mas isto deve ser feito por um médico ou uma enfermeira treinada neste tratamento, para evitar efeitos colaterais, uma vez que a buchinha é tóxica. Se você não conhece ninguém que o faça, experimente fazer o tratamento com algum produto de farmácia de ervas, seguindo a bula corretamente.

Rinite: É uma moléstia diferente da sinusite. Tanto pode ser causada por adenoides (consulte um otorrinolaringologista) quanto ter fundo alérgico. Experimente o seguinte tratamento: Evite leite e derivados, chocolate, amendoim, frituras e todos os alimentos feitos com trigo refinado. Pingue ½ conta-gotas de salmoura morna no nariz 3 vezes ao dia. Durma com um lenço de algodão molhado sobre o nariz, para respirar melhor. Compre um favo de mel e coloque na bochecha 1 colher (sobremesa) do favo; chupe o mel, mas não mastigue nem engula a cera; mantenha-a na bochecha por uma hora. A cera vai aos poucos desprendendo um gás medicinal que sobe pelo palato até o nariz, desobstruindo-o e fazendo cessar a coriza alérgica. Repita este procedimento de 2 a 3 vezes por dia, durante algumas semanas. Se falhar uma vez ou outra, ou se você por acaso engolir a cera, não há problema algum. Caso o resultado não seja satisfatório, considere agendar um tratamento em uma clínica naturista.

Tosse, bronquite e coqueluche: Aplique diariamente uma série de 12 fomentações ao peito, e à noite uma vaporização de eucalipto, seguida de um semicúpio de 15 minutos. Se o doente for uma criança, é útil deixar um vaporizador apropriado perto do berço, ligado a noite toda. Após o aquecimento do peito com fomentações ou vaporização, friccione a pele com uma mistura (3x1) de óleo de rícino e terebentina, ou com Vick-Vaporub. Evite doces, leite de vaca, pão e bolachas, pois estes alimentos aumentam a quantidade de muco. Sempre que houver um acesso de tosse, tome chá quente de tussilagem ou de poejo ou de abacaxi, com mel. De manhã e à noite, tome um xarope caseiro, preparado com suco de cebola, suco de limão, mel de abelhas e glicerina pura. Coloque em uma tigela 1 colher (sopa) de cada um destes ingredientes e aqueça em banho-maria. Ou tome o xarope Pneumonex 3 vezes ao dia, seguindo a bula. Para evitar crises de tosse noturnas, massageie as solas dos pés com uma generosa porção de Vick-Vaporub e calce meias de algodão, antes de dormir. Em caso de coqueluche, siga também as orientações sobre "doenças febris".

Bronquite asmática: Uma vez que esta difere da bronquite comum quanto às suas causas, que geralmente são de ordem psíquica e/ou alérgica, o tratamento também é diferente. Aliás, ela deveria ser tratada por um médico especializado, de preferência com internação em uma clínica naturista, especialmente quando o doente é um adulto e a doença já se tornou crônica. Se o paciente for uma criança, e a doença não estiver muito acentuada, pode ser tentado o seguinte tratamento caseiro, que dura 3 semanas e requer bastante dedicação por parte da mãe da criança: Nos primeiros 3 dias, é importante comer somente frutas cruas, 3 vezes ao dia, e tomar sucos de frutas, cenoura ou verduras nos intervalos. Na próxima etapa, vá acrescentando alimentos naturais e integrais, conforme orientação do "Regime de Saúde Básico" (Capítulo Dietas Terapêuticas), incluindo frutas secas, como ameixas, tâmaras, figos, passas, bananas - todas sem açúcar – além de nozes e castanhas, mel e melado, leite de soja ou de castanhas. São especialmente recomendadas as saladas ou sucos de rabanete, nabo e cebola como expectorantes, e de pimentão vermelho por causa de sua riqueza em vitamina D, que exerce importante função na prevenção das crises. Devem ser bebidos de 6 a 8 copos de água por dia, entre as refeições, porque isto é importante para a fluidificação do muco. Precisam ser excluídos do cardápio, definitivamente, os seguintes itens: carne, açúcar, chocolate, frituras, conservas, alimentos refinados como arroz branco, farinha de trigo branca e seus derivados, condimentos fortes (pimenta, vinagre, mostarda, etc.), café, chá preto, chá verde ou chá mate e também o leite de vaca e seus derivados. O uso de ovos – sempre de galinhas caipiras – deve ser moderado, e o resultado cuidadosamente observado, pois pode produzir excesso de muco em algumas pessoas. Para evitar recaídas, 50% da alimentação deverá consistir permanentemente de alimentos crus, o que se consegue facilmente mediante o uso de frutas, saladas, nozes, frutas secas, azeitonas, triguilho e aveia crua. É importante aprender a mastigar bem e demoradamente, pelo menos 30 vezes cada bocado. Acrescente o tratamento com chás e xaropes. Algumas farmácias de ervas têm chás expectorantes compostos prontos; se não os achar, adquira chá de hortelã, poejo, erva centáurea, guaco, tanchagem, pulmonária, anis e violetas. Misture 2 ou 3 qualidades, e varie a composição de duas em duas semanas. Use 1 colher (sopa) da mistura de ervas para cada xícara de água; afervente, desligue o fogo, tampe e coe após 10 minutos. O chá deve ser tomado quente, após acrescentar um pouco de mel, toda vez que se fizer necessário, mas pelo menos 3 a 4 vezes ao dia. A quantidade para um dia pode ser preparada logo de manhã e mantida em garrafa térmica. Outro chá muito eficaz e agradável é o de abacaxi com mel. O xarope caseiro descrito no item anterior deve ser usado 3 vezes ao dia. Além disto, é recomendável tomar sucos de laranja, limão, goiaba, abacaxi, acerola e outras frutas que contenham vitamina C, pois ela pode ter um efeito decisivo na superação da asma. Seu médico poderá prescrever-lhe até um suplemento de vitamina C em cápsulas, por um curto período, para acelerar a cura. O uso do P-10 (Peróxido de Hidrogênio em forma apropriada para uso interno) também pode ser um grande auxílio. A dose é de 20 gotas em um copo de água 3 vezes ao dia, sempre com o estômago vazio.

Doenças febris e infecciosas: Todas as moléstias acompanhadas de febre (gripe, sarampo, catapora, cachumba, amigdalite e outras) requerem repouso no leito, redução ou abstenção do alimento sólido, e medidas de apoio à eliminação de toxinas. Aos primeiros sintomas, tome um laxante (1 copo de água com 1 a 2 colheres de sopa de sal amargo e o suco de 1 limão). Reduza a sua alimentação a frutas cítricas ou a sucos de frutas e verduras tomados de 3 em 3 horas, dando preferência aos sucos de laranja, lima, limão e abacaxi. Beba também muita água fresca e suco de alho com mel, pelo menos 2 vezes por dia. Mantenha repouso, poupando assim a energia de que seu corpo necessita para combater a doença. Aplique um enema (clister) várias vezes ao dia, para eliminar completamente as matérias tóxicas que o corpo empurra para o intestino durante o período de febre. É importante ler o item "Clister" no capítulo "A Prática da Hidroterapia". Outra medida imprescindível é ativar a transpiração, que favorece a eliminação de toxinas através dos poros. Se o doente é um adulto e se encontra em boas condições, pode tomar uma sauna. Caso contrário, recomenda-se um suador ao sol (com a cabeça na sombra) ou na cama, com um "envoltório geral" (veja orientação no capítulo "A Prática da Hidroterapia"). Se o paciente for uma criança pequena ou estiver muito debilitado, em vez do suador é melhor aplicar a massagem de escova e fricção com luva molhada 6 vezes ao dia, de hora em hora. Não tente reduzir a febre se ela estiver abaixo de 38,5°C, pois neste grau ela não representa perigo e não produz convulsões, mas faz seu corpo aumentar a produção de leucócitos em até 20 vezes. Isto é muito importante, uma vez que os leucócitos são os soldados de defesa do seu organismo. Quanto mais leucócitos você produz, mais rapidamente consegue debelar a doença. No entanto, é preciso controlar a febre se ela passar de 38,5°C, com compressas frias nas pernas, ou no ventre, alternadamente, usando sempre uma compressa fria na testa. O cataplasma de dolomita ou argila fria sobre o ventre, trocado a cada 30 minutos, e o banho de chuveiro ou de imersão tépido, são alguns dos meios adicionais, eficazes para reduzir a febre de maneira natural. Os medicamentos antitérmicos deveriam ser usados somente nos casos muito raros em que estas técnicas não conseguem baixar a febre. Além destes tratamentos gerais, use as aplicações indicadas neste capítulo para cada moléstia específica.

PROBLEMAS DIGESTIVOS

Náuseas e vômitos: Aplique compressas frias no estômago, com toalhas de rosto felpudas molhadas e torcidas, e renove-as assim que elas se aquecerem. Misture o suco de 1 limão com igual quantidade de água e tome somente uma colherada a cada 3 minutos. Quando sentir melhora, tome alguns goles de chá de hortelã bem frio. Após ½ hora, tente beber suco de frutas diluído em água, depois suco de frutas puro. Após outra ½ hora mastigue lentamente uma maçã sem casca, e 2 horas mais tarde ingira uma refeição leve. Verifique a causa, para prevenir outras crises.

Dores de estômago: Podem ser resultado de tensão, de má digestão, de gastrite ou de úlcera gástrica. Na crise de dor, tome chá de camomila ou de espinheira santa e aplique uma compressa quente (uma bolsa de água quente sobre um pano úmido) de ½ hora sobre o estômago. Não coma nada antes de a dor ter passado. Habitue-se a não comer quando estiver tenso ou ansioso. Evite frituras, café, leite de vaca, e condimentos tais como pimenta, vinagre, mostarda, curry, etc. Evite também as frutas ácidas. Mastigue sempre muito bem os seus alimentos. Caso seja constatada uma gastrite ou uma úlcera gástrica, comece a tratá-la com a dieta específica descrita no Capítulo "Dietas Terapêuticas".

Azia: Beba o suco de ½ limão em igual quantidade de água. Aguarde por 15 minutos. Se a azia não passar, prepare 2 colheres (sopa) de suco de batata crua e beba-o. Caso ainda persista, tome uma xícara de chá de camomila com 1 colher de chá de dolomita ou caulim. Siga as orientações do item "Dores de Estômago", quanto à dieta adequada.

Gases, empachamento: Em geral são causados por má digestão, e talvez por descuido na alimentação. Neste caso, procure descobrir o que está lhe fazendo mal. Mas há casos em que o estômago não produz os sucos digestivos apropriados e precisa receber um estímulo especial. Durante a crise, aplique uma compressa quente no estômago e no fígado, tome 3 cápsulas de carvão vegetal 3 vezes ao dia, e um enema (clister) caso não tenha havido evacuação intestinal. Se possível, tome o banho de assento quente, por 20 minutos. Durma com uma compressa aquecedora no tronco. Faça a dieta de sucos ou de frutas por 1 a 2 dias. Depois adote uma dieta vegetariana natural, evitando também o leite de vaca e o excesso de ovos e de leguminosas. Dê preferência às verduras amargas, ao nabo e ao rabanete. Se o incômodo persistir, passe a tomar ½ xícara de chá de taiuyá, de carqueja ou de losna, ou duas cápsulas de alcachofra 20 minutos antes de cada refeição, para estimular a produção de suco gástrico. Se mesmo assim o empachamento continuar por mais de 7 a 10 dias, consulte um médico especialista.

Cólicas abdominais, diarreia: Adote a monodieta de maçã, como segue: As maçãs devem ser descascadas e raladas no ralador fino, na quantidade que lhe apetece (geralmente de 2 a 3) e ingeridas logo em seguida, 3 a 6 vezes ao dia, com abstenção de qualquer outro alimento. Os bebês não devem receber a mamadeira de leite. Beba bastante líquido, especialmente suco de lima, água de arroz com suco de limão, chá de broto ou folha de goiabeira, sem mel nem açúcar. Tome de 2 a 3 comprimidos de carvão vegetal 3 a 5 vezes ao dia, dependendo da gravidade do caso. Aplique um enema (clister) de chá de camomila, e se possível, faça um banho de assento quente com alfafa e um cataplasma de dolomita quente, diariamente. Se o doente for um bebê ou uma criança pequena, leve ao pediatra caso não haja melhora no 2º dia. Se for uma criança maior ou um adulto, e estiver sendo observada uma melhora gradativa, a monodieta de maçã poderá ser continuada por até 5 dias. Logo que as fezes começarem a tomar forma, inicie a volta a alimentos leves como banana-prata ou banana-maçã amassada, mingau de aveia bem cozido sem leite, purê de batata sem leite nem manteiga, arroz branco bem cozido com abobrinha, até conseguir voltar ao alimento integral. Identifique a causa da crise, e siga por algumas semanas a dieta para colite descrita no capítulo "Dietas Terapêuticas".

Prisão de ventre: Para iniciar o tratamento, aplicar um enema (clister) de 2 litros de chá de cavalinha ou de água morna (fervida) com 1 pitada de sal e 1 colher de sopa de vaselina líquida por 5 dias seguidos, logo de manhã, em jejum. Depois, para estimular os intestinos, aplique um clister de ½ litro de água fervida na véspera, bem fria, após o desjejum, por mais 2 dias, ou até conseguir uma evacuação espontânea neste horário, sem precisar do clister. Em casos bem crônicos, tem havido bons resultados com a aplicação diária do *semicúpio,* por 30 minutos. Siga as instruções do Regime de Saúde Básico. Além disto, use diariamente linhaça e farelo de trigo, da seguinte maneira: moa sementes de linhaça selecionadas num moedor de café ou no liquidificador. Ingira duas colheres de sopa desta farinha por dia, junto com as refeições, misturadas com farelo de trigo em partes iguais. Ou deixe de molho em água 1 colher (sopa) de sementes de linhaça durante a noite, para ingeri-las pela manhã, misturadas com iogurte, ameixas pretas, farelo e mel. Use bastante mamão e também chucrute cru feito em casa. Tome uma colher de sobremesa de azeite de oliva extra virgem antes de cada refeição. Tome 20 gotas de Peróxido de Hidrogênio a 10 vol. (P-10), 3 vezes ao dia, em 1 copo de água, sempre com o estômago vazio. Por oxigenar o trato intestinal, ele destrói as bactérias de putrefação e fortalece a flora intestinal, eliminado assim a disbiose e restabelecendo gradativamente a função intestinal normal. Beba muita água, entre as refeições, iniciando o dia com 1 a 2 copos grandes de água fria ou morna, em jejum, e terminando-o com outro copo, ao deitar. Se possível, use sempre água imantada, que tem efeito revitalizador sobre o intestino. A prática de caminhadas diárias, ginástica abdominal, respiração profunda e automassagem do baixo ventre complemento o tratamento. Se ainda assim você não conseguir o êxito desejado, tome um chá laxante uma a duas vezes por semana, e aplique o enema acima descrito a cada sete dias, seguido de 2 a 3 clisteres de água fria. Continue seguindo as outras orientações até conseguir, no mínimo, uma evacuação abundante e fácil por dia. O ideal é chegar a ter 3 evacuações diárias.

Hemorróidas: Veja o título "sangue e moléstias circulatórias".

Vesícula preguiçosa: Quando a vesícula não funciona bem, a causa muitas vezes é a inflamação e o consequente espessamento dos condutos que despejam a bile no duodeno. A seguinte aplicação pode ajudar a resolver esta anomalia: Em jejum, tome ½ copo de água quente com 1 colher de chá de sal amargo (sulfato de magnésio). Em seguida, deite-se sobre o lado direito, com as pernas encolhidas, por 1 hora, após colocar sob a região do fígado uma toalhinha úmida e uma bolsa de água quente. O calor da compressa dilata os condutos da vesícula, e o sulfato de magnésio penetra neles e os restaura. Este tratamento deve ser aplicado por 2 a 3 semanas seguidas.

Pedras na vesícula: Antes de iniciar o tratamento, é preciso conhecer o tamanho dos cálculos, para verificar se eles podem ser eliminados pelos condutos, à medida que estes forem sendo dilatados. O tratamento que se segue só deve ser aplicado se os cálculos tiverem um diâmetro de até 8mm. Caso sejam maiores, tente reduzir o seu tamanho com o uso de suco de berinjela e cápsulas de lecitina de soja. Só após a devida redução, e caso você deseje evitar a cirurgia de extirpação da vesícula, é que pode ser feita a tentativa de eliminar os cálculos, da seguinte maneira: Misture 250ml de azeite de oliva puro com o suco de 3 a 4 limões, batendo-o com um garfo, até que ele adquira um aspecto leitoso; beba-o em jejum, em pequenos goles. Em seguida, deite-se sobre o lado direito por 1 hora, com as pernas encolhidas, coloque uma compressa úmida e uma bolsa de água quente sob a região do fígado. Repita a mesma dose no dia seguinte. Durante estes 2 dias aplique um jato de vapor ao baixo ventre por 20 minutos, ou faça um banho de tronco de 40°C, com 20 a 30 minutos de duração. Beba várias xícaras de chá de repolho durante o dia, e adote uma alimentação bem leve, de preferência totalmente crua. Para evitar a formação de novos cálculos, mantenha uma dieta vegetariana natural, evitando alimentos pesados, como frituras e gorduras animais, e também o excesso de leguminosas. Reduza o consumo de ovos, usando de preferência só os do tipo caipira. Coma alimentos crus ao início de cada refeição (no mínimo 50% do total). Tome suco de berinjela em jejum sempre que possível, e use-a também como ingrediente de suas saladas.

Parasitas intestinais (áscaris, oxiurus, endameba coli e muitos outros): Antes de iniciar o tratamento, tome na véspera um laxante de sulfato de magnésio (sal amargo). Se você não quiser tomar o medicamento tradicional contra cada espécie de parasitas, pergunte em uma farmácia de ervas por um composto anti-vermes formulado com menta, erva de santa maria, cipó milhomem, folhas de nogueira e cravo da Índia. Se o medicamento vier em forma de tintura concentrada, geralmente se tomam 40 gotas, 3 vezes ao dia, antes das refeições, ou conforme indicação na bula. Em se tratando de crianças, a dosagem precisa ser reduzida, de acordo com a idade. Solicite prescrição médica. Para auxiliar seu fígado na eliminação do álcool contido nas tinturas, tome 1 cápsula de 500mg de Niacinamida, uma vez por dia. Um clister de 100g de suco de cenoura com alho e losna, aplicado à noite e retido no intestino, costuma ser muito eficaz como coadjuvante. A ingestão de alho, cenoura e cebola crua em saladas ou em sucos, assim como do coco ralado e de sementes de abóbora, também auxilia neste tratamento, que deve ser seguido por 10 dias. Intercale então uma pausa de 2 semanas e repita o tratamento por mais 10 dias. Durante todo o período do tratamento recomenda-se aplicar um semicúpio de 15 a 30 minutos por dia, e dormir com uma compressa fria sobre o ventre. Repita o exame de fezes no final. Para evitar a reinfestação, tome as tinturas da mesma maneira por 1 dia em cada semana, sempre. Como medida de prevenção, lave as mãos cuidadosamente antes de cada refeição e sempre que voltar da rua ou tiver tocado um animal; use unhas curtas e escove-as com sabão, regularmente; não coma alimentos que permaneceram expostos às moscas; higienize criteriosamente os alimentos que serão consumidos em estado cru, mergulhando-os em salmoura com vinagre durante 20 minutos (1 colher de sopa de sal e 3 colheres de sopa de vinagre de vinho para cada litro de água); em seguida, lave os vegetais, principalmente as folhas, cuidadosamente sob a torneira de água corrente.

Esquistossomose: Prepare um sumo puro de hortelã, socando um punhado de suas folhas frescas em um pilão e coando a seguir em um pano. Tome uma colher de sopa deste sumo pela manhã, em jejum, por 15 dias seguidos. Intercale uma pausa de 15 dias e repita o procedimento por igual período. Pesquisas do Ministério da Saúde no Nordeste comprovaram a eficácia deste remédio. Como medida de prevenção, não tome banho de rio ou de lagoa, principalmente em regiões infestadas de caramujos. O mesmo tratamento tem dado bom resultado na eliminação da giárdia.

Solitária (tênia de vaca): Em jejum, tome 250g (1 copo grande) de suco de abacaxi puro, sem água. Tome o desjejum somente 1 hora depois. Siga o tratamento por 10 dias, faça uma pausa de 2 semanas, e depois repita o procedimento por mais 10 dias. Faça novo exame de fezes. Como medida de prevenção, evite comer carne de gado, especialmente se for mal passada.

MOLÉSTIAS DO APARELHO GENITO-URINÁRIO

Cólicas menstruais: Faça um banho de assento quente com 20 a 30 minutos de duração. Beba 3 xícaras de chá de abútua ou de agoniada em intervalos de ½ hora. Deite-se de bruços, colocando uma bolsa de água quente sob o baixo ventre e outra na região lombar. Se a menstruação estiver escassa, faça outro banho de assento quente ou um pedilúvio crescente no dia seguinte. Logo que o período menstrual tiver terminado, comece a aplicar um semicúpio de 30 minutos diariamente. Continue até a véspera da menstruação do mês seguinte, faça o banho de assento quente e reinicie o semicúpio somente após o término da menstruação. Persevere neste tratamento por 3 meses. As cólicas provavelmente irão desaparecer aos poucos.

Menstruação abundante demais: Se isto for habitual, verifique a causa da anomalia junto ao seu ginecologista. Se for a primeira vez que ocorre, proceda da seguinte maneira: Coloque uma bolsa de gelo ou uma compressa de água gelada entre as coxas e outra sobre o baixo ventre. Mantenha-se em repouso. Tome suco de limão várias vezes ao dia, puro ou diluído em pouca água, e chá de folha de goiabeira. Tome 3 xícaras de chá de carapiá por dia, durante 3 meses. Se não for constatada uma causa grave, é possível que você consiga resolver a moléstia com a aplicação diária de um semicúpio de 30 minutos, entre um período menstrual e outro. Este banho, usado perseverantemente durante vários meses, tende a normalizar as funções dos órgãos de reprodução.

Cisto de ovário: Há uma boa chance de eliminar os cistos sem cirurgia, se eles não forem grandes ou numerosos demais. Para consegui-lo, você precisa fazer uma dieta líquida (veja o capítulo "Dietas Terapêuticas) de 5 a 7 dias, e depois seguir uma dieta crudívora por mais 3 a 5 semanas. Durante 6 semanas, aplique diariamente (fora do período menstrual) um semicúpio de 30 minutos e um cataplasma de dolomita fria de uma hora. Depois repita o exame de ultrassom. Se lhe parece difícil fazer o tratamento em casa, pense na possibilidade de fazê-lo em uma clínica naturista.

Mioma uterino: Se você quiser evitar a cirurgia de extirpação do útero, precisa saber que, dependendo do tamanho do mioma e de sua localização (intra-mural ou extra-mural), o tratamento natural pode ser eficaz ou não. Ele sempre terá de iniciar-se com pelo menos 7 dias de dieta líquida, pois é durante esta dieta que o corpo tende a eliminar as matérias estranhas, no caso o mioma. Como os miomas consistem de uma massa bem mais densa que a dos cistos, a perseverança precisa ser maior: o regime crudívoro, o semicúpio de 30 minutos e o cataplasma de dolomita fria precisam ser mantidos por vários meses. Por isto, é melhor não tentar o tratamento natural se o mioma estiver provocando hemorragia. Consulte o seu médico sobre a melhor conduta neste caso.

Tensão pré-menstrual: 3 dias antes do provável início da menstruação, faça um dia de monodieta de melancia. Isto elimina a retenção de líquido, fator que produz boa parte dos sintomas da TPM. Até o início da menstruação, use uma dieta leve, com o mínimo de sal possível, porém rica em cereais integrais e mel. Carboidratos concentrados produzem serotonina, que é o hormônio da calma. Procure também tomar banhos de sol, que produzem o mesmo efeito. Chás calmantes como erva cidreira, melissa, alface ou maracujá, e o uso diário de 2 cápsulas de kava-kava, um calmante natural encontrado em farmácias de ervas, também podem ajudá-la. Aplique um semicúpio de 15 a 20 minutos de duração durante o período pré-menstrual. A médio prazo, uma alimentação saudável e o uso diário do óleo de prímula em cápsulas podem produzir grande alívio do incômodo.

Sintomas indesejáveis na menopausa: Considere a menopausa como uma fase normal da sua vida, e não como uma doença. Para sentir o mínimo possível de indisposição, faça as adaptações necessárias em seu estilo de vida. Seguem algumas sugestões: Exercícios respiratórios, inspirando profundamente pelo nariz e expirando completamente pela boca, várias vezes ao dia, refrescam o organismo todo, diminuindo a tendência a sentir ondas de calor. Este efeito benéfico pode ser aumentado quando você ingere aproximadamente 2 litros de água pura e fresca por dia, e toma banhos frios sempre que o clima permitir. Quanto menor a soma das calorias do alimento ingerido, tanto menos ondas de calor ou "fogachos" você sentirá. Experimente intercalar um dia de dieta líquida, de frutas ou de alimentos crus (frutas e saladas em refeições alternadas) de vez em quando, e sinta a diferença. O semicúpio ou banho vitalizante tem demonstrado ser muito útil. Este tratamento, além de refrescar o corpo, tende a renovar as funções dos órgãos do baixo ventre, inclusive dos ovários. Use na alimentação, regularmente, os alimentos que contêm fitoestrógenos. Além de fornecer certa quantidade dos estrógenos que os seus ovários não estão produzindo mais, eles possuem a capacidade de regular o nível deste hormônio, por produzirem os estímulos naturais ideais. Alguns destes alimentos são: a soja, que pode ser servida em saladas, cozidos ou em sua forma mais prática: aproximadamente 30g de "Tofu" por dia; inhame, bardana, todos os cereais integrais, todas as sementes, como gergelim, linhaça, sementes de girassol ou de abóbora, germe de trigo e brotos de trigo, de feijão ou de alfafa. As sementes e os brotos são ricos em Vitamina E natural. Em alguns casos, os médicos têm prescrito o óleo de germe de trigo em cápsulas, sendo comum tomar-se até 9 cápsulas de 250mg ao dia, nos primeiros meses, ou até os fogachos desaparecerem.

Reduz-se esta quantidade então para 6 cápsulas e depois para 3 cápsulas ao dia, como dose de manutenção. Alguns especialistas recomendam tomar o chá de folhas de amoreira, que podem reduzir a incidência das ondas de calor. Para repor a progesterona deficiente, o ideal é adquirir em farmácia de manipulação um creme natural de inhame silvestre do México. Este creme deve ser esfregado na pele do abdome, das axilas, das mamas, e das coxas alternadamente, durante 12 a 21 dias por mês, de acordo com a prescrição médica. Composição: Creme transdérmico de progesterona bioidêntica, sem parabenos, 25mg por ml. Se houver ressecamento das mucosas, mande formular um creme natural de estriol a 0,5mg por ml, e esfregue-o nas coxas, nádegas ou baixo ventre em dias alternados ou diariamente, conforme prescrição. Se for necessário, aplique-o diretamente na vagina. De acordo com o Dr. John Lee, pioneiro da Reposição Hormonal Natural, o estriol não só não aumenta o risco de câncer de mama ou de útero, mas pode até mesmo proteger o organismo contra esta doença. Você vai precisar de uma receita médica para adquirir estes cremes.

Corrimento vaginal: Se a leucorreia for de cor amarelada, deve ser tratada com banhos de assento de cavalinha com adição de um copo grande de vinagre, 3 vezes por semana. Diariamente aplique uma ducha vaginal com 2 litros de chá de tanchagem e 4 colheres de sopa de vinagre, durante 7 dias. Faça o semicúpio de 30 minutos pelo período de 2 semanas, e beba 3 xícaras de chá de tanchagem por dia. Se o corrimento for branco, a causa costuma ser uma candidíase (fungos). Neste caso, o banho de assento deve ser feito com chá de carqueja ou de guaçatonga com barbatimão, e a ducha vaginal com os mesmos chás e adição de 10 gotas de Extrato de Melaleuca. Como a causa desta moléstia em muitos casos é a putrefação intestinal, cuide bem da função do seu intestino e adote uma alimentação natural, com abundância de fibras.

Prostatite e outros sintomas da andropausa: Se ocorrer um quadro de micções frequentes, jato de urina fraco ou entrecortado, às vezes com sensação de dor ou peso na região, é tempo de consultar seu urologista, que pedirá exames para verificar o tipo de obstrução. A maioria dos homens após os 45 anos apresenta alguns destes sintomas, mas nem sempre se torna necessário realizar uma cirurgia. Banhos de assento quentes, seguidos de 15 minutos de semicúpio, cataplasmas de dolomita morna no local, em forma de "T", e o uso diário de uma alimentação especial rica em vitamina E, podem melhorar os transtornos na maioria dos casos. Sua dieta deve conter muita salada, com tomate, alho e brotos de feijão ou de alfafa, e molho de tomate caseiro, por causa do licopeno. Além disto, deve ser rica em sementes: linhaça moída, sementes de abóbora, de girassol, de gergelim, castanhas e nozes, e cereais integrais. Use também o óleo de germe de trigo em cápsulas (de 4 a 6 por dia, após as refeições), uma maneira especialmente eficaz de receber a vitamina E natural, por ser mais concentrada do que no trigo em grão. Cuide bem da sua função intestinal, e procure eliminar o excesso de peso. Tome cuidado também para não expor a região genital ao frio prolongado. Por isso, o semicúpio deve ser de somente 15 minutos, e sempre após o aquecimento pelo banho de assento. Este tratamento também pode ajudá-lo quando a vitalidade sexual começa a declinar. Veja mais orientações no capítulo "Prepare-se para a Terceira Idade".

Esterilidade conjugal: Antes de ficar desanimado quando não ocorre uma gravidez após vários anos de casamento, tente estas medidas simples, que têm dado um resultado feliz em diversos casos que já acompanhamos: Em primeiro lugar, verifique se o problema está com o marido ou a esposa; ele ou ela deve então passar para uma alimentação vegetariana natural, bem rica em sementes, além de tomar 9 cápsulas de óleo de germe de trigo por dia, após as refeições, e aplicar o semicúpio de 30 minutos diariamente, por aproximadamente 3 meses. No caso de ser o marido, ele deve passar a usar roupas íntimas folgadas para não prejudicar a produção de espermatozoides pelo aquecimento indevido dos testículos. O tratamento tem dado resultado em cerca de 3 meses. É claro que nem sempre funciona, mas a tentativa é extremamente válida.

Retenção de urina: Para aliviar rapidamente este mal-estar, faça um banho de assento de calor crescente com fricção suave na região dos rins e da bexiga. Algumas horas depois, aplique um semicúpio de 30 minutos. Tome 3 xícaras de chá de quebra-pedra, folha de abacateiro e/ou cabelo de milho por dia. Não use sal, e dê preferência à dieta de frutas, principalmente à monodieta de melancia, que é muito diurética. No dia seguinte, repita o tratamento. Se estas medidas não resolverem a anomalia dentro de 48 horas, procure assistência médica.

Pedras nos rins: Às vezes elas estão ali há diversos anos, sem provocar sintomas. É quando se deslocam para sair que começam as dores, porque frequentemente as pedras são maiores do que a luz dos condutos urinários (ureteres e uretra). Para auxiliar a sua passagem, torna-se necessário, portanto, dilatar ao máximo os condutos. A primeira providência será aplicar um enema (clister) de um litro de água quente (38 a 39°C), cujo calor terá ação reflexa sobre os condutos urinários, dilatando-os. Em seguida, faça um banho de assento de calor crescente, que deve durar 20 minutos, mas pode ser prolongado pelo tempo que for necessário e suportável.

Muitas vezes, ele dá grande alívio, por relaxar toda a região dolorida. Se sentir necessidade de urinar durante o banho, não interrompa o relaxamento dos condutos por levantar-se do banho quente e ir até o sanitário. Solte a urina e talvez, junto com ela, a pedra. Beba muito chá diurético quente, e não coma nada durante a crise. Depois do banho de assento, peça a alguém que lhe faça a seguinte massagem de zonas reflexas: com o dedo médio aplicam-se traços lentos e firmes em sentido horizontal entre a coluna vertebral e a omoplata, do mesmo lado da dor, durante 15 minutos. Em alguns casos, esta massagem tem resolvido a situação. Previna-se contra novas crises, abandonando o fumo, se for o caso, e bebendo pelo menos 2 litros de água imantada por dia. (Veja o Capítulo "O Uso Inteligente de Água".)

Cistite (inflamação da bexiga): Tome 3 xícaras de chá de cavalinha ao dia, acrescentando 30 gotas de própolis a cada xícara. Tome um banho de assento quente com chá de cavalinha ao qual você acrescentou 2 copos de vinagre de vinho tinto, e faça diariamente um cataplasma de dolomita quente sobre a região da bexiga. Procure tomar um banho de sol todos os dias diretamente sobre a pele do baixo ventre. A dieta ideal é a dieta de frutas, por 2 a 3 dias. Se isto não for possível, aumente a proporção de alimentos crus e não use sal. Faça enemas (clisteres) de chá de camomila bem quentes (até 39°C), para aquecer a bexiga pelo interior do abdome. Beba muita água, o que aliviará rapidamente o mal-estar na bexiga e ajudará a eliminar muitas bactérias. Tomar extrato de Uva Ursi, 10 gotas 3 vezes ao dia, também ajuda. Se for uma infeção crônica, que nada parece resolver, faça uma tentativa com a "Dieta do Balanço". (Veja o capítulo "Dietas Terapêuticas").

SANGUE E SISTEMA CIRCULATÓRIO

Colesterol e triglicérides elevados: Veja a dieta de redução de colesterol e triglicérides no capítulo "Dietas Terapêuticas".

Ácido úrico elevado: Veja a dieta de redução do ácido úrico no capítulo "Dietas Terapêuticas".

Anemia: Veja a dieta específica no capítulo "Dietas Terapêuticas", página 179.

Hipertensão arterial (pressão alta): Se os medicamentos que você toma não estiverem fazendo efeito satisfatório, mantenha-se em repouso no leito por 1 dia, elimine a prisão de ventre, se for o caso, pela aplicação de um clister, tome somente líquidos ou coma somente frutas, em especial a melancia. Beba 3 xícaras de chá de "Setessangrias" e de folhas de chuchu, além de 3 copos de suco de alho por dia. Receita: Bata no liquidificador 1 dente de alho médio com o suco de 1 limão pequeno e ½ copo de água; coe e tome imediatamente, distante das refeições. Aplique a "faixa alta" (veja no capítulo "A Prática da Hidroterapia", no item "Compressas Aquecedoras no Tronco"). Nas semanas seguintes, adote um estilo de vida mais saudável: Evite o fumo e as bebidas alcoólicas, não use sal, ou somente sal dietético sem cloreto de sódio, dispense a carne, o café, as conservas e os condimentos fortes, os refrigerantes à base de cola e guaraná. Dê preferência a cereais integrais, frutas e verduras cruas, nozes e castanhas, queijo Tofu e iogurte natural de soja com mel. Use bastante salada de folhas verdes, pois foi comprovado que o potássio que elas contêm ajuda a reduzir a pressão arterial. Continue tomando 3 copos de suco de alho e 3 xícaras de chá de "Setessangrias" ou folhas de chuchu por dia. A "faixa alta" deve ser aplicada à noite, e, se possível, também no meio do dia. Crie o hábito de fazer uma caminhada de uma hora, à tarde, todos os dias. Se estiver com excesso de peso, procure eliminá-lo. A experiência mostra que com cada 5 quilos eliminados a hipertensão abaixa 2 pontos. Procure evitar o estresse excessivo e superar conscientemente a sua ansiedade. Banhos mornos, respiração profunda, exercícios de relaxamento muscular e automassagens podem ajudar muito no controle das tensões. Procure também normalizar o repouso noturno e faça pequenas pausas em seu trabalho, durante o dia. Programe fins de semana e férias relaxantes. Quando tiver conseguido normalizar a sua pressão, procure a orientação de seu médico para a retirada gradativa dos medicamentos. E, daqui para frente, mantenha o estilo de vida saudável.

Hipotensão arterial (pressão baixa): Programe-se para sempre iniciar o dia com uma massagem de escova e uma fricção com luva fria. Se possível, faça uma boa caminhada logo cedo, pela manhã. Se não puder, faça exercícios respiratórios, alongamentos e alguns minutos de corrida sem sair do lugar, para ativar a circulação, e planeje a caminhada para a tarde. Aplique diariamente o escalda-pés alternado, durante várias semanas seguidas. Coma 5 azeitonas verdes por dia, com a salada do almoço. Na crise, caso sinta tonturas, deite-se de costas, sem travesseiro, e tome 1 colher (sopa) de mel de abelhas, conservando-o na boca por 10 minutos antes de engolir. Assim ele fará efeito mais rápido. Ao mesmo tempo aperte, com o polegar da mão direita, o ponto da junção do polegar com o indicador na sua mão esquerda. Faça-o repetidas vezes, apertando e soltando, por 2 minutos. Levante-se devagar.

Palpitações: Deite-se, procure relaxar, e coloque uma compressa gelada sobre a região do coração, por 15 minutos. Isto pode ser repetido de 2 a 3 vezes ao dia. Outro tratamento indicado é o banho de braços frio de 3 a 5 minutos de duração, 3 vezes ao dia.

Mas este tratamento só deve ser aplicado se você tiver certeza de não ter insuficiência das coronárias, isto é, estreitamento das artérias do coração. Beba chás calmantes como o de alecrim, melissa ou valeriana, e tome 20 gotas de extrato composto de crataegus, cactus e passiflora, 3 vezes ao dia. Você pode adquirir o extrato em farmácia de manipulação e vai precisar de receita médica. Procure identificar e resolver alguma ansiedade oculta. Se o incômodo persistir, procure o seu cardiologista.

Pés frios crônicos: Programe-se para fazer um escalda-pés alternado todos os dias por 6 semanas seguidas. Adicione um chá de carqueja bem forte à água quente. Massageie seus pés cada vez que sentir que estão gelados. Se for possível, faça uma sauna, seguida de ducha escocesa, uma vez por semana. A massagem de zonas reflexas, aplicada por fisioterapeuta especializado, é excelente para desbloquear as tensões nas artérias que conduzem o sangue aos pés. É indispensável fazer uma caminhada diária de pelo menos 40 minutos. Adote uma alimentação saudável, e tome Ginkgo Biloba em cápsulas ou sob a forma de chá.

Varizes: São veias deformadas pela atrofia dos pequenos músculos que sustentam as suas paredes. Se conseguirmos que estes músculos recuperem seu vigor, teremos uma boa melhora das varizes. Há duas maneiras de estimular estes músculos: através de caminhadas, subida de escadas e outros exercícios com as pernas, e através da aplicação diária de um escalda-pés alternado. Para aliviar a dor e diminuir o tamanho das varizes, aplique cataplasmas de dolomita fria com uma hora de duração, sempre que puder. Adote uma dieta vegetariana natural, incluindo muitas frutas e verduras cruas, e cuide bem da sua função intestinal, pois a obstipação crônica piora esta moléstia. Tome chá ou cápsulas de castanha da Índia, e use um creme com esta mesma erva, massageando as pernas suavemente de baixo para cima, duas vezes ao dia. Além disto, pratique o seguinte exercício: Deitado de costas, apoie os pés na parede, num ângulo de 90 graus, por 30 minutos, 2 vezes ao dia; em seguida, ainda deitado de costas, "pedale" 50 vezes, com movimentos amplos e lentos. Evite ficar em pé por muito tempo. Quando estiver sentado, apoie os pés em um banquinho, sempre que for possível. Se o resultado ainda deixar a desejar, procure um médico vascular que aplique o esclerosamento das varizes, um procedimento realizado sem anestesia, aplicado com uma seringa ultra-fina.

Hemorróidas: O mais importante no caso é conseguir função intestinal perfeita (veja o item "obstipação crônica"). Para aliviar dores, prurido e sangramento, sente-se em uma bacia com 20 cm de água gelada por 10 minutos, várias vezes ao dia (a quantidade de água deve ser pequena, devendo abranger somente a área afetada). O cataplasma de dolomita fria no local também melhora rapidamente a inflamação. Tome hamamelis em extrato ou em cápsulas. À noite, introduza um supositório de babosa no ânus e permaneça deitado para que a erva possa ser completamente absorvida. Prepare o supositório como segue: Corte um pedaço de uma folha de babosa fresca e coloque-a no congelador por algumas horas. Antes de usá-la, descasque-a e molde rapidamente um supositório, enquanto ainda estiver congelada. Repita o tratamento por vários dias.

SISTEMA NERVOSO

Estafa, depressão, ansiedade, insônia, falta de memória: Você vai ver: Todos os problemas do sistema nervoso melhoram com a aplicação diária do semicúpio de 30 minutos! Isto ocorre porque esta massagem com água fria revitaliza os inúmeros nervos do plexo solar que se encontram no abdome, e assim, por ação reflexa, revigora todo o nosso sistema nervoso. Também é muito importante seguir uma dieta saudável, para garantir uma nutrição correta para os nervos. Oriente-se pelo "Regime de Saúde Básico", no Capítulo "Dietas Terapêuticas". Tome 6 comprimidos de levedo de cerveja e 2 cápsulas de lecitina de soja de 500mg por dia, após as refeições, por 3 meses. O levedo é rico em complexo B e a lecitina reconstrói a bainha dos nervos. Ambos são revitalizantes eficazes do sistema nervoso. Se for possível, caminhe descalço sobre a grama molhada por 5 a 10 minutos, respirando profundamente, todas as manhãs. Pratique exercícios físicos diariamente, começando com pequenas caminhadas, estendendo-as à medida que for se acostumando. Tome sol pela manhã, antes das 10 horas e sem protetor solar, e termine com uma fricção de toalha molhada no corpo inteiro. Sempre que possível, mantenha contato com a terra, as plantas, e com a natureza em geral. Olhe para o horizonte ao longe, para colinas, rios ou lagos. Isto descansa a vista e também os nervos. Relaxe conscientemente a musculatura das costas, ombros e nuca, toda vez que se lembrar de fazê-lo. Aprenda e pratique as técnicas de relaxamento geral (veja o capítulo "A Arte de Relaxar"). Não tome café, nem refrigerantes com guaraná ou cola, nem bebidas alcoólicas, e dispense o cigarro se for o caso. Procure dormir o mais cedo possível, pois a revitalização do sistema nervoso central ocorre na fase do sono profundo que antecede a meia-noite. Programe-se para conseguir tomar sauna e uma massagem relaxante uma ou duas vezes por semana. Para obter um resultado ainda melhor, siga estas sugestões para cada problema específico:

• Na depressão, tome 3 xícaras de chá de hortelã ou de menta, acompanhadas de duas cápsulas de erva de São João (hypericum perforatum) por dia, antes das 16h. Talvez seja necessário tomar uma xícara de chá calmante antes de deitar; veja lista no próximo item. Faça um esforço para sorrir e abrace alguém.

• Na ansiedade, na angústia, e na tensão nervosa, é útil beber 3 xícaras de chá calmante por dia (alecrim, talo de alface, folhas ou flores de maracujá, valeriana, melissa, capim cidreira) entre as refeições, e uma xícara de chá de lúpulo antes de deitar. Um ansiolítico natural muito eficaz é o kava-kava, que se encontra em farmácias de ervas, e do qual geralmente se tomam 2 cápsulas por dia, sendo uma à tardinha e outra à noite. Se não lhe for possível usar os chás calmantes durante o dia, pelas circunstâncias do seu trabalho, procure drágeas ou cápsulas de ervas calmantes.

• A falta de memória pode ser um sinal de que a mente está sobrecarregada e precisa de repouso; neste caso, procure descansar por alguns dias ou algumas semanas fora do seu ambiente normal. Mas ela pode também ser um sinal de que a circulação do sangue está deficiente nas artérias do cérebro; neste caso, o que mais ajuda é fazer o escalda-pés alternado e tomar 3 cápsulas de Ginkgo Biloba diariamente, por 2 a 3 meses. Outras vezes, trata-se de deficiência de fósforo no cérebro. Para receber um suplemento natural de fósforo, tome diariamente o suco de uma cebola grande misturado a igual quantidade de suco de limão puro. Coloque-o em um pote de vidro bem fechado e use uma colher de sopa de hora em hora, entre as refeições, durante o dia. O suco de nabo também é excelente, pois ativa o metabolismo cerebral, melhorando a memória. Siga este tratamento por 15 dias.

• Se você tiver insônia, o seu jantar deve ser tomado bem cedo e consistir preferencialmente de frutas e torradas de pão integral, ou de uma sopa leve, sem nenhuma proteína. O motivo para a aquisição deste hábito saudável é que a presença de proteínas no aparelho digestivo inibe por várias horas a produção de serotonina, substância imprescindível para o bom sono. Procure tomar sol todos os dias, para aumentar a produção de serotonina. Antes de deitar, tome um longo banho de chuveiro morno ou faça um escalda-pés alternado, para derivar a congestão de sangue do cérebro para os pés. Tome duas xícaras de um dos chás calmantes da lista do item "ansiedade", ou de chá de lúpulo, neste caso o mais eficaz. Algumas pessoas conseguem adormecer melhor quando comem uma maçã antes de se recolher, mastigando-a lentamente. Ao deitar-se, procure uma posição bem cômoda no leito, e relaxe conscientemente. Seu quarto precisa estar bem ventilado. Para algumas pessoas, a aplicação de uma compressa fria ao longo da coluna vertebral ajuda a relaxar. Para isto, forre a cama com plástico, cubra-o com uma toalha seca, e sobre ela coloque uma toalha de rosto molhada em água fria e bem torcida, dobrada em 3 partes, ao comprido; deite-se sobre ela, abrangendo a coluna vertebral desde a nuca até o cóccix. Não tenha medo da insônia, e não tente forçar-se a dormir, mas imagine-se dormindo. Permaneça deitado relaxadamente, mesmo que o sono demore a chegar. Já foi provado que o relaxamento prolongado produz 50% dos benefícios do sono, no mesmo espaço de tempo. Para conseguir mais paz mental, veja algumas recomendações no capítulo "Prevenindo-se contra as Doenças Psicossomáticas".

Se você sentir que precisa de ajuda, e se acha incapaz de seguir estas orientações sozinho, pense na possibilidade de passar um período de repouso orientado em uma clínica naturista, onde você receberá todos os tratamentos necessários, com acompanhamento de profissionais de saúde compreensivos, em um ambiente que favorece o relaxamento de sua tensão.

Veja abaixo alguns exemplos de como os simples tratamentos naturais podem favorecer o restabelecimento de pessoas doentes, independentemente de sua idade:

Osteomielite: Um rapaz de 26 anos veio procurar a nossa Clínica. Há um ano havia sofrido um acidente de moto do qual resultou uma fratura exposta do cotovelo. Após o gesso, com a fratura já consolidada, restou um ferimento aberto em seu braço, que não sarava. Seu médico lhe havia dado o diagnóstico de osteomielite e ele estava tomando antibióticos fortes, porém sem resultado. A ferida doía muito e vazava pus constantemente. Como ele estava com o seu casamento marcado para daí a dois meses, não via condições de ficar internado na clínica. O rapaz recebeu nossa orientação sobre uma dieta saudável e a aplicação diária de cataplasmas de argila medicinal no local do ferimento. Após dez dias, encontrou, no cataplasma recém tirado, uma lasca fina de osso junto com uma grande quantidade de pus. A argila medicinal fez seu corpo eliminar o que estava causando a infecção! Uma semana depois, a ferida estava cicatrizada e ele pôde casar-se na data prevista.

Otite média (infecção do ouvido): Uma família que morava vizinha à Clínica tinha uma filha de 13 anos de idade que sofria terrivelmente com uma infecção do ouvido, desde os 3 anos de idade. Por mais que a tratassem, nada resolvia. A infecção era tão grave que o pus escorria de ambos os ouvidos, dia e noite. Ao ir para a escola, a menina levava consigo dois saquinhos de plástico, um com pequenas rolhas de algodão para colocar nos ouvidos e absorver o pus, e o outro para receber as rolhas encharcadas de pus quando as trocava. Nenhuma coleguinha queria sentar-se perto dela. Nossa orientação foi a de fazer uma dieta de alimentos crus por alguns dias e de comparecer à seção de hidroterapia da Clínica 3 vezes ao dia, para aplicação do jato de vapor de camomila e do suco de cebola morno no ouvido. Ela fez tudo obedientemente, e após 3 dias de tratamento, o pus e as dores pararam completamente.

Todos ficaram surpresos com um efeito tão rápido num caso tão grave. E o efeito perdurou. A mocinha de então já está com mais de 40 anos, e nunca mais teve recaída.

Sinusite crônica em senhora de meia idade: Outro caso quase inacreditável é o de uma senhora de meia idade que vinha sofrendo de sinusite há muitos anos. Procurou-nos para receber uma orientação, pois se recusava a fazer a cirurgia. Explicamos que ela precisaria fazer o tratamento na Clínica por alguns dias, ao que ela respondeu que teria de viajar para Minas Gerais naquela noite, mas esperava que lhe ensinássemos algo que lhe trouxesse ao menos um pouco de alívio. Recomendamo-lhe a vaporização com camomila, que lhe aliviaria a dor. Ela partiu agradecida. Após um mês ela retornou de sua viagem e nos fez uma visita para relatar que após algumas poucas vaporizações a dor havia desaparecido e nunca mais voltou a atormentá-la. Sentia-se curada, pois mesmo apertando o local da sinusite não sentia dor alguma.

Amigdalite em criança: Em uma viagem que fiz a Maringá, encontrei-me com uma jovem senhora cujo filho de 7 anos tinha problemas de amigdalite com febre alta há quase 2 anos. Quando tomava antibiótico, melhorava um pouco; mas quando o pediatra pedia para suspendê-lo, a doença voltava com toda a força. O menino já estava bem magro e fraquinho e perdia aula constantemente. A mãe procurava desesperadamente por alguma nova opção para ver seu filho com saúde. Recomendei-lhe que o menino fizesse gargarejos de água quente, limão e sal de hora em hora por 3 dias, dormisse com uma compressa aquecedora na garganta, fizesse a dieta de frutas por 1 dia e a dieta crudívora por 5 dias, além de tomar bastante suco de laranja, abacaxi e limão com mel. Ela agradeceu e se despediu.

Três anos depois, encontrei-me com uma amiga de Maringá que me contou que aquela criança havia sarado completamente em uma semana, e nunca mais havia ficado doente.

Diarreia crônica: O presidente de uma grande empresa multinacional estava sofrendo de diarreia havia 5 meses, e estava debilitado de tal maneira que não conseguia mais assumir suas funções. Internou-se em nossa Clínica, e recebeu uma monodieta de maçã ralada por 5 dias, no final dos quais a diarreia parou, sem a necessidade de ingerir qualquer tipo de remédio. Permaneceu conosco por 3 semanas, para desintoxicar-se e recuperar suas energias, e voltou ao seu cargo com muito mais disposição do que ele tivera antes de sua moléstia. O segredo desta monodieta é que a maçã, rica em minerais e vitaminas, alimenta o doente, enquanto subtrai das bactérias causadoras da diarreia a proteína sem a qual elas não conseguem sobreviver.

Os tratamentos naturais caseiros são muito mais fáceis de aplicar do que lhe pode parecer à primeira vista. E os resultados são tão gratificantes que você nunca mais vai querer dispensá-los. O importante é começar a ensaiá-los enquanto você está sadio, e depois usá-los, para conhecer seu valor terapêutico por experiência própria!

5. MEDICAMENTOS NATURAIS E FARMÁCIA CASEIRA

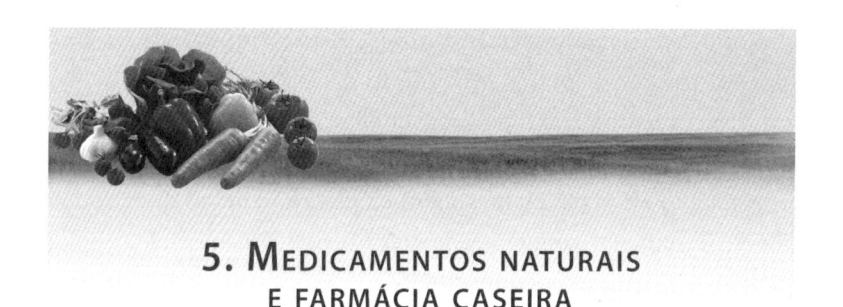

Todos os anos, temos visto os jornais publicarem longas listas de remédios tirados de circulação, por ter sido descoberto que são "ineficientes e prejudiciais". Medicamentos que até ontem foram prescritos pelos médicos e tomados com fé pelos pacientes, hoje estão na lista negra, sendo condenados como remédios perigosos. Não é de se admirar que muitas pessoas fiquem temerosas de usar tais drogas, ainda mais quando começam a ler em suas bulas as contraindicações e os possíveis efeitos colaterais. É aí que ouvem falar em medicamentos naturais e resolvem mudar de rumo para nunca mais entrar em uma farmácia alopática. Certamente não é bom assumir uma posição radical como esta; há muitos medicamentos químicos eficazes, necessários em situações de emergência, inclusive muitos deles preparados com princípios ativos extraídos de plantas medicinais. O Brasil exporta anualmente centenas de milhares de toneladas de ervas medicinais para a França e a Suíça. Ali os laboratórios as transformam em cápsulas e comprimidos de grande valor terapêutico.

Por outro lado, traremos somente vantagens para a nossa saúde se pudermos encontrar, entre os remédios naturais, a solução para nossa moléstia, porque na maioria das vezes eles não apresentam efeitos colaterais perigosos. Isto se deve à sua preparação mais simples e menos concentrada, sem adição de substâncias químicas, e à sua origem natural, não química. Lembre-se, porém, que nenhum medicamento, mesmo natural, deve ser tomado por conta própria. O princípio ativo das plantas é um elemento químico que produz alterações em seu sangue e em suas funções orgânicas. Isto pode ser benéfico se houver conhecimento exato da natureza de sua doença e do medicamento natural específico para curá-la, mas pode trazer complicações em caso de erros. O melhor é buscar sempre a prescrição médica.

Relacionamos a seguir alguns itens que você poderá encontrar nas prateleiras de uma farmácia de ervas ou de uma loja naturista:

PRODUTO	PROPRIEDADES MEDICINAIS ATRIBUÍDAS
Algas Marinhas:	Ativam a glândula tireoide, por sua riqueza em iodo natural; auxiliam no processo de emagrecimento, por estimularem o organismo como um todo.
Caulim (Terra Branca):	É alcalinizante, cicatrizante das mucosas internas e carminativo (atua contra gases).
Carvão Vegetal Ativado:	Neutraliza as toxinas no aparelho digestivo; Pode ser usado em casos de diarreias, gazes, cólicas e intoxicação alimentar.
Cáscara Sagrada:	Laxante. Usar com cuidado, para não viciar o intestino. Pode produzir cólicas abdominais.

Cloreto de Magnésio:	Reduz dores nas articulações, inclusive em casos de artrose, ciática, bicos de papagaio. Parece dissolver os depósitos anormais de cálcio.
Dolomita:	Pó de pedra contendo cálcio e magnésio na proporção ideal; previne câimbras, cáries dentárias e osteoporose. É anti-inflamatória e analgésica quando usada sob a forma de cataplasmas. Dá bom resultado na azia e dor de estômago quando é tomada com chás medicinais.
Erva de São João (Hipéricon Perforatum):	Antidepressivo natural que não provoca dependência.
Extrato de Abútua ou de Agoniada:	Antiespasmódico em casos de cólicas menstruais ou intestinais.
Extrato de Guaçatonga:	Cicatrizante e anti-inflamatório.
Fibras de Trigo e de Maracujá:	Estimulantes dos movimentos intestinais, auxiliam naturalmente na eliminação dos dejetos.
Geleia Real:	É o alimento exclusivo da abelha-mãe, rainha da colmeia, responsável pelo seu tamanho (o dobro das abelhas comuns), sua longevidade (4-5 anos em vez de 45 dias) e sua fecundidade (ela põe até 2.000 ovos por dia). Trata-se de um poderoso restaurador de energias para pessoas debilitadas, idosas ou anêmicas. Pode ser encontrada pura, ou misturada com mel, ou desidratada, em cápsulas.

Mel com Própolis e Eucalipto e/ou Agrião e/ou Bromelina:	Reúne as propriedades dos seus componentes para casos de tosse, gripe, resfriados. Existem diversas marcas de xaropes compostos à venda.
Óleo de Fígado de Bacalhau:	Rico em Vitamina D; serve para prevenir a osteoporose e o raquitismo, pois propicia a fixação de cálcio nos ossos. Entretanto, há risco de aumentar o colesterol, por ser gordura animal.
Óleo de Germe de Trigo:	Rico em Vitamina E, que é parente dos hormônios sexuais femininos e masculinos. Útil na menopausa, na andropausa e em casos de esterilidade conjugal. É energético e combate os radicais livres.
Óleo ou Extrato de Alho:	Diminui a pressão arterial; previne gripes e outras infecções.
Pomada de Veneno de Abelha:	Eficaz quando usado em fricções, para reumatismo e artrite, por estimular as autodefesas no local afetado.
Pomadas de Própolis, algumas com Mel ou Confrey:	Cicatrizantes, antipruriginosas, usadas contra espinhas, furúnculos, herpes e micoses.
Própolis e Própolis Verde:	É uma resina colhida pela abelha, que a mistura em suas bochechas com um antibiótico natural de sua produção,

	para depois usá-la na calafetação da colmeia. Desta resina o laboratório faz um antibiótico natural em forma de extrato alcoólico ou gel, usado como prevenção e tratamento de várias infecções, por ser estimulante do sistema imunológico e antimicótico. A versão Própolis Verde é colhida pelas abelhas no alecrim do campo, que, de acordo com pesquisas recentes, possui propriedades terapêuticas contra o câncer.
Sementes de Linhaça:	Possuem efeito semelhante às fibras, como laxante suave. Normalizam o colesterol e os triglicerídeos por sua riqueza em Omega 3.
Stévia em Pó:	Descoberta em 1905, a Stévia é um adoçante natural sem calorias. Reduz a glicose no sangue, e portanto é indicada para os diabéticos. Recomendamos procurar o pó de cor cinza, que seria o pó natural das folhas, ou comprar as próprias folhas e fazer o chá. Se você preferir as cápsulas ou o líquido, confira a relação de ingredientes, na bula.

Além destes produtos, existe no mercado uma infinidade de extratos e cápsulas, contendo pós de plantas medicinais, vitaminas e minerais, que são usadas como diuréticos, calmantes, emagrecedores, afrodisíacos, reconstituintes do sistema nervoso etc. Mas não seria prudente usarmos todos estes remédios naturais, mesmo que sofrêssemos de todas as moléstias que eles prometem curar. Pois se assim fizermos estaremos incorrendo exatamente no erro que a medicina natural se propõe a combater: tratar os sintomas em lugar de procurar e vencer a causa. Além disto, estaríamos em risco de intoxicar o nosso sangue com o excesso de substâncias concentradas, e que talvez sejam discordantes entre si. Se, em nosso entusiasmo de termos encontrado suplementos alimentares naturais de cálcio, magnésio, zinco, potássio, cobre, boro, e de todas as vitaminas, de A a Z, tomarmos todos estes suplementos, imagine como ficaria nosso sangue! Sobrecarregado de determinados sais minerais e vitaminas, ele estaria em risco de perder seu equilíbrio químico, uma vez que certos elementos, quando ingeridos em excesso, chegam a antagonizar outros nutrientes.

Como nossa cultura nos habituou a buscarmos a cura através de cápsulas e comprimidos, achamos a transição mais fácil quando descobrimos as cápsulas naturais. Dizem que "sendo natural, não faz mal". Concordo, desde que você saiba avaliar corretamente a substância da qual necessita, e que a sua apresentação e a maneira de tomá-la sejam, em sua essência, verdadeiramente naturais.

Alguns exemplos: Seria mais natural tomar banho de sol para produzir vitamina D na pele do que recebê-la pelo óleo de fígado de bacalhau; mais natural usar alho picado na salada do que engolir cápsulas de extrato de alho. Também seria mais natural tomar o chá de folhas de carqueja ou losna quando estamos com o fígado atacado, e bem menos natural usar um extrato alcoólico destas plantas.

Conheça alguns medicamentos de aplicação segura e eficaz que devem compor a sua **FARMÁCIA NATURAL CASEIRA**.

MEDICAMENTO	USO
Água Boricada	Para a lavagem dos olhos.
Água Oxigenada	Para a desinfeção de pequenos ferimentos.
Água Vegeto-Mineral	Em compressas, no caso de torções ou contusões.
Algodão, Esparadrapo e Gaze	Para pequenos ferimentos externos.
Carvão Vegetal	Veja indicações na relação acima.
Cáscara Sagrada (em cápsulas)	Laxante. É prático para ser levado em viagens. Use 1 a 2 cápsulas à noite, para conseguir uma função intestinal na manhã seguinte. Pode provocar cólicas. Não deve ser usado com frequência.
Caulim (terra branca, purificada em laboratório, para uso interno)	Cicatrizante, alcalinizante e antiinflamatório: Acrescente 1 colher (sobremesa) a cada xícara de chá de camomila ou malva, em caso de gastrite, colite, úlceras do estômago ou duodeno. Faça bochechos em inflamações da boca. Pulverize para combater frieiras nos pés.
Dolomita em pó	As mesmas indicações do Caulim, e para cataplasmas.
Essência de Eucalipto ou Essência de Camomila	Para colocar no orifício próprio do vaporizador elétrico.

Extrato de Arnica	Para hematomas e contusões. Misture algumas gotas no cataplasma de dolomita ou argila e aplique no local. Tome 10 gotas diluídas em água 3 vezes ao dia, para diminuir as dores articulares e musculares.
Extrato de Própolis	Veja indicações na relação de Medicamentos Naturais, acima. Adultos: usar 30 gotas em ½ copo de água 3 vezes ao dia, em caso de resfriados, gripes, cistites e infecções em geral. Crianças: metade ou ¼ da dose, conforme a idade (ver bula). Pode ser aplicado puro para desinfecção de pequenos ferimentos, bem como em micoses nas unhas e entre os dedos. Em caso de aftas, aplicá-lo no local com um cotonete.
Glicerina pura	É útil para compor o xarope caseiro contra tosse, e para banhar unhas quebradiças.
Levedura de Cerveja	Veja indicações na relação de Medicamentos Naturais.
Loção Composta de Erva Baleeira com Cânfora	Para dores articulares, reumáticas, ciática, torções, contusões. Massageie a região com o creme até que ele desapareça. Pode ser aplicado também em picadas de insetos, com bons resultados.

Mel de Abelhas	Tome 1 colher (sopa) em caso de queda de pressão arterial, ou com chá quente, limão e alho, em resfriados e tosses.
Óleo de Melaleuca ("Tea Tree Oil")	Combate micoses das unhas e da pele, espinhas, eczemas e dermatites, picadas de insetos, caspa e seborreia, aftas e gengivite, candidíase e pruridos.
P-10 (Peróxido de Hidrogênio a 10 volumes, próprio para ingestão)	Lavagem dos olhos ou pálpebras: 4 gotas sobre um tufo de algodão molhado em água boricada. Coadjuvante no tratamento de gastrites e úlceras do estômago: ingira de 2 em 2 horas, 20 gotas em 1 copo de água. Preventivo de gripes, resfriados e outras infecções; combate a disbiose, normalizando a flora intestinal. Nestes casos, tome 20 gotas em 1 copo de água, 3 vezes ao dia, longe das refeições.
Pasalix ou Passiflorine	Drágeas de ervas calmantes, fáceis de levar em viagens.
Pneumonex	Xarope expectorante com bromelina. Adultos: usar 3 a 4 colheres (sopa) por dia, em caso de tosse. Crianças: reduzir a dose, conforme a idade.
Pomada de Própolis	Para feridas, queimaduras, espinhas e erupções na pele.

Sementes de Linhaça	Laxante suave. Deixe de molho à noite 2 colheres (sopa) em 1 copo d'água e coma pela manhã, em jejum, juntamente com 4 ameixas pretas. Ou triture no liquidificador, sem água, e espalhe 2 a 4 colheres (sopa) desta farinha sobre os alimentos.
Sulfato de Magnésio (sal amargo)	Laxante forte. Use 1 colher (sopa) cheia em 1 copo de água com limão em caso de prisão de ventre ou logo no início de uma doença febril. Para crianças, use ½ a ¼ da dose, conforme a idade.
Vick Vaporub	Para fricções no peito, costas e plantas dos pés, em casos de tosse e bronquite.
Vinagre de Maçã	Aplique em um tufo de algodão e aspire 100 vezes seguidas em caso de dor de cabeça. Passe na pele, diluído com água em partes iguais, para combater pruridos, ou após o banho para prevenir doenças da pele. Use nas axilas como desodorante. Para gargarejos, use 1 colher (sopa) em ½ copo de salmoura quente no caso de inflamação de garganta.

Além disto, sua farmácia caseira deve conter ainda diversos chás de ervas, sempre guardados em potes fechados, que devem ser usados da seguinte maneira:

Chá de Espinheira Santa	Coadjuvante no tratamento da gastrite e das úlceras gástricas.
Chá de Camomila e Chá de Malva	Ambos são anti-inflamatórios e analgésicos. Beba o chá em casos de dores de estômago ou de intestino. Aplicá-lo em forma de compressa, vapor ou bochechos, nas inflamações dos olhos, da boca, dos ouvidos e em casos de sinusite
Chá de Carqueja	Digestivo, hepático, desinfetante, ativador da circulação. Usar o chá contra má digestão e empachamento; útil para lavagens intestinais e vaginais e em banhos contra feridas e frieiras.
Chá de Cavalinha e Chá de Tanchagem	Desinfetantes das vias genito-urinárias. Tomar o chá, usar em banhos, em lavagens vaginais ou em gargarejos, conforme a região afetada.
Chá de Erva Doce e Chá de Funcho	Tomar 3 xícaras ao dia, em caso de gases no aparelho digestivo.
Chá de Alecrim	É fortalecedor e calmante do coração. Útil no combate às gripes e resfriados, quando tomado logo aos primeiros sintomas.
Chá de Brotos e Folhas de Goiabeira	Usado com bons resultados no combate de disenterias.

Chá de Hortelã, *Chá de Poejo e Chá de Menta*	Restauradores do sistema nervoso. São antidepressivos naturais. O seu suco é vermífugo. São também expectorantes (tomar com mel, em caso de tosse).
Chá de Melissa, *Chá de Capim Cidreira,* *Chá de Flores de Maracujá* *e Chá de Lúpulo*	Chás calmantes, sendo o lúpulo o mais forte deles, muito eficaz em casos de insônia. Beber 3 xícaras durante o dia, em caso de tensão, ou beber 2 xícaras de chá de lúpulo à noite, contra a insônia.

Estes chás e medicamentos naturais poderão representar um grande alívio em casos de indisposição, pelo menos até que você consiga consultar o seu médico. Veja também o capítulo "Pronto Socorro Natural".

Recomendamos que todas as famílias adquiram um bom livro sobre plantas medicinais[28], para conhecer melhor os verdadeiros remédios naturais da horta e do campo. Assim poderão usar a força curativa da natureza com toda a sua energia viva, dentro de seu próprio lar.

---

28. Veja a relação "Obras Naturistas Para Consulta Adicional".

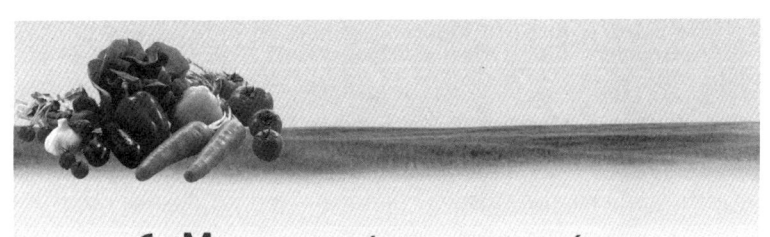

6. Material básico necessário para tratamentos naturais caseiros

• **Para o Banho de Tronco:** 1 banheira especial de assento feita de inox ou de fibra de vidro; 1 bacia de 10 litros; 1 chaleira de 2 litros.

• **Para o Pedilúvio Crescente:** 1 balde de 20 litros; 1 chaleira de 2 litros.

• **Para o Escalda-Pés:** 2 baldes de 20 litros; 1 chaleira de 2 litros.

• **Para o Banho de Braços:** 1 lavatório ou pia bastante grande ou 1 banheira de nenê.

• **Para a Lavagem Intestinal (Enema, Clister):** 1 vaso irrigador de 2 litros; 1 mangueira de aproximadamente 1,5 metro de comprimento; ½ dúzia de sondas descartáveis, tipo retal ou uretral, n° 18 para adultos ou mais fina para um clister infantil; vaselina para lubrificar a sonda.

• **Para as Fomentações:** 1 fogareiro elétrico ou a gás; 1 panela de 20cm de diâmetro, com tampa; 1 peneira de metal deste mesmo tamanho; 4 toalhinhas do tipo visita; 1 toalha de banho.

• **Para as Vaporizações:** 1 vaporizador (pode ser adquirido em farmácias); as essências indicadas para cada caso; *ou* 1 fogareiro elétrico e 1 panela com o chá que foi prescrito.

- **Para o Jato de Vapor:** 1 panela de pressão de 4 litros; 1 mangueira de borracha de 40cm de comprimento.

- **Para a Massagem de Escova e a Fricção:** 1 escova de cabo curto; 1 escova de cabo longo, ambas feitas com cerdas naturais; 1 luva de banho atoalhada ou uma toalhinha felpuda.

- **Para a Faixa Alta:** 1 faixa de tecido de algodão de 40cm de largura por 100 a 130cm de comprimento.

- **Para a Faixa Abdominal:** 1 faixa de tecido de algodão de 30cm de largura por 100 a 130cm de comprimento.

- **Para as Compressas na Garganta, Tornozelo, Pulso, Testa, Região Pré-Cordial, etc.:** 2 faixas de tecido de algodão de 20x40cm, que podem ser dobradas ao meio ou em 4 partes, conforme a indicação; ou 1 toalhinha tamanho visita.

- **Para as Compressas nas Pernas:** 1 faixa de tecido de algodão de 40x80cm; ou uma toalha de rosto.

- **Para o Envoltório Geral ou Suador:** 1 faixa de 120 a 130cm de largura por 100 a 130cm de comprimento para adultos; 1 faixa de 70 a 90cm de largura por 80 a 100cm de comprimento para crianças.

- **Para Aplicações Diversas:** 1 termômetro de banho (na falta do termômetro clínico, adquirir um do tipo que se usa para banho infantil); 3 bolsas de água quente, de borracha; 3 a 5 plásticos de diversos tamanhos, para forrar a cama; 4 toalhas de rosto; 2 toalhas de banho; 4 toalhinhas do tipo visita; 2 lençóis de algodão; 3 a 4 cobertores.

- **Adquira ainda:** Diversas faixas de tecido de lã, flanela grossa ou "moleton soft", para envolver as compressas ou cataplasmas, em tamanhos correspondentes às suas necessidades. Elas devem cobrir a faixa de algodão e ultrapassá-la em 3cm de cada lado, isto é, devem ser 6cm maiores do que a faixa de algodão, tanto na largura quanto no comprimento.

Obs.: Se houver necessidade de apenas um ou outro tratamento, é suficiente adquirir o material específico para aquela determinada aplicação.

CONCLUSÃO
Você pode ter saúde, acredite!

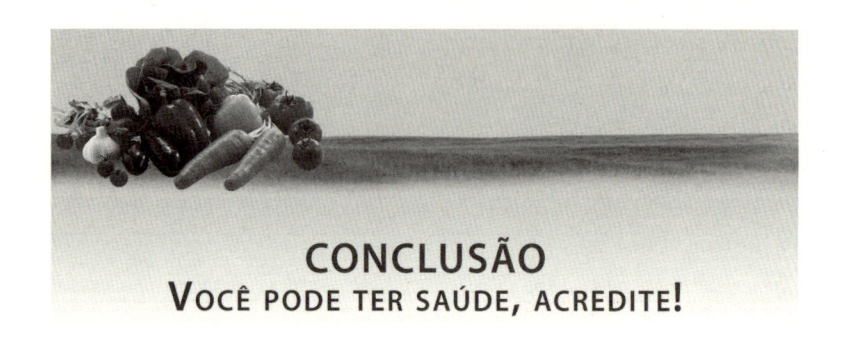

Você me acompanhou até aqui, leitor amigo, até este último capítulo, e isto me gratifica muito! Porque só pode haver dois tipos de motivação para ler até o fim um livro que lhe diz constantemente que você deve mudar seus hábitos de vida: Talvez você perseverou na leitura movido por um interesse excepcional pelos princípios da Naturopatia. Quem sabe está fazendo planos para praticá-los em sua vida e até a tentar convencer seus amigos sobre o que leu. Parabéns por isto! Ou talvez você esteja buscando a solução para algum problema de saúde crônico, que o incomoda há muito tempo, e com o qual não se conforma. Você está no caminho certo! Que sua perseverante atenção às orientações deste livro possa contribuir para que você reconquiste sua saúde plena.

Se você me perguntar como eu sei que possivelmente você sofre de um problema de saúde crônico, respondo-lhe que infelizmente - com raríssimas exceções - somente os doentes crônicos são os que buscam auxílio na Naturopatia.

É que, no início, a doença parece fácil de resolver, e o doente não se dá ao trabalho de rever os seus hábitos de vida ou de aprender terapias que não conhecia antes. Mas quando os remédios deixam de fazer efeito e o mal-estar aumenta de mês a mês, alguns, justamente os "inteligentes e corajosos", como diz o Dr. Bircher Benner, se arriscam a fazer uma experiência com a alternativa natural.

Por isso, é comum sermos procurados por pessoas que nos dizem: "Doutor, será que ainda existe solução para o meu caso? Já passei por 9 cirurgias, 30 remédios, hipnose e terreiro de macumba, para ver se eu me curo ..." E nossa resposta, baseada em inúmeras experiências anteriores, é sempre esta: "Não desanime! Perder a esperança é a pior coisa que lhe pode acontecer. Deixe a Naturopatia dar um impulso ao seu organismo, e vamos ver como ele reage. Você nasceu com saúde e foi programado para continuar saudável."

Quero lhe apresentar mais alguns casos em que parecia não haver mais esperança alguma. No entanto, todos tiveram um final feliz:

Distrofia muscular progressiva: A mãe de um rapaz de 17 anos de idade nos ligou do Canadá, perguntando sobre a possibilidade de tratarmos a doença de seu filho. Havia 4 anos que ele estava perdendo a força muscular, e nenhum centro médico do Canadá ou dos EUA lhe dava esperança de cura. Ele caminhava com muita dificuldade, jogando as pernas para frente pela força dos músculos lombares, que ainda se mantinham relativamente fortes. O rapaz estava magérrimo, seu rosto e costas estavam cobertos de espinhas - devido à sua alimentação descuidada - e seus bíceps tinham somente a grossura de um lápis. No início não foi fácil convencer este adolescente, revoltado com as decepções sofridas nos últimos 4 anos, a colaborar com o tratamento. Mas assim que ele começou a sentir mais força nos braços e a caminhar com mais facilidade, decidiu-se a fazer a sua parte. Ele conseguiu ficar na dieta de sucos por 40 dias, fator que determinou o "ponto de virada" do seu organismo. Permaneceu no tratamento por três meses, engordou vários quilos, ficou livre das espinhas, subia escadas com facilidade, e os seus bíceps já mediam 3 dedos de espessura. Ele retornou ao Canadá e nunca mais nos deu notícias. Mas alguns anos depois, durante uma palestra em que seu caso foi mencionado, uma paciente que morava nos EUA relatou que se encontrara com a mãe do rapaz em um acampamento de jovens em Washington, e perguntara por ele. E a resposta da mãe foi: "Ele está muito bem; olhe para lá! Está jogando basquete ali na quadra, no time de camisa verde." Impressionante, não é mesmo?

Depressão e neurastenia: Um empresário de 43 anos estava em depressão profunda há nove meses, havia perdido 30 kg, e se encontrava bastante desnutrido porque sentia repulsa total pela comida. Chorava frequentemente, cambaleava de fraqueza, e não conseguia dormir, apesar de estar tomando quatro medicamentos de faixa preta por dia. Assim chegou à nossa Clínica. Totalmente desanimado, mal conseguia conversar. Além do mais, fumava uns 40 cigarros por dia, para tentar controlar a ansiedade. Nos dois primeiros dias, tentamos persuadi-lo a alimentar-se, mas quando ele conseguia comer alguma coisa, vomitava à noite. No terceiro dia, foi orientado a fazer um dia de dieta líquida e a tentar deixar os medicamentos de lado. Sentiu-se bem e até conseguiu dormir por 4 horas seguidas nesta noite. No dia seguinte, sentiu fome e começou a alimentar-se bem. Passou a dormir a noite inteira, a participar das caminhadas, dos tratamentos e das reuniões sociais. Depois de apenas 9 dias estava equilibrado, feliz e apto a reassumir suas responsabilidades na empresa da qual era sócio. Foi gratificante ouvir seu testemunho à equipe do Retiro no dia de sua despedida: "Vocês me devolveram o prazer de comer e o prazer de dormir. Não preciso mais de remédios, larguei o cigarro e agora sinto que a vida é maravilhosa. Cheguei há nove dias, empurrado pelo meu sócio, trazendo a cabeça debaixo do braço. Agora ela já está no lugar. Vocês me devolveram a vida. Graças a Deus e muito obrigado a vocês!".

Hepatite crônica: Um jovem empresário vindo do norte do Brasil chegou à Clínica em estado lamentável. Uma hepatite A não resolvida estava minando suas forças já havia um ano, a ponto de deixá-lo impossibilitado de administrar sua empresa, que por falta de sua direção estava entrando em sérias dificuldades. O paciente estava muito magro, não tinha o mínimo apetite, encontrava-se fraco e desencorajado, e sentia um mal-estar constante no fígado. O teor de sua bilirrubina no sangue estava quase 4 vezes mais alto do que o valor normal, o que produzia uma coloração amarelo-esverdeada em sua pele e seus olhos. Além dos tratamentos gerais de desintoxicação orgânica, nosso cliente recebeu aplicações de 6 horas de duração na Ducha Contínua[29] e uma dieta terapêutica, específica para o seu caso.

Em poucas semanas a bilirrubina se normalizou, o apetite voltou, e o seu peso começou a aumentar. Foi uma alegria vê-lo cheio de energia e de novos planos para o futuro. Até hoje ele goza de uma saúde admirável, voltou a administrar sua empresa e foi eleito prefeito de sua cidade por diversas vezes. Pudemos ir acompanhando a sua evolução, porque ele tornou-se nosso amigo, e de vez em quando vem passar alguns dias conosco quando se sente um pouco estressado pelas suas muitas atribuições políticas e profissionais.

Insuficiência cardíaca crônica: Ela tinha somente 33 anos, era dona de casa e mãe de 6 filhos. Vinha sofrendo há 3 anos de uma insuficiência cardíaca muito grave, que lhe causava violentos ataques de tosse, a ponto de fazê-la vomitar e, por vezes, até mesmo a desmaiar. Estava muito anêmica e sentia-se completamente debilitada;

---

29. Ver descrição no Capítulo "A Prática da Hidroterapia".

as crises de tosse e de falta de ar não a deixavam conciliar o sono, e a impediam de caminhar mais do que alguns poucos passos. Como cuidar de uma família tão grande neste estado? Resolveu confiar na Naturopatia, e após um tratamento de 3 semanas, sua falta de ar e a tosse haviam desaparecido. Ela conseguia dormir e se alimentar bem e dava várias voltas na pista aeróbica, sem ficar com falta de ar. Soubemos que atualmente está cuidando normalmente da educação de seus filhos e de seus afazeres domésticos.

Glaucoma: Uma senhora de 61 anos de idade sofria de glaucoma há muitos anos, e ultimamente vinha percebendo uma diminuição rápida da visão, apesar do uso constante de um colírio específico para o seu caso. Ficou internada na Clínica durante 19 dias, e depois seguiu em casa, durante um mês, toda a orientação recebida por ocasião da alta. Só então se submeteu a um novo exame de vista. Ficou tão entusiasmada que nos relatou imediatamente o resultado: A sua pressão ocular estava normal (16 e 18), e seu médico lhe disse que não precisaria mais pingar nos olhos os antigos medicamentos.

Obesidade mórbida com complicações: Ele era um executivo de 51 anos que tinha uma história incomum: ao ser submetido a uma cirurgia de abdome, cerca de 10 anos antes, teve um choque anafilático no meio da cirurgia, causado por uma alergia ao anestésico. Para salvar sua vida, suspenderam a anestesia e, no tempo que ainda tinham, conseguiram fazer a sutura cirúrgica somente na pele do abdome, não porém nos tecidos musculares subcutâneos. Após sua recuperação, foi-lhe dito que precisaria tomar muito cuidado para não cair sobre o ventre, pois a pele poderia romper-se no local da sutura, e como suas vísceras não tinham nenhuma outra proteção, isto constituiria risco de vida. Também lhe disseram que ele deveria emagrecer uns 10 kg e retornar ao hospital para refazer a cirurgia. Imbuído de todo aquele medo de cair, o paciente evitava até mesmo caminhar ou fazer qualquer outro exercício. Levado pela sua ansiedade passou a comer muito. Por isto engordou, em vez de emagrecer. O seu ventre agora estava enorme, caído, e ele só conseguia andar alguns poucos passos. Pesava 150 kg, com 1,68m de altura. Os médicos lhe deram um ultimato: 6 meses para perder 50 kg e voltar para refazer a cirurgia, senão eles deporiam a responsabilidade. Foi com este objetivo que ele se internou em nossa Clínica. Pedimos um check-up completo e iniciamos o tratamento com um jejum terapêutico prolongado, para conseguirmos o emagrecimento máximo dentro do prazo exigido pelos médicos. Com muita determinação por parte do paciente e muito apoio emocional por parte da direção da Clínica, bem como da família que vinha visitá-lo constantemente, ele conseguiu perder 55 kg em 150 dias de dieta líquida. Mas não ficou só nisto. Seus exames, que repetíamos a cada 40 dias durante o tratamento, foram melhorando, até que no final de sua estada estavam todos perfeitos, inclusive o de proteínas. Os resultados referentes ao sistema imunológico haviam melhorado em mais de 30%. Nosso paciente se encontrava bem disposto, rejuvenescido, e conseguia agora caminhar 12km por dia. Quando voltou ao hospital, seus médicos o elogiaram muito, mas o advertiram que, ainda assim, seria uma cirurgia de risco, e que a previsão era de que demoraria no mínimo 8 horas. Teriam de colocar uma tela de silicone sob sua pele, para segurar as vísceras, e possivelmente haveria um processo de rejeição desta tela. Neste caso, precisariam prescrever-lhe o uso de corticoides a longo prazo, o que lhe causaria aumento de peso, e que isto, por sua vez, seria péssimo para o seu abdome. Todos estávamos preocupados, inclusive o cirurgião e seus assistentes. Mas tiveram uma grata surpresa: ao abrirem seu abdome, encontraram ali uma forte camada de músculos que puderam suturar, dispensando assim a tela de silicone. Esta foi a recompensa pelas longas caminhadas diárias. A cirurgia durou menos de 4 horas e a recuperação foi perfeita, com apenas 10 dias de permanência no hospital. Afim de não voltar a engordar, nosso amigo insistiu em continuar a sua dieta líquida durante os dias de internação hospitalar. Com isto, bateu todos os nossos recordes, pois somou ao todo 160 dias de jejum terapêutico.

Leucemia mieloide aguda: Por causa de sua grave doença, uma jovem de 21 anos precisava submeter-se a sessões de quimioterapia três vezes por semana. Seu médico lhe havia dito que isto era necessário, pois sem este tratamento poderia morrer dentro de poucos dias. Nos casos de leucemia aguda os leucócitos aumentam com enorme velocidade, em detrimento das hemácias, que são fundamentais para o transporte de oxigênio para as células. Ela nos procurou para receber "algum remédio natural para ficar mais forte". Estava tão fraca que quase não parava em pé; usava um lenço na cabeça, para esconder sua calva, pois a quimioterapia lhe havia feito o cabelo cair. A cor do seu rosto, inclusive dos lábios, era cinzenta; e o catéter que haviam instalado em seu pescoço, para aplicação da quimioterapia, lhe causava frequentes infecções, obrigando-a a ingerir antibióticos constantemente. Nós lhe recomendamos que se internasse imediatamente na Clínica, e iniciamos o tratamento natural, enquanto ela continuava se submetendo às sessões de quimioterapia, três vezes por semana. Em pouco tempo os médicos do Hospital do Câncer notaram uma diferença para melhor em seus exames, e lhe permitiram abrir um espaço maior entre as sessões. A seguir lhe pediram que só retornasse após duas semanas. Depois a marcaram para daí a um mês, e finalmente retiraram-lhe o catéter e lhe pediram que retornasse somente para controle após 6 meses, porque não viam mais necessidade da quimioterapia. Após 3 meses de tratamento com a Naturopatia, ela teve alta de nossa Clínica, em bom estado geral e com os exames de sangue praticamente normais. Isto foi em 1994 e ela continua ótima até hoje. Visita-nos frequentemente para trazer-nos o seus exames, e mostrar-nos como está forte, alegre, corada, exibindo uma linda cabeleira, e sem necessidade de tomar remédio algum.

Abcesso maligno e paralisia: Uma jovem de 20 anos de idade veio do Nordeste em busca de cura para um abcesso maligno em sua mama. Ela não conseguia aceitar a cirurgia e o tumor estava em estágio bem adiantado. Além disto, ela era paralítica das duas pernas. Não andava havia 10 anos, e as suas pernas eram finas, frias, azuladas e completamente insensíveis. Na época, 18 médicos a haviam examinado, mas o diagnóstico não dava margem a nenhuma esperança de recuperar os movimentos: Havia ocorrido uma lesão dos nervos durante a anestesia raquidiana, durante uma cirurgia de bexiga aos 10 anos de idade. Em vista deste relatório, deixamos de lado as suas pernas e concentramos o tratamento sobre o seu abcesso. Nestes casos, quando o estado geral de saúde do paciente o permite, recomendamos 6 semanas de jejum terapêutico. Eu disse que nós resolvemos deixar de lado as pernas da paciente, mas o seu sistema nervoso não se esqueceu delas. Após 30 dias de jejum, a paciente chamou-me com urgência e gaguejou: "Não sei o que está acontecendo, mas parece que senti o roçar do cobertor em minhas pernas!" Nosso médico a examinou imediatamente e constatou a volta dos seus reflexos e de uma pequena sensibilidade nas pernas paralíticas. É claro que desde aquele momento utilizamos todos os meios naturais ao nosso alcance para estimular a recuperação dos nervos lesados: fisioterapia, massagens, urticações, cataplasmas de argila, hidroterapia... Para encurtar a história: após 3 meses de tratamento, nossa jovem paciente saiu da Clínica andando, apenas com a ajuda de um andador. Andava ainda com alguma dificuldade, mas foi melhorando gradativamente e mandando-nos seus relatórios, até que, após 1 ano e meio, conseguia caminhar normalmente, como se nunca tivesse ficado numa cadeira de rodas. Também o seu tumor havia desaparecido por completo. Com a sua saúde restabelecida, ela voltou a estudar, casou-se e teve 2 filhos, que amamentou normalmente, em ambas as mamas. Até hoje, quase 20 anos depois de seu tratamento, ela leva vida normal e feliz com sua família.

Você se identificou com algum destes casos? Se sua esperança renasceu, agora é chegada a sua vez de pôr mãos à obra!

Vai lhe custar esforço? Vai! Vai requerer mudanças em seu estilo de vida? Vai exigir dedicação ao tratamento? Luta, perseverança, paciência? Vai! A Naturopatia não é algo que se possa usar rapidamente, para driblar os sintomas e voltar aos hábitos anteriores. Ela exige mais do doente do que tomar alguns comprimidos.

Buscar seus benefícios significa comprometimento com os seus princípios e o retorno às suas leis, escritas em cada célula de seu corpo. Mas o investimento lhe parecerá ter sido pequeno quando você tiver alcançado sua meta, a conquista da saúde positiva, vibrante de um ser humano em toda sua força e criatividade.

VOCÊ PODE TER SAÚDE. ACREDITE!

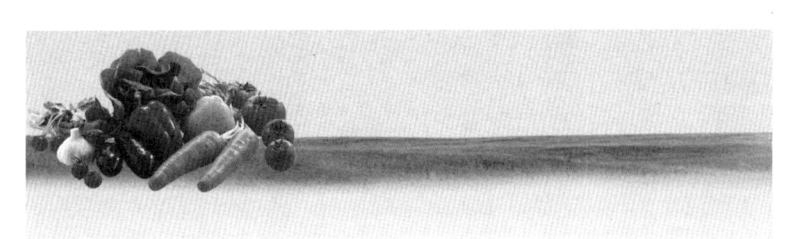

OBRAS NATURISTAS PARA CONSULTA ADICIONAL

*A CURA DA MENTE ATRAVÉS DA
TERAPIA NUTRICIONAL*
Pat Lazarus – Editora Campus - Rio de Janeiro - RJ

A CURA E A SAÚDE PELOS ALIMENTOS
Ernest Schneider – Casa Publicadora Brasileira – Tatuí - SP

A ENERGIA DA DIETA DOS SUCOS
Pamela Serure – Editora Campus – Rio de Janeiro - RJ

A SAÚDE ATRAVÉS DO NATURISMO
Antonio Thomé - Edições Vida Plena - Itaquaquecetuba – SP

A SAÚDE BROTA DA NATUREZA
Jaime Bruning – Editora Educa – São Paulo – SP

ALIMENTAÇÃO IDEAL PARA UMA SAÚDE PERFEITA
Andrew Weil – Editora Rocco – Rio de Janeiro - RJ

ALIMENTO – FONTE DE SAÚDE (Receitas Vegetarianas)
Catharina Walzberg – Retiro de Recuperação da Saúde – Jarinu – SP

DESTRUA SUA DEPRESSÃO ANTES QUE ELA DESTRUA VOCÊ
Auster Duarte – EDIFURB – Blumenau – SC

PARE DE ENVELHECER AGORA
Jean Carper – Editora Campus – Rio de Janeiro – RJ

PLANTAS QUE CURAM
Sylvio Panizza – Editora IBRASA – São Paulo – SP

QUALIDADE DE VIDA COM SAÚDE TOTAL
Augusto Fajardo – Soc. Bras. De Nutrição e Qualidade de Vida – Rio de Janeiro – RJ

SAÚDE PELAS PLANTAS
Eliza Biazzi – Casa Publicadora Brasileira – Tatuí – SP

SETE DIAS PARA COMEÇAR A VIVER
Elias Oliveira Lima – Casa Publicadora Brasileira – Tatuí – SP

SUCOS PARA A VIDA – O PODER TERAPÊUTICO DAS FRUTAS E HORTALIÇAS
Cherie Calbom e Maureen Keane – Editora Ática – São Paulo - SP

VOCÊ PODE TER SAÚDE - Série de DVDs e CDs com palestras de Catharina Walzberg
Retiro de Recuperação da Saúde – Jarinu – SP

Revista *VIDA INTEGRAL* – São Paulo – SP (nas bancas)
Revista *VIDA E SAÚDE* – Casa Publicadora Brasileira – Tatuí - SP

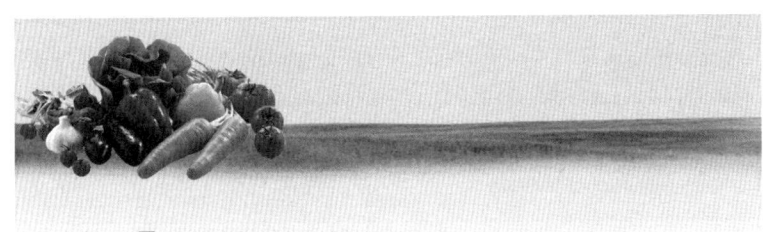

ENDEREÇOS ÚTEIS PARA FACILITAR AS NOVAS PRÁTICAS

A maioria dos equipamentos, produtos e medicamentos naturais mencionados nesta obra é encontrada em Lojas de Produtos Naturais, em Farmácias de Ervas ou em Casas Cirúrgicas.

No entanto, dependendo da região deste imenso País em que você reside, talvez encontre alguma dificuldade para adquirir o que necessita. Se for este o caso, entre em contato com um dos endereços a seguir relacionados. São Laboratórios e fornecedores de confiança, que poderão enviar sua encomenda pelo Correio, caso não tenham representante em sua cidade.

> NOTA: A autora deixa claro que não participa de nenhuma das Empresas a seguir relacionadas, nem direta nem indiretamente, nem através de seus familiares, nem detém interesses financeiros na venda de qualquer um dos produtos ou equipamentos mencionados. A sua indicação tem como único objetivo facilitar ao leitor a aplicação das orientações deste livro.

PARA ADQUIRIR	ENTRE EM CONTATO COM
Dolomita em pó ou em cápsulas e película para os cataplasmas	Qualidade de Vida Produtos Naturais Tel.: (44)226-3105 – Maringá - PR
Extratos de Ervas Vermífugas, e Loção de Erva Baleeira	Laboratório Panizza Tel.: (11) 3721-1813 e 4137-0255 São Paulo - SP
Skrill (sal mineralizante) e P-10 v. (Peróxido de Hidrogênio para uso interno)	Instituto Augusta – Centro de Pesquisas Bioquímicas Tel.: (11)6557-8975 - São Paulo - SP
Aparelhos irrigadores para clister, sondas descartáveis, bolsas de água quente, vaporizadores	Redes Drogasil, Farmasil e Casas Cirúrgicas
Aparelho elétrico para vermifugação, o "Zapper" da Dra. Hulda Clark	Self Health Resource Center Tel.: (619)409-9500 - Chula Vista, CA – EUA No Brasil: www.novaciencia.com.br

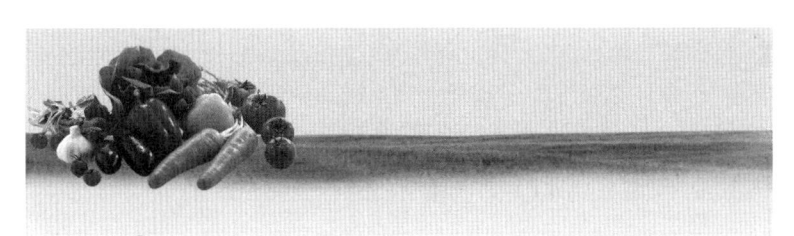

ÍNDICE ALFABÉTICO DAS MOLÉSTIAS:

A

Ácido Úrico Elevado (-), 291
Acne (- Espinhas,), 265
Aftas (-), 267
Andropausa (- Prostatite e Outros Sintomas da), 288
Anemia (-), 291
Angústia (- Na Ansiedade, ...), 296
Ansiedade (-), 294
Artrite (- Dores de Reumatismo e), 262
Artrose (- Dores de), 262
Axilas (- Suor nas), 269
Azia (-) 278

B

Bronquite (- Tosse, ...), 273
Bronquite Asmática (-), 94, 274

C

Cabeça (- Dor de), 260
Cabelo (- Caspa e Queda de), 268
Calcanhares (- Rachaduras nos), 268
Calos Duros (-), 269
Caspa e Queda de Cabelo (-), 268
Ciática (- Dores de), 262
Cistite, Inflamação da Bexiga (-), 290
Cisto de Ovário (-), 284
Clarear os Dentes (- Para), 269
Colesterol e Trglicérides Elevados (-), 291
Cólicas Abdominais, Diarreia (-), 279
Cólicas Menstruais (-), 283
Coluna Vertebral ou Costas (- Dores na), 262
Contusões (-), 264
Convulsões (-), 265
Coqueluche (- Tosse, Bronquite e), 94, 273
Corrimento Vaginal) (-), 287
Costas (- Dores na Coluna Vertebral ou), 262

D

Dente (- Dor de), 261
Dentes (- Para Clarear os), 269
Depressão (-), 294
Desmaio (-), 264

Diarreia (- Cólicas Abdominais,), 279
Dor de Dente (-), 261
Dor de Cabeça (-), 260

E

Empachamento (- Gazes,), 278
Enxaqueca (- Crise de), 261
Erupções na Pele (-), 267
Espinhas, Acne (-), 265
Esquistossomose (-), 283
Estafa (-), 294
Esterilidade Conjugal (-), 288
Estômago (- Dores de), 277

F

Falta de Memória (-), 294
Feridas e Furúnculos (-), 266
Furúnculos (- Feridas e), 266

G

Garganta (- Inflamação da), 270
Gazes, Empachamento (-), 278
Gengivite (-), 267
Gripes e Resfriados (-), 270

H

Hemorragia pelo Nariz (-), 265
Hemorroidas (-), 280, 294
Hipertensão Arterial / Pressão Alta (-), 291
Hipotensão / Pressão Baixa (-), 292

I

Inflamação da Bexiga (- Cistite,), 290
Inflamação da Garganta (-), 270
Inflamação de Ouvido (-), 271
Inflamação dos Olhos ou Pálpebras (-), 272
Insônia (-), 294

L

Labirintite (-), 271
Limpeza da Pele do Rosto (-), 269

M

Memória (- Falta de), 294
Menopausa (- Sintomas Indesejáveis na), 286
Menstruação (- Tensão Pré-Menstrual), 285
Menstruação Abundante Demais (-), 284
Menstruais (- Cólicas), 283
Mioma uterino (-), 285

N

Nariz (- Hemorragia pelo), 265
Náuseas e Vômitos (-), 277

O

Olheiras (-), 269
Olhos (- Inflamação dos ...), 272
Osteoporose (-), 263
Ouvido (- Inflamação de), 271
Ovário (- Cisto de), 284

P

Pálpebras (- Inflamação dos Olhos ou), 272
Palpitações (-), 292
Parasitas Intestinais (-), 282
Pedras na Vesícula (-), 281
Pedras nos Rins (-), 289
Pele (- Erupções na), 267
Pele do Rosto (- Limpeza da), 269
Pés (- Suor nos), 269
Pés Frios Crônicos (-), 293
Picadas de Insetos (-), 265
Pressão Alta (- Hipertensão /), 291

Pressão Baixa (- Hipotensão/), 292
Prisão de Ventre (-), 279
Prostatite e Outros Sintomas da Andropausa (-), 289

Q

Queda de Cabelo (- Caspa e), 268
Queimaduras (-), 264

R

Rachaduras nos Calcanhares (-), 268
Resfriados (- Gripes e), 270
Retenção de Urina (-), 289
Reumatismo e Artrite (- Dores de), 262
Rinite (-), 273
Rins (- Pedras nos), 289
Rosto (- Limpeza da Pele do), 269

S

Sintomas Indesejáveis na Menopausa (-), 286
Sinusite (-), 272
Solitária (-), 283
Suor nas Axilas (-), 269
Suor nos Pés (-), 269

T

Tensão Nervosa (- Na Ansiedade, Angústia,), 296
Tensão Pré-Menstrual (-), 285
Tosse, Bronquite e Coqueluche (-), 273
Triglicérides Elevados (- Colesterol e), 291

U

Unhas Quebradiças (-), 268
Urina (- Retenção de), 289
Uterino (- Mioma), 285

V

Varizes (-), 293
Vermes (veja – Parasitas Intestinais), 282
Vesícula (- Pedras na), 281
Vesícula Preguiçosa (-), 281
Vômitos (- Náuseas e), 277

Este livro foi composto na tipologia Bembo Std, 11p
impresso em Chambril Avena 70g